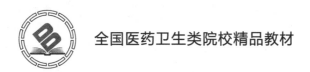

全国医药卫生类院校精品教材

人体机能

RENTI JINENG

主 编 丁学坤 王岩飞

副主编 王红波 秦菲菲 张 玮

编 者（排名不分先后）

肖品圆 贾 真 刘芳宏

曹成琦 刘天姣

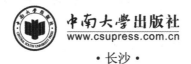

中南大学出版社
www.csupress.com.cn

·长沙·

图书在版编目（CIP）数据

人体机能 / 丁学坤，王岩飞主编. — 长沙：中南大学出版社，2019.9

全国医药卫生类院校精品教材

ISBN 978-7-5487-3739-1

Ⅰ.①人… Ⅱ.①丁… ②王… Ⅲ.①人体生理学—高等职业教育—教材 Ⅳ.① R33

中国版本图书馆 CIP 数据核字（2019）第 203055 号

人体机能

丁学坤　　王岩飞　主编

□责任编辑	孙娟娟	
□责任印制	易红卫	
□出版发行	中南大学出版社	
	社址：长沙市麓山南路	邮编：410083
	发行科电话：0731-88876770	传真：0731-88710482
□印　　装	定州启航印刷有限公司	

□开　　本	787×1092　1/16	□印张 15	□字数 345 千字
□版　　次	2019 年 9 月第 1 版	□ 2019 年 9 月第 1 次印刷
□书　　号	ISBN 978-7-5487-3739-1	
□定　　价	43.00 元	

前言

本书为基础医学教材，适用于医学类、护理、康复等相关专业。教材采用项目化任务驱动的主旨，以培养专业基础为导向，突出职业能力的培养，以实用、够用为原则进行编制。

人体机能是研究人体物质组成和结构、物质和能量代谢及生命活动发生机制、条件、过程的医学基础课程。教材整合了传统学科《生物化学》和《生理学》两门基础医学课程，对教学内容进行重新精简和组合，重点放在与临床医学密切相关的人体正常生理和物质能量代谢关系，由简到繁，由易到难，从而循序渐进地将学生带进医学的广大领地当中。

教材结构科学合理。每个篇章有相应的项目，项目下设具体任务。每个项目设有具体学习目标，分为掌握、熟悉、了解三个层次；每个任务前都设置案例导入，任务结束都有案例分析，让学生带着问题学习，最后验证学习效果；文中穿插知识链接，为与相应内容相关的知识拓展，旨在拓宽学生视野；每个项目后有学习检测，强化教材知识点，便于教师备课和学生自学；本书后附有参考文献，可作为教师和学生知识拓展使用。全书共二篇，十一个项目。第一篇人体物质组成与代谢，包括人体物质组成、物质和能量代谢；第二篇生理机能，包括细胞基本功能、血液和循环、呼吸生理、消化和吸收、肾脏的排泄、感觉器官的功能、神经系统的功能、内分泌、生殖和衰老。根据专业不同，人体机能教学安排 72 学时。在教学中，可根据具体情况进行调整。

本书由开设康复专业的相关院校和研究所生理学、生物化学教师和研究员共同编写。各位教师在实践过程中根据康复专业的培养要求，多次进行教材内容的探讨与整合，并给予了大力支持，在此一并致谢。

由于编者水平有限，加上时间仓促，书中难免有不妥和疏漏之处，敬请同行专家和使用本教材的师生给予批评指正。

编　者

目录

项目一
人体物质组成 ——————————————————

学习目标

1. 掌握糖类、脂类、蛋白质、维生素、无机盐和水的生理功能。

2. 熟悉糖类、脂类、蛋白质、维生素、无机盐和水的食物来源。

3. 了解氮平衡、蛋白质的营养价值。

人体在正常生命活动过程中，必须不断地从外界摄取食物，以获得各种营养物质。食物中的营养物质主要有糖类、脂类、蛋白质、维生素、无机盐和水六大类，通常这些营养物质又被称为营养素。这些营养物质和通过呼吸进入人体的氧气一起，经过新陈代谢过程，转化为构成人体的物质和维持生命活动的能量。所以，它们是维持人体的物质组成和生理机能不可缺少的要素，也是生命活动的物质基础。

案例导入

患儿，1岁，近日尿少，并出现血尿，入院就诊，经B超检查发现有双侧肾结石，经询问喂养史，出生后一直服用"××"牌奶粉，结合其他病例报告，考虑为"三聚氰胺中毒"。

思　考

1. 乳品企业为什么要添加三聚氰胺？

2. 蛋白质在生命活动中有什么重要作用？

一、糖类

糖类是食物的主要成分,由碳、氢、氧三种元素组成,其分子式通常用 $C_n(H_2O)_n$ 表示。因为糖类的氢、氧原子比例和水相同,所以又称其为碳水化合物。糖类一般分为单糖、双糖和多糖。单糖主要有葡萄糖、果糖、半乳糖等;双糖主要有蔗糖、麦芽糖、乳糖等;多糖主要包括淀粉、糖原、纤维素等。

(一)主要生理功能

1. 提供能量　糖类是人体能量的主要来源之一。人体所需能量的 50% ～ 70% 来自糖的氧化分解。以葡萄糖为主供给机体各种组织能量,1 g 葡萄糖完全氧化分解可产生 16.7 kJ 的能量。

2. 构成人体组织细胞的组成成分　糖类与蛋白质结合形成糖蛋白,构成细胞表面受体、配体,在细胞间信息传递过程中起着重要作用;糖类与脂类结合形成糖脂,糖脂是神经组织和细胞膜中的组成成分;血浆蛋白、抗体和某些酶及激素中也含有糖类。

3. 转变为其他物质　糖类是机体重要的碳源,糖代谢的中间产物可转变为其他化合物,如脂肪酸、氨基酸、核苷酸等。

(二)食物来源

肥胖危害

糖类的食物来源主要是谷类和根块类,如水稻、小麦、玉米、马铃薯等,也包括多种食用糖,但是食用糖只供给糖类,几乎没有其他营养物质。另外,蔬菜、水果含有丰富的膳食纤维。

二、脂类

脂类是脂肪和类脂的总称,是一大类不溶于水而易溶于有机溶剂的化合物。其中,脂肪主要是指甘油三酯,类脂则包括磷脂、胆固醇及胆固醇酯等。

(一)主要生理功能

1. 供能储能　体内 20% ～ 30% 的能量由脂肪提供。1 g 脂肪在体内完全氧化可释放 38.9 kJ 的能量。空腹时,体内所需能量的 50% 以上是由脂肪氧化供给的,而禁食 1 ～ 3 d 约 85% 的能量来自脂肪。可见,脂肪是空腹和饥饿时能量的主要来源。

2. 提供必需脂肪酸　必需脂肪酸是指机体需要,但自身不能合成,必须靠食物提供的一些多不饱和脂肪酸,如亚油酸、亚麻酸、花生四烯酸等。

3. 保护脏器、保持体温作用　分布在内脏周围的脂肪能减少脏器间的摩擦,缓冲外力,固定内脏,起到一定的保护作用。皮下脂肪可防止热量散失,有保持体温的作用。

4. 促进脂溶性维生素的吸收

5. 维持生物膜的正常结构与功能　磷脂和胆固醇是生物膜的主要结构成分,对维持生物膜的正常生理功能起着重要作用。

6. 转变为多种具有重要生物活性的物质　胆固醇在体内可转变为维生素 D3、胆汁酸和类固醇类激素等。

（二）食物来源

食物中的脂肪主要来自菜籽油、豆油、花生油、芝麻油、橄榄油、茶油等植物油及猪、牛、羊等动物脂肪。胆固醇主要来自动物性食物，尤其是蛋黄、动物内脏等，其含胆固醇量最高。

三、蛋白质

蛋白质是生命的物质基础，是由碳、氢、氧、氮四种元素组成的含氮化合物，其中平均含氮量约为16%。蛋白质的基本单位是氨基酸，构成人体蛋白质的氨基酸有20种，其中有8种是人体不能合成或合成数量不足必须由食物供给的，称为必需氨基酸。必需氨基酸包括异亮氨酸、亮氨酸、赖氨酸、蛋氨酸、苯丙氨酸、色氨酸、缬氨酸和苏氨酸。其他氨基酸则称为非必需氨基酸。

（一）主要生理功能

1. 构成人体组织细胞的组成成分　蛋白质约占人体总重量的20%，占总固体量的45%，是构成肌肉、血液、皮肤、骨骼等多种身体组织的主要物质。

2. 维持组织细胞的生长更新和修复　机体需要不断地从食物蛋白质中获取氨基酸，用于体内蛋白质的合成，以维持组织细胞的生长更新和修复。这对于生长发育期的婴幼儿、青少年，妊娠期、哺乳期的女性及疾病恢复期的患者来说尤其重要。

3. 参与体内多种重要的生理活动　生物体内具有多种特殊功能的蛋白质。例如，在物质代谢中具有催化功能的蛋白质，起到调节作用的蛋白质类激素，参与机体免疫功能的抗体、补体。另外，血液的凝固、肌肉的收缩、物质的转运等都需要蛋白质的参与。

4. 氧化供能　一般情况下，人体所需能量的10%～15%来自蛋白质的氧化分解。1g蛋白质在体内完全氧化可释放17 kJ的能量。蛋白质进行能量代谢时，因含氮元素而不能被完全氧化，会产生尿酸、肌酐、尿素等废物经肾排出体外，所以肾功能不全者，应控制蛋白质的摄入量。

（二）氮平衡

体内蛋白质的合成与分解处于动态平衡中，故每日氮的摄入量与排出量也维持着动态平衡，这种动态平衡就称为氮平衡。氮平衡有以下几种情况。

1. 氮总平衡　每日摄入氮量与排出氮量大致相等，表示体内蛋白质的合成量与分解量大致相等，称为氮总平衡。此种情况见于正常成人。

2. 氮正平衡　每日摄入氮量大于排出氮量，表明体内蛋白质的合成量大于分解量，称为氮正平衡。此种情况见于儿童、青少年、妊娠期女性以及疾病恢复期的患者等。

3. 氮负平衡　每日摄入氮量小于排出氮量，表明体内蛋白质的合成量小于分解量，称为氮负平衡。此种情况见于患消耗性疾病的患者及长期饥饿者。

（三）蛋白质的营养价值

蛋白质营养价值的高低主要取决于所含必需氨基酸的种类、数量及比例。如果食物中蛋白质所含必需氨基酸种类齐全且比例适合人体需要，则其营养价值就高。很多植物性蛋白质中虽然含有8种必需氨基酸，但是比例不适宜，营养价值也不高。如果将几种食物混合食用，必需氨基酸可以相互补充，使其更接近人体需要，营养价值也相应提高，这种作用称为蛋白质互补作用。因此合理膳食提倡荤食与素食、粗粮与细粮搭配食用。

（四）食物来源

蛋白质广泛地存在于各种动物性和植物性食物当中，其中畜、禽、鱼、蛋类和谷类、豆类食物的蛋白质含量较高，而薯类和蔬菜水果类的蛋白质含量较低。

四、维生素

维生素是维持人体正常生命活动的一类低分子有机化合物。它们不能在体内合成，或者所合成的量难以满足机体的需要，所以必须由食物供给。

（一）分类

维生素按照溶解的性质可分为脂溶性维生素和水溶性维生素两大类。

1. 脂溶性维生素　脂溶性维生素不溶于水，易溶于有机溶剂，在食物中与脂类共存，并随脂类一起吸收，不易排泄，容易在体内积存，包括维生素A、维生素D、维生素E、维生素K等。

2. 水溶性维生素　水溶性维生素易溶于水，易吸收，能随尿排出，一般不在体内积存，容易缺乏，包括B族维生素和维生素C。

（二）命名

维生素虽然是小分子有机化合物，但由于结构较复杂，一般不用化学系统命名。早期按发现顺序及来源用字母和数字命名，如维生素A、维生素B1等。同时还根据其功能命名，如抗干眼病维生素（维生素A）、抗佝偻病维生素（维生素D）等。后来又根据其结构及功能命名，如视黄醇（维生素A）、胆钙化醇（维生素D3）等。

（三）主要生理功能和缺乏症

维生素的每日需要量很少，它们既不是构成机体组织的成分，也不是体内供能的物质，然而在调节物质代谢、促进生长发育和维持生理功能等方面却发挥着重要作用，如果长期缺乏某种维生素，就会导致疾病发生。几种维生素的主要功能及缺乏症见表1-1。

表1-1　几种维生素主要功能及缺乏症

名称	主要生理功能	缺乏症	食物来源
维生素A（视黄醇）	与视觉有关，维持黏膜正常功能，调节皮肤状态，促进牙齿于骨骼发育	夜盲症；干眼症；皮肤干燥及干痒	红萝卜、蛋黄、动物肝脏、牛奶
维生素B1（硫胺素）	有益于神经系统和心脏的正常活动，促进碳水化合物之新陈代谢	脚气病、手脚麻木、肠胃不适、情绪低落	糙米、豆类、干果、牛奶、动物内脏
维生素B2（核黄素）	维持眼睛视力，维持口腔及消化道黏膜的健康，促进碳水化合物、脂肪与蛋白质的新陈代谢，参与酶反应	口角炎、舌炎、口腔溃疡、眼睛疲劳	动物内脏、豆类、奶类、蔬菜
维生素B3（烟酸）	强健消化系统、神经系统，构成脱氢酶辅酶，参与生物氧化	头痛、皮炎	蔬菜、动物肝脏、蛋

续表

名称	主要生理功能	缺乏症	食物来源
维生素 B6（吡哆素）	维持神经系统正常，维持钠钾平衡；参与构成多种酶的辅酶	贫血、痉挛、头痛、消化不良	肉类、谷类、坚果、蔬菜
维生素 B11（叶酸）	维持神经系统正常，参与造血，增强免疫力	贫血、神经管病变	蔬菜、肉类
维生素 B12（钴胺素）	促进造血，有助于儿童生长发育，参与氨基酸代谢	巨幼红细胞贫血、神经系统疾病	动物肝脏、肉、蛋、奶
维生素 C（抗坏血酸）	对抗游离基，参与还原反应，促进胆固醇代谢，促进铁吸收	坏血病	新鲜蔬菜、水果
维生素 D（骨化醇）	促进钙、磷吸收，促进骨骼和牙齿的发育	软骨病、佝偻症	动物肝脏、蛋、奶
维生素 E（生育酚）	抗氧化，防癌，延缓衰老，维持动物生殖功能正常	月经不调	植物油、干果
维生素 K（止血维生素）	合成凝血因子，与凝血作用相关	出血症	西蓝花、蛋、动物肝脏

（四）人体获取维生素的途径

1. 主要由食物直接提供　各种维生素广泛地分布于各种动物性和植物性食物中，绝大多数维生素直接来源于食物。几种维生素的食物来源见表 1-1。

缺乏维生素 D
佝偻病

2. 由肠道菌合成　人体肠道菌能合成某些维生素，如维生素 K、维生素 B3 和叶酸等，可补充机体不足。长期服用抗菌药物，使肠道菌受到抑制，可引起维生素 K 等的缺乏。

3. 维生素原　能在体内直接转变成维生素的物质，称为维生素原。例如，植物性食物不含维生素 A，但含有的类胡萝卜素可在小肠壁和肝脏氧化转变成维生素 A，所以类胡萝卜素被称为维生素 A 原。

4. 体内部分合成　例如，储存在皮下的 7- 脱氢胆固醇经紫外线照射，可转变成维生素 D3，因此小儿预防佝偻病可多进行户外活动。

【知识链接】

人类能自己制造维生素 C 吗?

1907 年 Axel Holst 和 Theodor Frolich 发表论文称，天竺鼠和人类相似，在禁绝新鲜蔬菜水果后产生维生素 C 缺乏病，但老鼠和其他动物都不会患维生素 C 缺乏病。天竺鼠和灵长类（包括人类）不能自己制造维生素 C，其他的动物都能在肝脏或肾脏中制造维生素 C。因此，动物受伤和疾病之后可以很快自行复原，而人类则需要医生的专业服务。

五、无机盐和水

无机盐和水是机体的重要组成成分，也是体液的重要组成成分。体液是细胞生命活动的内环境，其恒定的容量、渗透压、酸碱度和合适的各种离子浓度，对细胞的正常代谢起着重要的保证作用。

（一）无机盐

无机盐是指食物中的矿物质营养素。人体必需的无机盐有20多种，占体重的4%～5%。其中钙、磷、钾、钠、氯、镁和硫含量较多，称为常量元素；铁、铜、锌、硒、锰、碘、钴、钼、氟、钒、铬、镍、锡和硅因在体内含量很少，故称为微量元素。无机盐的主要生理功能包括如下几点。

1. 构成组织细胞成分　钙、磷构成的骨盐是骨骼和牙齿的主要成分。

2. 维持体液渗透压和酸碱平衡　Na^+、Cl^- 是维持细胞外液渗透压的主要离子；K^+、HPO_4^{2-} 是维持细胞内液渗透压的主要离子。体液中的 Na^+、K^+、HCO_3^-、HPO_4^{2-} 还参与了缓冲体系的构成，有维持体液酸碱平衡的作用。

3. 维持神经、肌肉正常的应激性　当血 K^+ 浓度过低时，神经肌肉的应激性降低，可出现肌无力甚至肌麻痹。血 Ca^{2+} 浓度过低时，神经肌肉的应激性增高，常出现手足搐搦症。

4. 维持酶的活性　有些无机离子可构成酶的辅助因子，它们是酶发挥催化作用不可缺少的组成成分，如凝血酶需要 Ca^{2+}；还有些无机离子是酶的激动剂，如 Cl^- 是唾液淀粉酶的激动剂。

5. 构成具有特殊功能的化合物　无机盐还参与体内多种化合物的组成，赋予这些化合物特有的功能，如 Fe^{2+} 参与构成血红蛋白，碘参与构成甲状腺激素。

【知识链接】

硒与克山病

克山病是一种以心肌病变为主的地方性心肌病，病死率较高，至今病因未明。以往的流行病学调查发现，克山病病区多处于低硒地带，粮食和水中硒含量较低，病区人群中发硒、血硒及心肌硒含量低于非病区。1978年，原西安医学院克山病研究室王世臣教授的"大剂量维生素C及硒静脉注射治疗急重型克山病研究"将克山病患者病死率从80%降到12%以下，证实了硒对克山病具有良好的防治效果。近年来对新发潜在型克山病的随访调查发现低硒是潜在型克山病发展为慢型克山病的危险因素之一。目前以富硒为特点的农产品和保健品广受欢迎，跟硒具有防病抗癌作用有关。

（二）水

水是人体内含量最多的物质，是体液的主要成分，成人体内水分约占体重的65%。水在生命活动中发挥着重要的作用。

1. 水的主要生理功能

（1）维持组织的形态：在体内的水有自由水和结合水两种形式，其中结合水可维持组织器官的形态、硬度、弹性等。

（2）调节体温：水的比热大，因而水能吸收较多的热量而本身的温度升高并不多。水的蒸发热大，通过蒸发少量的汗液就能散发大量的热量。此外，水的流动性大，水能够随血液迅速流经全身，使物质代谢释放的能量迅速运输到体表散发。因此，水有调节体温的作用。

（3）运输功能：水是良好的溶剂，体内的无机物和有机物可溶解、分散于水或与水组成胶体溶液，经过血液或淋巴液输送到全身，并在其中代谢或排出体外。

（4）促进和参与物质代谢：水可溶解物质、加速化学反应进行，水还直接参与物质代谢中的水解、加水、脱氢等反应。

（5）润滑作用：水有良好的润滑作用。例如，泪液可防止眼球干燥，关节腔内的滑液可减少关节活动的摩擦等。

2. 水的来源去路

（1）来源：体内水的来源有以下 3 个途径。

①饮水：在一般情况下，成人每天饮水约 1 500 mL。饮水量受生活习惯和气候环境的影响有较大幅度的变化。

②食物水：成人每天饮水约 1 000 mL，相对恒定。

③代谢水：体内糖、脂肪、蛋白质等营养物质生物氧化产生的水，比较恒定，成人每天的代谢水约 300 mL。

（2）去路：水的排出途径有以下 4 个：

①经肾排出：肾排尿是体内水的主要去路，在维持水平衡中起着重要的作用；成人每天尿量约 1 500 mL，人体每天的尿量受水的来源、环境和劳动强度等多种因素的影响变化较大。

②经粪排出：每天各种消化腺分泌的消化液约 8 000 mL，但绝大部分被肠道重吸收，每天随粪排出的水仅为 150 mL。当发生剧烈的腹泻、呕吐时会引起大量消化液丢失，可造成水、电解质平衡紊乱，应当根据情况适当补充。

③皮肤蒸发：皮肤可通过显性出汗和非显性出汗的方式排水。显性出汗为皮肤汗腺分泌，与环境的温度、湿度及劳动强度等有关。非显性出汗为皮肤的水分蒸发，成人每天约 500 mL。

④经肺排出：指的是呼吸时以水蒸气的形式丢失的水。成人每天由呼吸蒸发排出的水大约为 350 mL。当呼吸加快时，排出的水量可增加。

正常成人每天水的来源和去路保持着动态的平衡，约为 2 500 mL。

【案例分析】

1. 乳品企业为什么要添加三聚氰胺？

蛋白质主要由氨基酸组成，其含氮量一般不超过 30%，而三聚氰胺的分子式含氮量为 66% 左右。由于"凯氏定氮法"是通过测出含氮量来估算蛋白质含量，因此，三聚氰胺会使得食品的蛋白质测试含量偏高，从而使劣质食品通过食品检验。

2. 蛋白质在生命活动中有什么重要作用？

蛋白质的三大基础生理功能分别是：构成和修复组织、调解生理功能和供给能量。蛋白质是构成机体组织、器官的重要成分，人体各组织、器官无一不含蛋白质。同时人体内各种组织细胞的蛋白质始终在不断更新，只有摄入足够的蛋白质方能维持组织的更新，身体受伤后也需要蛋白质作为修复材料。另外蛋白质在体内是构成多种重要生理活性物质的成分，参与调节生理功能。最后供给人体能量是蛋白质的次要功能。

学习检测

1. 简述氮平衡在指导蛋白质不同人群蛋白质消费方面的意义。

2. 简述维生素缺乏的主要原因。

项目二
物质和能量代谢

学习目标

1. 掌握糖、脂类、蛋白质和核苷酸代谢的生理意义；氨的来源及去路；基础代谢率、体温的概念，机体的散热方式。

2. 熟悉血糖恒定的意义及调节；血浆脂蛋白及高脂血症；蛋白质的营养价值；体温调节中枢。

3. 了解非糖物质转化意义；脂类的生理功能；蛋白质的功能；影响能量代谢的因素。

生物体的基本特征是新陈代谢，即机体与外环境的物质交换以维持其内环境的相对稳定。物质代谢是新陈代谢的核心，因此正常的物质代谢是生命活动的必然条件。物质代谢是由酶所催化的一连串的化学反应所组成的各条代谢途径来完成的，包括合成代谢和分解代谢。物质代谢的同时有能量的释放、储存转移和利用，即能量代谢。正常物质代谢都能按照一定的规律有条不紊地进行，进而才能维持机体的正常生理功能，这是机体高度的自我调控，以及神经、激素等的整体性精确调节的结果。深入了解糖、脂类、蛋白质和核酸的代谢过程及调控机制，对提高人类健康水平、探索疾病发生机制和疾病诊断及预防，有重要意义。

▌任务一　物质代谢

案例导入 ◆

> 　　患者，男，65岁，3年前因口渴多饮就诊于社区医院，化验空腹血糖为 18 mmol/L，诊断为糖尿病。近3天来，患者上述症状加重，并多食易饥，每日饮水约两暖瓶（3 000 ～ 4 000 mL），小便次数和量增多，夜尿增加明显，多食体重却减轻 4 kg。
>
> 　思　　考
>
> 糖尿病患者为什么会出现上述症状？

一、糖代谢

　　糖是自然界最丰富的物质之一，广泛存在于几乎所有生物体内，其中以植物中含量最为丰富，为85% ～ 95%。人类食物中的糖类物质主要来源于植物中的淀粉，动物糖原、少量蔗糖、麦芽糖及乳糖也是其来源。人体所需能量的50% ～ 70% 都是由糖提供的，同时糖还是体内的主要碳源，在体内可转变成氨基酸、脂肪酸、核苷等非糖物质。

（一）人体内的糖概况

　　1.糖的存在形式　　自然界中，糖广泛分布于动、植物体内。

　　（1）在植物体内，糖主要以淀粉和纤维素形式存在。

　　1）淀粉是植物的主要养分，也是人类从食物中摄入糖的主要来源。

　　2）纤维素是植物的骨架，几乎不被机体吸收，但其有软化粪便，产生饱腹感的作用，因此具有预防便秘、控制体重、降低血糖和血脂、预防结肠癌的作用。

　　（2）在动物体内，糖主要以葡萄糖和糖原的形式存在。

　　1）葡萄糖是动物体内糖的运输形式，是体内血糖的主要成分；

　　2）糖原是多聚葡萄糖，是动物体内糖的储存形式，主要有肝糖原和肌糖原。

　　2.糖的消化吸收　　人类从食物中摄取的糖主要是植物中的淀粉。淀粉先由口腔唾液淀粉酶初步消化，然后在小肠胰淀粉酶催化下，水解为麦芽糖、麦芽三糖、异麦芽糖和α-临界糊精，再在小肠黏膜刷状缘进一步水解成葡萄糖。淀粉在口腔中停留的时间较短，主要在小肠消化。

　　糖被消化为单糖后才能在小肠吸收，再经门静脉进入肝脏。小肠黏膜细胞对葡萄糖的吸收是一个主动耗能的过程。

3.糖代谢概况（图2-1）

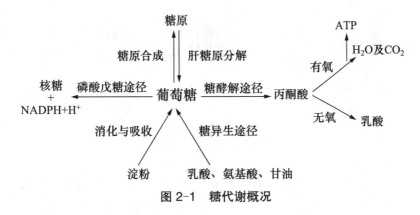

图2-1 糖代谢概况

（二）糖的分解代谢

糖的分解代谢主要有糖的无氧分解、糖的有氧氧化及磷酸戊糖途径等。

1.糖的无氧分解

（1）概念与部位：葡萄糖或糖原在缺氧或氧不足的情况下分解产生乳酸的过程，称为糖的无氧分解。整个过程分为两个阶段进行：第一个阶段是葡萄糖（糖原）分解成丙酮酸的过程，称为酵解途径（图2-2）；第二个阶段是丙酮酸还原成乳酸的过程（图2-3）。糖酵解的全部反应在胞液中进行，尤以红细胞及肌组织糖酵解代谢活跃。

（2）反应过程：

第一个阶段：葡萄糖分解成丙酮酸。

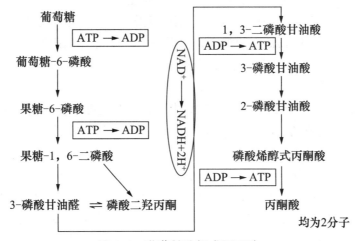

图2-2 葡萄糖分解成丙酮酸

第二个阶段：丙酮酸还原成乳酸。

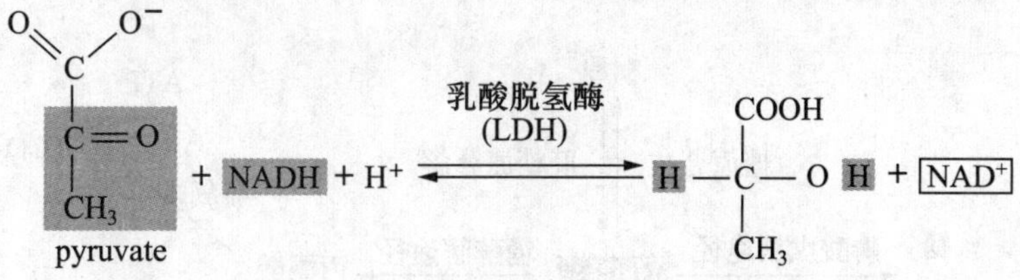

图 2-3　丙酮酸还原成乳酸

（3）反应特点：

1）反应全过程均在细胞液中进行，没有氧的参与，乳酸是无氧氧化的终产物。

2）葡萄糖进行无氧氧化可净生成 2 分子的 ATP；糖原进行无氧氧化时，因少消耗 1 分子的 ATP，故可生成 3 分子的 ATP。

（4）生理意义：

1）是机体在缺氧情况下获能的主要方式。

① 在生理缺氧情况下，例如剧烈运动时，能量需求增加，糖酵解可迅速为肌肉提供急需的能量；当人从平原进入高原的初期，由于氧供应不足，此时组织细胞的糖酵解会增强。

② 在病理性缺氧情况下，如呼吸、循环功能障碍、严重贫血、大量失血等造成机体缺氧时，组织细胞内的糖酵解会加强，来满足机体对能量的需求。

③ 需要注意的是，糖酵解增强会导致乳酸产生过多，有产生酸中毒的可能。

2）在正常生理状况下，是个别细胞的主要获能方式。

① 成熟红细胞没有线粒体，不能进行有氧氧化，只能通过糖酵解获取能量。

② 机体少数代谢比较活跃的组织，如视网膜、睾丸、肾髓质和红细胞等，即使在有氧条件下，也仍需通过糖酵解获得部分能量。

2. 糖的有氧氧化

（1）概念及部位：葡萄糖或糖原在氧供应充足的情况下被彻底氧化分解成 CO_2 和 H_2O，并产生大量能量的过程，称为糖的有氧氧化。糖的有氧氧化先在细胞液中进行，然后再进入线粒体中进行。

（2）反应过程：糖的有氧氧化反应过程可分为三个阶段，如图 2-4 所示。第一阶段是糖酵解途径，在细胞液中进行；第二阶段是丙酮酸进入线粒体，然后经氧化脱羧生成乙酰 CoA；第三阶段是乙酰 CoA 进入三羧酸循环被彻底氧化分解。

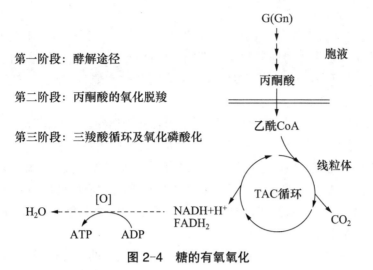

图 2-4　糖的有氧氧化

（3）三羧酸循环：三羧酸循环（tricarboxylic acid cycle，TAC）是指从乙酰 CoA 与草酰乙酸缩合生成含有三个羧基的柠檬酸开始，经历一系列反应，又生成草酰乙酸的过程，又称为柠檬酸循环（图 2-5）。

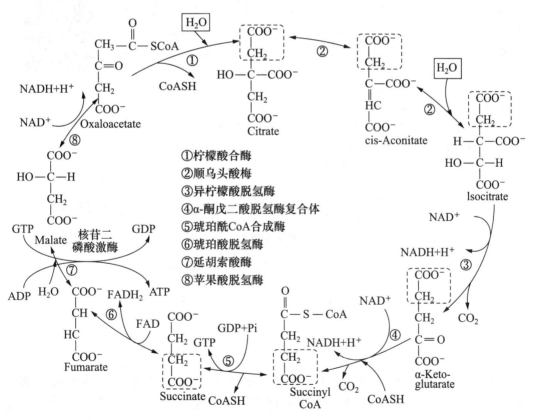

图 2-5　三羧酸循环

三羧酸循环的生理意义：

① 三羧酸循环是体内物质彻底氧化分解的共同通路。乙酰 CoA 不仅来自糖的分解代谢，也是脂肪、蛋白质等营养物质分解的共同产物。进入三羧酸循环的乙酰 CoA 完全氧化分解为 CO_2 和 H_2O，并释放大量能量以满足机体需要。因此，三羧酸循环是三大营养物质彻底氧化分解的共同途径。

② 三羧酸循环是体内物质代谢相互联系和转变的枢纽。三羧酸循环反应是一个开放系统，它的很多中间产物与其他代谢途径相沟通。如糖代谢的中间产物 α-酮戊二酸、丙酮酸和草酰乙酸通过还原氨基化作用生成谷氨酸、丙氨酸和天冬氨酸；糖代谢中间产物乙酰 CoA 是合成脂肪酸的原料；脂肪代谢的中间产物甘油可异生为糖，乙酰 CoA 则可进入三羧酸循环氧化；氨基酸代谢的产物 α-酮酸可异生为糖。故糖、脂肪与氨基酸能通过三羧酸循环相互转变及代谢。

（4）有氧氧化的生理意义：糖的有氧氧化是机体功能的主要途径。1 分子葡萄糖经有氧氧化可净生成 30 或 32 分子 ATP。体内许多组织依靠糖的有氧氧化获得能量。如脑组织是一个耗能较多的器官，主要靠糖的有氧氧化供能，以维持脑的重要供能。

3. 磷酸戊糖途径

（1）概念及部位：在体内某些代谢比较活跃的组织中，糖在分解代谢的过程还能产生磷酸戊糖和 NADPH，称为磷酸戊糖途径，是糖分解的又一条重要途径（图 2-6）。该途径主要发生在肝、脂肪组织、哺乳期的乳腺、肾上腺皮质、性腺、骨髓和红细胞等。

蚕豆病

（2）反应过程：

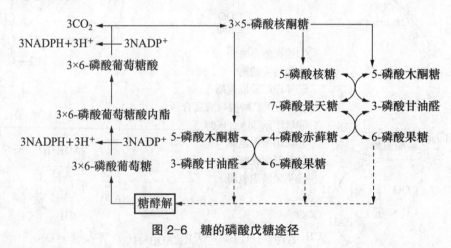

图 2-6　糖的磷酸戊糖途径

（3）生理意义：

1）为核酸的生物合成提供核糖。磷酸戊糖途径是葡萄糖转变为 5-磷酸核糖的唯一途径，在体内 5-磷酸核糖主要用于合成核苷酸，后者是核酸的基本组成单位。

2）提供 NADPH 作为供氢体参与多种代谢反应。

① 还原型 NADPH 可参与胆固醇、脂肪酸及类固醇激素等物质合成的加氢反应。

② NADPH 还能作为供氢体参与体内羟化反应，与药物、毒物及激素的生物转化作

用有关。

③ NADPH 又是谷胱甘肽（GSH）还原酶的辅酶，维持还原型 GSH 的正常含量。GSH 是体内重要的抗氧化剂，可保护一些含巯基（-SH）的蛋白质和酶类免受氧化剂的破坏，尤其是 GSH 对维持红细胞膜的完整性有着重要的作用。当还原型 GSH 转变为氧化型 GSSG，则失去抗氧化作用。如 6- 磷酸葡萄糖脱氢酶缺乏，生成的 NADPH 含量不足，不能使 GSSG 还原成 GSH 型，则红细胞易于损伤发生破裂，导致溶血性贫血。蚕豆病患者体内缺乏 6- 磷酸葡萄糖脱氢酶，食用蚕豆易诱发溶血，故称为蚕豆病。

（三）糖原的合成与分解

糖原是由葡萄糖聚合而成的具有多支结构的大分子多糖，是动物体内葡萄糖的储存形式。糖原主要储存在肝和骨骼肌中，其中储存在肝中的糖原称为肝糖原，约占糖原总量的 1/3，主要用于调节血糖浓度。储存在骨骼肌中的糖原称为肌糖原，约占糖原总量的 2/3，主要用于肌肉收缩。

1. 糖原的合成　由单糖（主要是葡萄糖）合成糖原的过程，称为糖原的合成。糖原合成是动物细胞储存能量的一种有效方式，是在细胞液中进行。

2. 糖原的分解　由肝糖原分解为葡萄糖的过程，称为糖原分解。肌糖原不能直接分解为葡萄糖，只能分解生成乳酸，再经糖异生途径转变为葡萄糖。

3. 糖原合成和分解的生理意义　糖原是葡萄糖的一种高效储能形式。当机体糖供应丰富及细胞能量充足时，如刚进餐后，葡萄糖在肝和肌肉中合成糖原储存起来，防止血糖浓度过高；当糖原浓度降低时，肝糖原直接分解为葡萄糖，释放入血，补充血糖，对维持满足脑组织等的能量需要有着重要意义。

糖原累积症

糖原累积症

糖原合成与分解过程中的某些酶活性缺失，会导致糖原代谢障碍，导致体内某些组织器官有大量糖原堆积，造成组织器官功能损害，临床上称为糖原累积症。多属于常染色体隐性遗传病。这种病症的症状是患儿出生时就有肝大现象。随着年龄的增长，会出现明显低血糖的症状，如软弱无力、出汗、呕吐、惊厥、酮症酸中毒和昏迷等，生长发育迟缓，无智力障碍，体型矮小、肥胖，皮肤颜色淡黄，腹部膨隆，肝显著增大，质地坚硬，肌肉无力，尤其以下肢最为显著，多数患者不能存活至成年。

（四）糖异生

非糖物质转变为葡萄糖或糖原的过程称为糖异生。能异生为糖的物质包括乳酸、甘油、生糖氨基酸等。肝脏是糖异生的主要部位，其次为肾脏，长期饥饿时，肾糖异生作用增强。

1. 糖异生过程 糖异生途径基本上是糖酵解的逆过程（图2-7）。

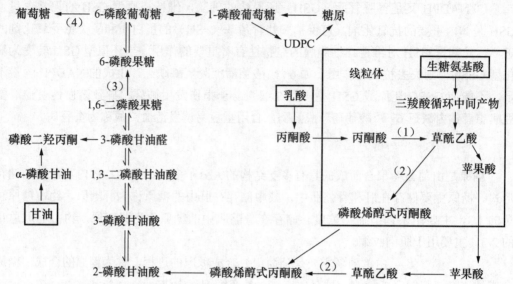

（1）丙酮酸羧化酶；（2）磷酸烯醇式丙酮酸羧激酶；（3）果糖二磷酸酶；（4）葡萄糖-6-磷酸酶

图2-7 糖异生过程

2. 糖异生的意义

（1）维持空腹或饥饿状态下血糖浓度的相对恒定：人体储备糖原的能力有限，在饥饿时，靠肝糖原分解葡萄糖仅能维持血糖浓度 8 ~ 12 h，以后主要依赖氨基酸、甘油等原料异生为糖来维持血糖浓度恒定，以保证脑组织及红细胞等的能量供应。另外肝脏也依赖糖异生作用补充糖原储备。

（2）有利于乳酸的再利用：在剧烈运动或某些原因导致缺氧时，肌糖原酵解增强，产生大量乳酸，这些乳酸的大部分随血液运输到肝脏，经糖异生作用异生为葡萄糖以补充血糖；血糖可再被肌肉摄取利用。乳酸循环的意义在于，有利于乳酸的再利用的同时，也利于防止因乳酸堆积而导致的乳酸酸中毒的发生。

（3）协助氨基酸代谢：有些氨基酸在体内可以转化为丙酮酸、α-酮戊二酸和草酰乙酸等，进而通过糖异生作用转变为葡萄糖。实验证明，长期禁食时，糖异生作用增强，促进组织蛋白质分解，血液中的氨基酸增加。此时的氨基酸是糖异生的主要原料来源，以维持血糖。

（4）有利于维持酸碱平衡：在长期饥饿情况下，肾糖异生作用增强，可促进肾小管细胞分泌 NH_3，NH_3 与 H^+ 结合为 NH_4^+，降低原尿中 H^+ 的浓度，加速排 H^+ 保 Na^+ 作用，有利于维持酸碱平衡，对防止酸中毒有重要意义。

自毁容貌症

（五）血糖

血糖是指血液中的葡萄糖。用葡萄糖糖化酶法测得的正常人空腹血糖浓度为 3.89 ~ 6.11 mmol/L。血糖维持在恒定范围，有利于组织细胞摄取葡萄糖氧化供能，特别是对于储存糖原能力低下的脑组织和红细胞生理功能的维持来说非常重要。

1. 血糖的来源和去路

（1）血糖的来源：

1）食物：食物淀粉等在肠道分解并吸收入血的葡萄糖，是血糖的主要来源；

2）肝糖原分解：空腹 8～12 h 以内，肝糖原分解释放的葡萄糖；

3）糖异生：长期饥饿时非糖物质如氨基酸、甘油等异生的葡萄糖。

（2）血糖的去路：

1）氧化供能：被组织细胞摄取氧化供能，是血糖的主要去路；

2）合成糖原：被肝、肌肉等组织摄取合成糖原；

3）转变为其他物质：被组织摄取后转变为脂肪、氨基酸等非糖物质或其他糖类（核糖）；

4）随尿排出：血糖浓度大于 8.89～10 mmol/L（肾糖阈）时，超过肾小管对糖的重吸收能力，糖可随尿排出。

2. 血糖浓度调节

（1）肝对血糖浓度的调节：肝是调节血糖浓度最主要的器官。餐后血糖浓度升高，肝糖原合成增加血糖下降；空腹时，肝糖原分解增加，血糖浓度上升；长期饥饿或不能进食时，糖异生作用增加，维持血糖浓度恒定。

（2）激素对血糖的调节：调节血糖的激素有两大类，如表 2-1 所示。一类是降低血糖的激素及胰岛素；另一类是升高血糖的激素，包括胰高血糖素、肾上腺素、糖皮质激素等。

表 2-1　激素对血糖水平的调节

降低血糖的激素		升高血糖的激素
胰岛素	1. 促进葡萄糖进入肌肉脂肪等组织细胞 2. 加速葡萄糖在肝肌肉组织合成糖原，促进糖的有氧氧化 3. 促进糖的有氧氧化 4. 促进糖转变为脂肪 5. 抑制糖异生 6. 抑制肝糖原分解	肾上腺素 1. 促进糖原分解 2. 促进肌糖原酵解 3. 促进糖异生
		胰高血糖素 1. 抑制肝糖原合成 2. 促进糖异生
		糖皮质激素 1. 促进糖异生 2. 促进肝外组织蛋白分解生成氨基酸

3. 临床常见糖代谢障碍

（1）高血糖：临床上空腹血糖浓度高于 6.9～7.8 mmol/L 时称为高血糖。若血糖浓度高于 8.9～10 mmol/L，超过肾糖阈，可出现糖尿。引起高血糖的原因有两方面：一方面是生理性高血糖，如一次性进食或静脉输注大量葡萄糖时，血糖浓度急剧增加，引起饮食性高血糖；情绪激动时，肾上腺素分泌增加，血糖浓度升高，可出现情绪性高血糖。另一方面是病理性高血糖，即由于糖尿病、甲亢、颅外伤、脱水或服用某些药物等引起的高血糖。

（2）低血糖：空腹血糖浓度低于 3.0 mmol/L，称为低血糖。引起低血糖的常见原因有：长期饥饿或不能进食，糖来源不足；胰岛 β 细胞增生（胰腺肿瘤）时，胰岛素分泌过多；严重肝病，肝不能及时有效调节血糖浓度；内分泌异常（如垂体功能或肾上腺功能低下）

时，升糖激素分泌减少；空腹饮酒。

低血糖会影响脑的正常功能。低血糖时，脑细胞的能量供应障碍，患者常表现出头晕、心悸、出冷汗、手颤、倦怠无力等症状。当血糖浓度低于 2.2 mmol/L 时，还可能出现昏迷，发生低血糖性休克，甚至导致死亡。

二、脂类代谢

脂类是脂肪和类脂的总称，是一大类不溶于水而易溶于有机溶剂的化合物。其中，脂肪主要是指甘油三酯，类脂则包括磷脂、胆固醇及胆固醇酯等。

（一）人体内脂类概况

（1）脂类的消化：膳食中的脂类主要为脂肪，少量的磷脂、胆固醇等。脂类不溶于水，必须在小肠胆汁酸盐的作用下乳化并分散成细小的微团后，才能被消化酶消化。十二指肠、小肠上段是脂类消化的主要场所。胆汁酸盐是较强的乳化剂，能降低油和水之间的表面张力，使脂肪及胆固醇等疏水脂质乳化成细小微团，增加消化酶对脂质的接触面积，有利于脂类的消化及吸收。胰液中的消化酶有胰脂酶、磷脂酶 A2、胆固醇酯酶和辅脂酶等。在这些酶的作用下，甘油三酯、磷脂和胆固醇被分解为能被吸收的脂肪酸、游离脂肪酸和游离胆固醇等。

（2）脂类的吸收：脂类的吸收主要在十二指肠下段和空肠上段。大部分甘油三酯水解至甘油一酯后即被吸收，极少量直接吸收，在肠黏膜细胞内酯酶的作用下，水解为脂肪酸和甘油通过门静脉入血。中、短链脂肪酸（＜C12）吸收迅速，通过门静脉入血。长链脂肪酸（C12～C26）在肠黏膜细胞内再合成甘油三酯，与载脂蛋白、胆固醇等结合成乳糜颗粒经淋巴入血，最后输送到全身各处被利用。

（二）血脂与血浆脂蛋白

1. 血脂　血浆中的脂类统称为血脂，包括甘油三酯、磷脂、胆固醇以及游离脂肪酸等。

血脂按其来源分为外源性和内源性两种，外源性的是由食物中的脂类经消化吸收进入血液的脂，内源性的是肝、脂肪等组织合成或脂库中动员释放入血的脂。血液中的脂类随血液运至全身各组织被利用。血脂的去路有氧化供能，还包括脂库储存、构成生物膜以及转变为其他物质。

血脂含量仅占全身总脂的极少部分，受营养、年龄、职业和机体代谢的影响，变动范围较大。空腹时血脂相对稳定，临床检测血脂含量在进餐后 12 h 取血，才能反映可靠的血脂水平。由于血脂经血液循环转运全身各组织之间，故其含量往往可以反映组织器官的代谢和机能情况，有利于临床高脂血症、动脉粥样硬化和冠心病等疾病的辅助诊断。正常成人空腹血脂的主要成分和含量，见表 2-2。

表 2-2　正常成人空腹血脂的主要成分和含量

组成	血浆含量		空腹时主要来源
	mg/dl	mmol/L	
总脂	400～700	6.7～12.2	
甘油三酯	10～160	0.11～1.69	肝
总胆固醇	100～250	2.59～6.47	肝
胆固醇酯	70～200	1.81～5.17	
游离胆固醇	40～70	1.03～1.81	
总磷脂	150～250	48.44～80.73	肝
卵磷脂	50～200	16.1～64.6	肝
神经磷脂	50～130	16.1～42.0	肝
脑磷脂	15～35	4.8～13.0	肝
游离脂肪酸	5～20	0.5～0.7	脂肪组织

2. 血浆脂蛋白　血液中脂类物质不溶于水或微溶于水，除游离脂肪酸与清蛋白结合外，其余都与载脂蛋白结合形成脂蛋白。血浆脂蛋白具有亲水性，是血浆脂类的主要存在形式与运输和代谢形式。

（1）血浆脂蛋白的分类：在血浆中，有多种脂蛋白，由于每种脂蛋白的结构和密度差异，可以用不同的方法将它们分离。常用的方法有电泳分离法和超速离心法。

1）电泳分离法：由于各种脂蛋白组成中的载脂蛋白不同，所带电荷不同，在同一电场中具有不同的迁移率，按其电泳迁移快慢，可将脂蛋白分成四条区带，及 α-脂蛋白、前 β-脂蛋白、β-脂蛋白和乳糜颗粒（CM）。

2）超速离心法：将血浆在一定的盐溶液中进行超速离心分层，按照密度从小到大将脂蛋白分为四类，乳糜颗粒（CM）、极低密度脂蛋白（VLDL）、低密度脂蛋白（LDL）及高密度脂蛋白（HDL）。

（2）血浆脂蛋白的功能：血浆脂蛋白的主要功能是转运脂类。由于各种脂蛋白的合成部位、运载脂类的比例及其在血液中的代谢不同，各种脂蛋白所表现的生理功能不同。

1）乳糜蛋白：CM 是由小肠黏膜细胞利用食物中消化吸收的脂类合成的脂蛋白。经淋巴管进入血液，含甘油三酯 80%～95%，故为外源性甘油三酯及胆固醇的主要运输形式。正常人 CM 在血浆中代谢迅速，半衰期为 5～15 min，一般情况下，空腹 12～14h 后血浆中不含 CM。由于乳糜颗粒较大，能使光散射，故摄入大量脂肪后因血中 CM 增多，使血浆呈乳浊样外观，但这是暂时的，数小时便会澄清，这种现象称为脂肪的廓清。

2）极低密度脂蛋白：VLDL 主要由肝细胞合成，含甘油三酯 50%～70%，肝细胞主要利用葡萄糖为原料合成甘油三酯，也可利用食物及脂肪组织动员的脂肪和甘油合成甘油三酯，加上载脂蛋白及磷脂、胆固醇等形成 VLDL。VLDL 是转运内源性甘油三酯的主要形式。正常人空腹血浆中含量较低。

3）低密度脂蛋白：LDL 是在血浆中由 VLDL 转变来的。正常人空腹血浆中的主要脂蛋白，约占血浆脂蛋白含量的 2/3。LDL 含有丰富的胆固醇及胆固醇酯，主要功能是从肝运输胆固醇到全身各组织。血浆 LDL 增高的人，易诱发动脉粥样硬化。

4）高密度脂蛋白：HDL 主要由肝合成，小肠黏膜上皮细胞也可以合成。正常人空腹血浆中 HDL 含量约占脂蛋白含量的 1/3。HDL 的主要功能是将肝外组织的胆固醇转运到肝内进行代谢，这种过程称为胆固醇的逆向转运。机体将肝外组织的胆固醇转运至肝内代谢并清除，从而防止胆固醇积聚在动脉管壁和其他组织中，故血浆中 HDL 浓度与动脉粥样硬化的发生率呈负相关。

（三）脂类代谢与健康

1. 高脂血症　高脂血症指血浆中甘油三酯或胆固醇浓度异常升高。由于血脂在血中以脂蛋白形式运输，高脂血症就是高脂蛋白血症。临床上的高脂血症主要指血浆胆固醇及甘油三酯的含量升高超过正常范围的上限，称为高胆固醇血症或高甘油三酯血症。空腹 12 ~ 14 h，血浆甘油三酯超过 2.26 mmol/L，胆固醇超过 6.21 mmol/L，儿童胆固醇超过 4.14 mmol/L 作为高脂血症的诊断标准。

2. 动脉粥样硬化　动脉粥样硬化主要是由于血浆中胆固醇含量过多，沉积于大、中动脉内膜上，形成粥样斑块，导致管腔狭窄甚至阻塞，从而影响了受累器官的血液供应。如冠状动脉粥样硬化，会引起心肌缺血，甚至心肌梗死，称为冠状动脉粥样硬化性心脏病，简称冠心病。研究表明，粥样斑块中的胆固醇来自血浆低密度脂蛋白（LDL）。极低密度脂蛋白（VLDL）是 LDL 的前体，因此，血浆 LDL 和 VLDL 增高的患者，冠心病的发病率显著升高。高密度脂蛋白（HDL）具有抗动脉粥样硬化的作用，与冠心病的发病率是负相关。因为 HDL 参与胆固醇的逆向转运，能清除外周组织的胆固醇、降低动脉壁胆固醇含量又能抑制 LDL 氧化作用，保护内膜不受 LDL 破坏。降低 LDL 和 VLDL水平和提高 HDL 的水平是防治动脉粥样硬化、冠心病的基本原则。

酮体的生成和意义

【知识链接】◆……

　　肝细胞中的脂肪酸除氧化产生 ATP 供能外，还可生成酮体。酮体包括乙酰乙酸、β-羟丁酸和丙酮。酮体分子小，极性大，易溶于水，能通过血脑屏障及肌肉的毛细血管壁，是脑、心肌和骨骼肌等组织的重要能源。长期饥饿或糖供给不足的情况下，酮体利用的增加可减少糖的利用，有利于维持血糖浓度恒定，节省蛋白质消耗。严重饥饿或糖尿病时，酮体可替代葡萄糖成为脑的主要能源。当饥饿、低糖高脂膳食及糖尿病时，肝中酮体生成增加，酮体生成超过肝外组织利用能力时，可使血中酮体升高，称为酮血症，如果尿中出现酮体称为酮尿症。因为 β-羟丁酸和乙酰乙酸都是强酸，当血中浓度高时，可导致酮症酸中毒。

三、蛋白质代谢

（一）人体内蛋白质概况

蛋白质具有高度的种属特异性，食物蛋白质需消化成小分子氨基酸及少量短肽，方可被吸收入体内，否则会产生过敏反应。未被消化吸收的部分则受肠道细菌作用，发生腐败，大多随粪便排出体外。

（1）蛋白质的消化：蛋白质的消化部位是胃和小肠，受多种酶催化水解成氨基酸和少量短肽，然后再被吸收。消化液中的蛋白酶可按水解肽键的位置不同分为内肽酶和外肽酶两类。内肽酶种类多，它从多肽链内部水解肽键，如胃蛋白酶、胰蛋白酶、糜蛋白酶、弹性蛋白酶；外肽酶包括氨基肽酶、羧基肽酶，它从肽链的 N 或 C 末端开始水解肽键。

（2）氨基酸的吸收：蛋白质消化的终产物为氨基酸和小肽（二肽或三肽），可被小肠黏膜吸收。小肽吸收进入小肠黏膜细胞后，即被胞液中的二肽酶或三肽酶水解成游离氨基酸，然后进入血循环，其吸收方式主要有需要载体耗能的主动转运吸收和 γ–谷氨酰基循环吸收。

（二）氨基酸的一般代谢

1. 氨基酸代谢概况　食物蛋白质经消化吸收后生成的氨基酸，组织中蛋白质分解产生的氨基酸以及机体合成的非必需氨基酸混为一体，在各种体液中参与代谢，共同构成氨基酸代谢库。体内氨基酸的主要功能是合成蛋白质或转变成其衍生物，正常人尿中排出的氨基酸极少。正常情况下，体内氨基酸的来源和去路处于动态平衡中（图 2-8）。

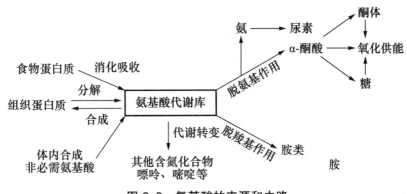

图 2-8　氨基酸的来源和去路

2. 氨基酸的脱氨基作用　氨基酸分解代谢的最主要方式是脱氨基作用，即在酶的催化作用下脱去氨基生成 α–酮酸的过程。这种作用在体内大多数组织中都可以进行，包括氧化脱氨基作用、转氨基作用、联合脱氨基作用和非氧化脱氨基作用等，以联合脱氨基最为重要。

（1）氧化脱氨基作用：是指在酶的催化下氨基酸脱去氨基同时伴随脱氢氧化的过程。

（2）转氨基作用：是指 α–氨基酸的氨基在氨基转移酶（转氨酶）的催化下，转移至 α–酮酸的酮基上，生成相应的 α–氨基酸；原来的 α–氨基酸则转变成相应的 α–酮酸。体内的转氨酶种类很多，分布广，特异性强，其中以丙氨酸氨基转移酶（ALT）；天冬氨酸氨基转移酶（AST）最为重要。前者在肝细胞中含量最高，后者在心肌细胞含量较高。正常情况下，血清中转氨酶含量很低，当某种原因使细胞膜通透性增高，或因组织坏死，细胞破裂后，可有大量的转氨酶释放入血，导致血中转氨酶活性升高。如急性肝炎患者血清中 ALT 活性显著升高。心肌梗死患者血清中 AST 明显上升。因此，临床上测定血清中 ALT 或 AST 活性可作为疾病诊断和预后判断的参考指标之一。

（3）联合脱氨基作用：是指转氨基作用与氧化脱氨基作用相耦联，使氨基酸的α－氨基脱去并产生游离氨的过程。其逆过程是合成非必需氨基酸的主要途径。

（4）非氧化脱氨基作用：一般是嘌呤核苷酸循环在骨骼肌和心肌等组织中，由于 L-谷氨酸脱氢酶活性较低，因而氨基酸难以进行以上几种脱氨基作用，而是通过嘌呤核苷酸循环脱去氨基。嘌呤核苷酸循环把氨基酸代谢和核苷酸代谢联系起来。

3. 氨的代谢　体内氨基酸分解代谢产生的氨以及由肠道吸收的氨进入血液形成血氨，氨是机体正常代谢的产物。氨具有毒性，脑组织对氨的作用特别敏感。体内的氨主要在肝脏合成尿素，随尿排出，进行解毒（图 2-9）。因此，除门静脉血液外，体内血液中氨的浓度很低。

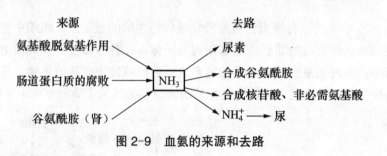

图 2-9　血氨的来源和去路

（1）体内氨的来源：

1）氨基酸脱氨基作用：是体内氨的主要来源。

2）肠道吸收：肠道吸收氨有两个来源，即未消化的食物蛋白受肠道菌群作用（腐败作用）产生的氨和血尿素经肠道细菌尿素酶的水解产生氨。肠道产氨量较大，每日约 4g。第二个来源，碱性环境下，NH_4^+ 偏向于转变成 NH_3，NH_3 比 NH_4^+ 易于穿过细胞膜而被吸收，因此，肠道 pH 偏碱时，氨的吸收加强，所以临床上对高血氨的患者是禁用碱性水灌肠的。

3）肾产生的氨：肾小管上皮细胞分泌的氨主要来自谷氨酰胺。谷氨酰胺在氨酰胺酶催化下水解生成谷氨酸和 NH_3，这部分氨分泌到肾小管腔中主要与尿中的 H^+ 结合成 NH_4^+，以铵盐的形式由尿排出体外，这对调节机体的酸碱平衡有很重要的作用。

（2）体内氨的转运：氨在体内需要以无毒的形式运输。主要运输形式是谷氨酰胺和丙氨酸。

1）谷氨酰胺转运氨：谷氨酰胺是一种氨的无毒运输形式，主要从脑、肌肉等组织向肝或肾运氨。氨和谷氨酸在谷氨酰胺合成酶的催化下生成谷氨酰胺，并由血运输至肝或肾，再经谷氨酰胺酶催化水解成谷氨酸和氨。

2）丙氨酸—葡萄糖循环：肌肉中氨基酸经转氨基作用将氨基转给丙酮酸生成丙氨酸，丙氨酸经血液运输至肝。在肝内，丙氨酸通过联合脱氨基作用，释放出氨，用于合成尿素。转氨基后生成的丙酮酸可经糖异生途径生成葡萄糖。葡萄糖随血液运输到肌肉组织，沿糖分解代谢途径转变为丙酮酸，后者再接受氨基而生成丙氨酸。丙氨酸和葡萄糖反复地在肌肉和肝脏之间进行氨的转运，所以叫作丙氨酸－葡萄糖循环。

（3）体内氨的去路：

1）正常情况下，体内氨的主要去路是在肝内合成无毒的尿素，由肾排出。研究表明，如将狗的肝切除，则血及尿中尿毒含量降低，而血氨浓度升高，最终导致氨中毒。临床上急性重型肝炎患者的血及尿中几乎不含尿素而氨基酸含量升高。可见肝是合成尿素的主要器官，肾与脑合成甚微。

2）合成谷氨酰胺：在脑、肌肉等组织内，有毒的氨与谷氨酸合成的谷氨酰胺。所以谷氨酰胺的生成不仅参与蛋白质的生物合成，而且也是体内储氨、运氨及解除氨毒的重要方式。

3）其他代谢途径：氨可使 α-酮戊二酸基化生成谷氨酸，再与其他 α-酮酸经转氨基作用的逆过程，合成非必需氨基酸。氨还提供氮源参与嘌呤、嘧啶碱等含氮化合物的合成。

肝性脑病

【知识链接】◆

　　正常情况下，血氨的来源与去路保持动态平衡，血氨浓度处于较低水平。肝是合成尿素解氨毒的重要器官，当肝功能严重受损，尿素合成受阻，血氨浓度升高，导致高氨血症。氨进入脑组织与 α-酮戊二酸结合，生成谷氨酸及谷氨酰胺以解氨的毒性。氨使大脑中 α-酮戊二酸减少而导致三羧酸循环减慢，ATP 生成减少，致使大脑功能不足，引起大脑功能障碍，严重时发生昏迷，称为肝昏迷或肝性脑病。临床上限制蛋白质摄入、降低血氨浓度、防止氨进入脑组织是治疗高氨血症和肝性脑病的关键，可采用口服酸性利尿药、酸性盐水灌肠、静脉滴注或口服谷氨酸盐和精氨酸等降血氨。

---

4. α-酮酸的代谢　多种氨基酸通过脱氨基作用，除产生氨外，还相应生成 α-酮酸，它的代谢途径主要有以下几方面。

（1）合成非必需氨基酸：α-酮酸经转氨基作用或联合脱氨基作用的逆反应合成相应的非必需氨基酸。

（2）转变成糖或脂肪：体内多数氨基酸脱去氨基后生成的 α-酮酸经糖异生途径转变为糖，这些氨基酸称为生糖氨基酸。赖氨酸、亮氨酸可转变为酮体，称为生酮氨基酸，生酮氨基酸经脂肪酸合成途径可转变为脂肪酸。

（3）氧化供能：α-酮酸在体内可经三羧酸循环彻底氧化生成 H_2O 和 CO_2，同时释放能量供机体需要。

（三）氨基酸、糖、脂类代谢的联系（图 2-10）

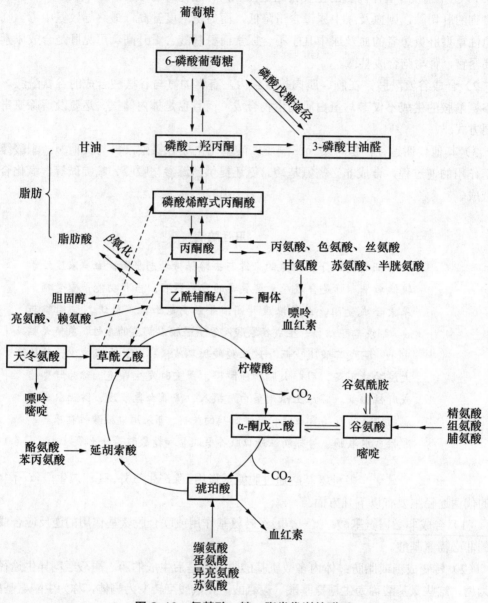

图 2-10　氨基酸、糖、脂类代谢的联系

四、核苷酸代谢

核苷酸是核酸的基本结构单位，其最主要的功能是作为原料参与核酸（DNA、RNA）的生物合成。人体内的核苷酸主要由机体自身细胞合成，但核苷酸不属于营养必需物质。

（一）人体内的核苷酸概况

1. 核苷酸的生物学功能

（1）三磷酸核苷酸是核酸生物合成的原料，这是核苷酸的主要功能。

（2）三磷酸核苷酸在能量代谢方面也起着重要的作用，体内能量的储存和利用是以ATP为中心的。

（3）环化核苷酸是多种细胞膜受体激素作用的第二信使，对许多基本的生物学过程有调节作用。

（4）辅酶类核苷酸是构成结合酶的辅助因子成分，在生物氧化和物质代谢中起着重要作用。

2. 核苷酸的消化吸收　食物中核酸多以核蛋白的形式存在，在胃酸的作用下，分解成核酸和蛋白质。核酸的消化是在小肠中进行的。首先由胰液中的核酸酶催化核酸水解成单核苷酸，然后肠道中的核苷酸酶催化单核苷酸水解成核苷和磷酸。核苷经核苷磷酸化酶催化分解成碱基和戊糖，可以在小肠上段吸收。分解的戊糖被吸收而参加体内的戊糖代谢，嘌呤与嘧啶碱则主要排出体外，即食物来源的含氮碱很少被机体利用。

（二）核苷酸的合成代谢

体内核苷酸的合成代谢有两种形式：一种叫作从头合成途径，是细胞利用5-磷酸-核糖、氨基酸、一碳单位和CO_2等简单物质，经过一系列酶促反应，合成核苷酸的过程；另一种叫作补救合成途径，是指细胞利用体内现成的碱基，经过比较简单的反应过程，合成核苷酸的过程。一般情况下，机体大多数组织运用从头合成途径合成核苷酸，而脑、骨髓等少数组织缺乏从头合成途径的酶，只能进行补救合成。

【知识链接】◆┄

自毁容貌症

临床上由于先天基因缺陷嘌呤核苷酸补救合成的一个重要催化酶，次黄嘌呤-鸟嘌呤磷酸核糖转移酶，HGPRT，引起的一种遗传代谢性疾病，叫作Lesh-Nyhan综合征，又叫自毁容貌症。因缺乏HGPRT，使大脑核苷酸和核酸合成障碍，影响脑细胞生长发育引起的遗传代谢性疾病。该病患儿以男婴为主，2岁前发病，患儿表现为智力发育障碍、迟钝、共济失调，表现出咬自己的口唇、手指及足趾等强制性的自残行为，甚至自毁容貌，很少能存活长大。

（三）核苷酸的分解代谢

1. 嘌呤核苷酸的分解代谢　嘌呤核苷酸的分解代谢主要是在肝、小肠及肾中进行的，过程与食物中核苷酸的消化过程类似。细胞中的嘌呤核苷酸在核苷酸酶的催化下水解成嘌呤核苷酸，然后经核苷磷酸化酶催化，生成嘌呤碱及1-磷酸-核糖，后者在磷酸核糖变位酶的作用下转变成5-磷酸-核糖进一步参与代谢。嘌呤碱即可参加补救合成途径，也可进一步分解，氧化成黄嘌呤，最终生成尿酸，随尿液排出体外。

正常人血清中尿酸含量为 0.12 ～ 0.36 mmol/L，其水溶性较差。当尿酸含量超过 0.47 mmol/L 时，容易形成结晶，沉积在关节、软组织、软骨及肾等处，引起关节炎、结石及肾功能障碍，称为痛风。目前发病原因尚不完全清楚，可能与嘌呤核苷酸代谢酶（PRPP 合成酶或 HGPRT）缺陷有关。临床上常用黄嘌呤氧化酶的竞争性抑制剂别嘌呤醇治疗痛风症。另外，摄入富含嘌呤的食物和某些疾病（如白血病、恶性肿瘤等），嘌呤分解旺盛，都可以导致血尿酸升高。

2. 嘧啶核苷酸的分解代谢　嘧啶核苷酸的分解代谢主要在肝中进行，首先通过核苷酸酶和核苷磷酸化酶的作用，脱去磷酸和核糖，产生嘧啶碱，再进一步分解。胞嘧啶脱氨转化为尿嘧啶，后者再还原成二氢尿嘧啶，并水解开环，最终生成 NH_3、CO_2 和 β - 丙氨酸，β - 丙氨酸可转变成乙酰 CoA，然后进入三磷酸循环被彻底氧化分解。胸腺嘧啶降解可生成 β - 氨基异丁酸，后者可转变成琥珀酰 CoA，同样进入三羧酸循环被彻底氧化分解。NH_3 和 CO_2 可合成尿素，排出体外。食入含 DNA 丰富的食物或经放疗、化疗的患者，尿中的 β - 氨基异丁酸排出增多，因此其排泄量可反映细胞及其 DNA 破坏程度。

【案例分析】

糖尿病患者为什么会出现以上症状？

糖尿病是由于胰岛素分泌不足或作用障碍所引起的以"高血糖"为特征的代谢紊乱性疾病。患糖尿病时，血糖进入细胞出现障碍，组织细胞利用葡萄糖能力下降，糖原合成减少、分解增加，糖异生作用增强。这些原因导致出现持续性高血糖，进而引起脂类、蛋白质代谢紊乱，水、电解质代谢紊乱，表现为多饮、多食、多尿、体重减轻的"三多一少"症状。如不注意控制血糖，严重时可能诱发酮体生成过多的酮症酸中毒等其他并发症，进而危及生命。

▌任务二　能量代谢与体温

案例导入　◆

　　患儿，女，7岁，刚上小学，8小时前无明显诱因出现高热，体温高达 39.3℃，偶尔咳嗽几声，呕吐 4 次，呕吐物为胃内容物，不伴有头痛、无寒战、无腹泻，自诉上腹、脐周疼痛，能忍受。体格检查肠鸣音稍亢进，上腹、脐周、右下腹轻压痛，无反跳痛，无其他阳性体征。血常规示：白细胞计数 $12.4×10^9$/L。经 B 超等检查诊断为急性阑尾炎。

思　　考

1. 该患者有无发热？是什么程度的发热？

2. 是什么原因导致的发热？

一、能量代谢

　　能量代谢是指体内伴随物质代谢过程而发生的能量释放、转移、储存和利用的过程。能量代谢和物质代谢是密不可分的，外界物质以食物形式被人体摄入消化道，通过消化吸收过程进入血液，而后分布到各器官，在那里发生一系列的化学变化，包括合成代谢和分解代谢。合成代谢是指机体将摄入的营养物质合成自身结构成分及能量储备物质的过程；分解代谢是指体内物质和组织成分被分解氧化，并释放能量的过程。可以看出在物质的分解与合成过程中，同时伴随着能量的释放、利用和储备。

（一）机体能量的来源和去路

　　机体需要的能量来源于食物。一般情况下主要由糖、脂肪和蛋白质提供，其中糖占 70% 以上。体内储能和直接供能的物质是三磷酸腺苷（ATP）。人体全部能量中约有 50% 以上的能量转变为热能，其余部分以化学能的形式储存于 ATP 中。在 ATP 分解时，再释放出能量，供人体合成代谢以及各种生理活动的需要（图 2-11）。

　　糖摄入过多可转变为脂肪储存在脂肪组织中，脂肪是人体主要的能量储存形式，因此过多的脂肪储存会导致超重或肥胖。

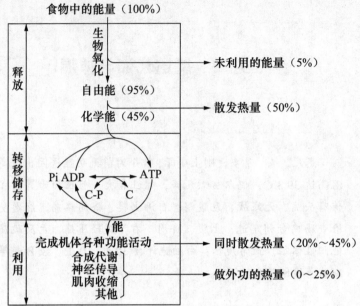

C：肌酸 Pi：无机磷酸 C-P：磷酸肌酸

图 2-11 机体能量的来源和去路

（二）影响能量代谢的因素

人的能量代谢受多方面因素的影响，当这些因素改变时，能量代谢也随之改变。因此，在测定能量代谢时，要充分考虑这些因素。

1. 肌肉活动 肌肉活动对能量代谢的影响最为显著，人体任何轻微的躯体活动，都可提高能量代谢率。运动或劳动时，人体的氧耗量显著增加，剧烈运动或极强劳动时的产热量比平静时增加 10～20 倍。

2. 精神活动 精神和情绪活动对能量代谢有显著影响。当人处于紧张状态下，如激动、发怒、恐惧及焦虑等，能量代谢率可显著增高。这与精神紧张引起的骨骼肌张力增高、交感神经兴奋以及儿茶酚胺释放刺激代谢活动有关。

3. 食物的特殊动力效应 进食之后人体即使处于安静状态，其产热量也要比进食前多。这种由食物消化吸收引起的人体额外产生热量的作用称为食物的特殊动力效应。蛋白质类食物的特殊动力效应量大，进食后可增加约 30% 的热量，于进食 1～2 h 即开始，2～3 h 到高峰，持续 7～8 h。糖和脂肪可增加产热量约 10%，糖类食物一般仅持续 2～3 h。食物的特殊动力效应可能是餐后肝脏加工处理营养物质所消耗的能量。

4. 环境温度 人处于安静状态下，在 20℃～30℃ 的环境中，能量代谢率最为稳定。当环境温度降低或升高时，代谢率均将增高。这是由于低温寒冷，机体发生寒战和肌肉紧张度增加，使代谢率提高。高温可使体内的生化反应速度加速和发汗功能旺盛、呼吸循环功能增强，所以代谢率也提高。

（三）基础代谢

基础代谢是指人体处于基础状态下的能量代谢。单位时间内的基础代谢称为基础代谢率。基础状态指清晨空腹（禁食 12 h 以上，排除食物特殊动力作用）；清晨、静卧（排除肌肉活动）；精神安宁（排除精神紧张、焦虑和恐惧等心理）；室温保持在 20℃～25℃（排除环境温度影响）。

基础代谢率通常以 kJ/（m^2·h）来表示。基础代谢率与年龄、性别都有关系。临床测定基础代谢常用相对值表示，相差 ±10%～15% 以内都属于正常。超过 ±20% 时，才有可能是病理情况。各种疾病中，甲状腺功能改变对基础代谢率的影响最为显著。如甲状腺功能减退时，基础代谢率比正常值低 20%～40%；甲状腺功能亢进时，基础代谢率比正常值高 25%～80%。所以基础代谢率的测定，是临床诊断甲状腺疾病的重要辅助方法。其他如肾上腺皮质及脑垂体功能低下时，基础代谢率也可能降低。发热时基础代谢率也升高，体温每升高 1℃，基础代谢率一般要增加 13%。

二、体温

医学上所说的体温是指人体深部的平均温度，即体核温度。体温的恒定是内环境恒定的重要内容，是机体新陈代谢和一切生命活动正常进行的必要条件。

（一）正常体温及生理变动

1. 正常体温　由于身体各部组织的代谢水平和散热条件不同，各部位温度存在一定差异。体表散热快，比深层温度低，且不稳定。深部温度尽管因各器官代谢水平不同而存在差异，由于血液循环，热量在人体内不停交换，各处温度差异小，一般不超过 0.5℃。一般临床上使用直肠、口腔、腋下三个部位温度测量体温。正常成人安静状况下，直肠温度 36.9℃～37.9℃，平均为 37.4℃；口腔温度比直肠温度低 0.3℃；腋下温度又比口腔温度低 0.4℃，一般为 36.0℃～37.4℃，可以超过 37℃，临床上遇见腋下温度稍高于 37℃，应持审慎态度。

【知识链接】

生命体征

临床上的生命体征指体温、脉搏、呼吸和血压。生命体征受大脑皮质的控制，正常状况下维持一定的范围，相互之间有一定联系。机体患病时，生命体征会发生不同程度的变化，护士通过监测生命体征了解疾病的发展和转归，为预防、诊断、治疗、护理提供依据。

2. 体温的生理变动　体温受许多因素影响，但一般在一定范围内，波幅不超过 0.5℃～1℃。

（1）昼夜波动：生理情况下，体温的一昼夜间呈周期性波动，凌晨 2～6 时体温较低，午后 13:00～18:00 时较高，一般正常波动范围不超过 1℃。

（2）性别差异：初潮以后的女性基础体温略高于同龄的男性（女性平均比男性体温高 0.3℃），并随着月经周期发生规律性变化，排卵期后体温升高，月经来潮体温下降 0.2℃～0.3℃。

（3）年龄：婴幼儿因体温调节功能不完善，其体温易受环境温度的影响而随之波动，儿童由于新陈代谢旺盛，体温略高于成年人，老年人又由于新陈代谢率低，体温略低于成年人。

（4）其他：肌肉活动、环境温度、情绪激动、精神紧张和进食等都会对体温产生影响，在测量体温时应加以注意。麻醉药物能降低体温，故麻醉手术时应注意患者体温变化。

（二）人体的产热与散热

1. 产热过程

（1）产热器官：人体热量来自体内各组织器官所进行的氧化分解。机体安静时，主要来自脑和内脏产热，肝脏产热量最大。机体处于运动或劳动时，骨骼肌是主要的产热器官。

（2）产热形式：

1）战栗产热：人体在寒冷环境中发生战栗，骨骼肌发生不随意节律性收缩，可最大限度增加产热量，使代谢率提高 4～5 倍。

2）非战栗产热：甲状腺激素和肾上腺素，都可以直接作用于细胞，增加产热。

2. 散热过程

人体的主要散热部位是皮肤。当环境温度低于体表温度时，大部分的体热通过皮肤辐射、传导和对流等方式向外界发散，一小部分随呼吸、尿、粪便等排泄物散发。当环境温度高于体表温度时，蒸发成为体表散热的唯一方式。

（1）人体的几种散热方式：

1）辐射：指人体以热红外线的形式将体热传导给外界的一种散热方式。辐射散热量与皮肤和环境温度差及人体有效辐射面积成正比关系。人在气候适宜及安静状况下，这种方式散热约占总散热量的 60%。

2）传导：指人体将热量直接传递给同它接触物体的一种散热方式。散热量的多少取决于机体与物体接触面积和温度差，还与物体的导热性能有关。冰作为良导热体，临床上根据传导散热的原理，常用冰袋、冰帽给高热患者降温。

3）对流：指通过气体或液体流动来交换热量的一种方式。对流散热受风速影响很大，衣着尤其是棉毛织物覆盖皮肤表面时，可有效减弱传导散热利于保暖。

4）蒸发：指利用水分从体表汽化时吸收体热的一种散热方式。体表每蒸发 1 g 水，可吸收并发散体热 2.43 kJ。人体蒸发的形式分成不显汗和显汗两种。不显汗指水分直接透出皮肤和黏膜表面，在未形成明显水滴之前被蒸发的一种形式。它在身体表面上弥漫地持续性进行，即使在寒冷季节也依然存在。不显汗与汗腺活动无直接关系，受体温和环境温度直接影响。显汗是通过汗腺分泌，在皮肤表面出现明显汗滴而蒸发的方式，主要意义是散热。

（2）皮肤散热的机制：

1）出汗：即汗腺分泌汗液的活动。人在安静状态下，环境温度在30℃左右时开始出汗。劳动或运动时，气温虽在20℃以下，亦可出汗，这类出汗又称为温热型出汗，其生理意义是散热。温热型出汗多少受环境温度、劳动强度、空气湿度、风速、汗腺数目及机体功能状态的影响。

2）皮肤血流量改变：皮肤血管受交感肾上腺素能神经支配。当机体处于炎热环境时，交感肾上腺素能神经抑制，皮肤小动脉舒张，动－静脉吻合支开放，使皮肤血流量增加，皮肤温度升高，散热增加；反之，散热减少。

（三）体温的调节

人体体温的相对恒定，有赖于自主性和行为性两种体温调节功能的活动。自主性体温调节是在下丘脑体温调节中枢的调控下，随机体内外环境温热性刺激信息的变动，通过增减皮肤血流量、发汗、寒战等生理反应，调节机体的产热和散热，使体温保持恒定。行为性调节是指机体通过一定的行为来保持体温的相对恒定。

1. 温度感受器

（1）外周温度感受器：存在于皮肤、黏膜、腹腔等处，包括热觉感受器和冷觉感受器。其传入冲动到达中枢后，既能产生温度感觉，还能引起体温调节反应。

（2）中枢性温度感受器：在下丘脑、脑干网状结构和脊髓等部位存在着温度敏感的神经元。

2. 体温调节中枢　体温调节中枢在下丘脑的视前区，能感受它局部组织温度变化的刺激，也能对其他途径传入的温度变化信息做整合处理。当中枢体温偏离正常，热敏神经元活动增强，使体温重新恢复正常。此外，体温调节中枢对温度感受有一定阈值，叫作体温调定点，若体温偏离体温调定点，体温调节中枢就会自主性调节体温，维持体温恒定。

3. 人体对高温、寒冷环境的反应和习服

（1）人体对高温环境的反应：除盛夏酷暑气温增高外，高温还是工农业生产和军事作业中经常遇到的问题。人在高温条件下劳动，受到高温和热辐射的影响，产热量增加，此时蒸发成为机体散热的唯一方式。在高气温、高湿度、低风速的时候更是如此。在大量出汗时，可使机体损失水分和氯化钠，导致人体脱水和电解质紊乱，严重者可出现酸中毒。所以在高温条件下工作的人员要注意及时补充水分和氯化钠，高温作业还可产生心率加速、血压升高、消化酶分泌量减少、胃肠运动减少、尿液浓缩、中枢神经系统功能抑制等生理反应。如果人体长时间产热和受热总量大于散热量，将会发生体温调节紊乱导致体温过高，甚至出现热痉挛，应注意采取合适的降温措施。

（2）人体对寒冷环境的反应：人体在寒冷和低温环境中时间过长或人体产热量减少，导致体温过低，出现基础代谢率降低、耗氧量减少，神经系统处于抑制状态，产生感觉减退、反应迟钝、嗜睡及意识障碍等自身防卫反应。在低温状态下，代谢率降低、耗氧量减少，体内重要器官如脑和心脏，对缺氧耐受性增强，耐受血流阻断时间是正常体温的 6～10 倍，这就给这些器官在阻断血流的情况下进行手术带来了可能性，这就是低温麻醉的生理学基础。

（3）习服：习服，就是"服水土"，指机体为能适应新环境（如高温、低氧、失重、高压等）生存而产生的一系列适应性改变。如人体长期在高温或低温的环境中居住、生活或工作，机体会对相应的环境温度逐渐适应而维持正常的健康状态，这种现象就称为对高温或低温的习服。习服是因为人体对高温和寒冷的耐受力提高的缘故。但是习服是有限度的，环境温度超出一定范围，对高温或低温也不能耐受。人体对环境温度的耐受范围与环境湿度有关，湿度越大，耐受范围越小。在干燥环境中，健康人裸体长时间耐受的环境温度在 15.1℃～54.5℃ 之间，超出这个范围，体温将随环境温度的改变而变化。

【案例分析】

1. 该患者有无发热？是什么程度的发热？

该患者体温 39.3℃，远高于正常体温的 36.0℃～37.4℃，属于发热，并且在发热程度中属于高热范畴（39.1℃～41.0℃）。

2. 是什么原因导致的发热？

人体不断进行着物质代谢，在致热源的作用下机体体温调定点会升高，导致发热过程。本案例中的患儿因急性阑尾炎的炎症作为致热源的刺激，产热多于散热，体温升高。又因为高热刺激胃的反射性呕吐，因此本文患儿发热征象显著。

学习检测

1. 血糖浓度为什么能保持动态平衡？

2. 酮体代谢有何生理意义？严重糖尿病患者为什么会产生酮血症和酸中毒？

3. 根据机体散热原理，对高热患者可采取哪些措施降温？

项目三
细胞基本功能 ——————————————

学习目标

1. 掌握细胞的跨膜物质转运方式、生命活动的基本特征、人体功能调节的方式。

2. 熟悉细胞膜的结构、细胞的生物电现象。

3. 了解人体功能调节的控制系统。

　　细胞是人体的基本结构和功能单位，不同细胞构成了不同的组织，多种组织相互结合组成了器官和系统，各种器官又构成了不同的功能系统，各系统相互协调构成了一个统一的整体。机体的各种生理功能及生化反应都是在细胞及其产物的物质基础上进行的。因此，要想了解人体的生长、发育及衰老等生命现象，了解各个系统、器官的功能活动基础，必须首先了解细胞的生理功能。

▌任务一　细胞的基本功能

案例导入 ◆

　　患者，女，22岁。临床表现为贫血、黄疸，有十多年的贫血病史，脾大。将该患者的红细胞在无菌的条件下放入37℃的缓冲盐溶液中孵育，发生溶血的部分远较正常人的多。如果在溶液中加糖和 ATP 可以明显地抑制这种"自发性溶血"。该患者的红细胞具有正常的 Na^+ 和 K^+ 的浓度，但细胞膜对 Na^+ 和 K^+ 的通透性大约是正常人的 3 倍，并且膜上的 Na^+-K^+-ATP 酶水平也是正常人的 3 倍左右。

思　考

　　Na^+ 和 K^+ 是通过何种方式进出细胞的？

一、细胞膜的物质转运功能

　　机体的每个细胞都被一层薄膜所包被，称为细胞膜，主要由脂质、蛋白质和极少量的糖类物质组成，其结构模型经历了很多假设，1972 年 Singer 和 Nicholson 提出的"液态镶嵌式模型"已被学术界公认。这一学说的基本内容是：膜以液态的脂质双分子层为基架，其间镶嵌着许多具有不同结构和功能的蛋白质（图 3-1）。

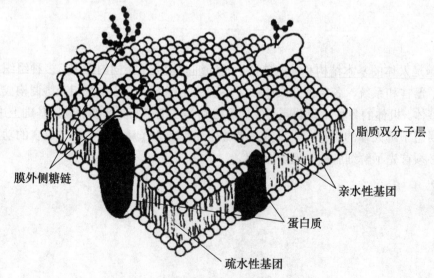

图 3-1　细胞膜的"液态镶嵌式模型"

膜外侧糖链　脂质双分子层　亲水性基团　蛋白质　疏水性基团

细胞在新陈代谢过程中所需的各种物质，必须直接从细胞外经细胞膜转入细胞内，而细胞新陈代谢过程中所产生的各种代谢产物，也必须经细胞膜排出细胞外。根据被运输物质的分子大小可分为两大类：一是小分子和离子的跨膜运输；二是大分子和团块物质的入胞和出胞。

（一）小分子和离子的跨膜运输

跨膜运输根据是否消耗能量分为被动运输和主动运输两种方式。

1. 被动运输　被动运输指不需要细胞代谢提供能量，物质由高浓度的一侧经过细胞膜向低浓度一侧运输的过程，包括单纯扩散和易化扩散。

（1）单纯扩散是指脂溶性小分子物质由细胞膜的高浓度一侧向低浓度一侧移动的过程。它是一种物理现象，扩散的方向和速率取决于物质在膜两侧的浓度差和膜对该物质的通透性，扩散的结果是该物质在膜两侧的浓度差消失。细胞膜的基本组成是脂质双分子层，只有脂溶性小分子物质（如 O_2、CO_2、N_2、NH_3、乙醇、尿素等）才能以单纯扩散的形式通过细胞膜。

（2）易化扩散是指一些非脂溶性物质在膜蛋白的帮助下，由膜的高浓度一侧向低浓度一侧移动的过程。根据膜蛋白的不同，将易化扩散分为载体转运和通道转运两种。

1）载体转运是由细胞膜上的载体蛋白协助完成的。载体蛋白是一类能够与特定分子结合的膜镶嵌蛋白，与被运输物质结合时，通过其构象变化把物质顺浓度梯度带入细胞或运出细胞。这种方式就像"渡船"一样，可来回、反复进行。葡萄糖、氨基酸等物质就是以这种方式通过细胞膜的。

2）通道转运是由细胞膜上的通道蛋白协助完成的。通道蛋白是一类贯穿脂质双层、中央带有亲水性孔道的膜蛋白质，在一定条件下迅速开放或关闭。开放时，物质从膜的高浓度一侧向低浓度一侧移动的；关闭时，虽然膜两侧存在浓度差，但物质不能由此通过。体液中的带电离子，如 Na^+、K^+、Ca_2^+、Cl^- 等就是以这种方式通过细胞膜的（图3-2）。

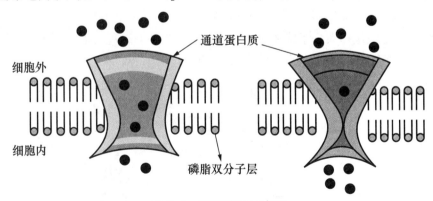

图 3-2　通道转运示意图

2. 主动运输　主动运输指细胞消耗能量将物质由膜的低浓度一侧移向高浓度一侧的过程，介导这一过程的膜蛋白称为离子泵。目前研究最多和最清楚的是膜对 Na^+ 和 K^+ 的主动转运。各种细胞的细胞膜上普遍存在一种钠－钾泵的结构，简称钠泵（图3-3），其本质上是一种镶嵌在脂质双层中具有 ATP 酶活性的特殊蛋白质，能被细胞内 Na^+ 增高

和细胞外 K^+ 增高所激活，也称 Na^+- K^+ 依赖式 ATP 酶。当钠泵被激活时消耗代谢能将 Na^+ 移出膜外，将 K^+ 移向膜内。

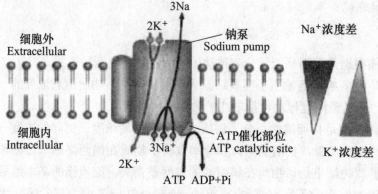

图 3-3　钠泵主动转运示意图

钠泵的生理意义是：①钠泵活动造成的细胞内高钾是许多代谢过程的必备条件；②钠泵将 Na^+ 排出细胞将减少水分子进入细胞，从而维持细胞的基本形态和功能；③钠泵活动所形成的势能储备，可用于其他物质的跨膜转运，如葡萄糖、氨基酸的逆浓度差转运所需能量即来自钠泵活动所形成的势能而不是来自 ATP 的分解，因而又称为继发性主动运输。

主动运输是人体重要的物质转运形式，除钠泵外，还有钙泵、负离子泵等，它们对细胞的功能活动也起着十分重要的作用。

（二）大分子和团块物质的入胞和出胞

1. 入胞　入胞是指大分子或团块物质经细胞膜从细胞外进入细胞内的过程，如侵入人体的细菌、病毒、异物或血浆中脂蛋白颗粒、大分子营养物质等进入细胞。如果进入细胞的是固体物质，称为吞噬；如果进入细胞的物质是液体，则称为吞饮。

2. 出胞　出胞是指大分子或团块物质被排出细胞外的过程，如外分泌腺细胞分泌黏液，内分泌细胞分泌激素，神经末梢释放递质等。

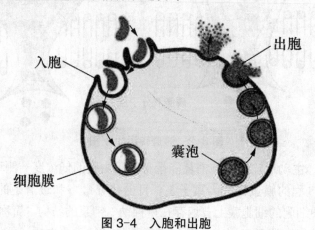

图 3-4　入胞和出胞

二、细胞的信号转导功能

人体是由很多细胞组成的有机整体。细胞和细胞之间可以通过各种信号实现信息交流，即具有信号转导功能，这是机体实现各种功能活动的重要基础。能在细胞间传递信息的称为信号分子，如神经递质、含氮类激素、细胞因子、气体分子等，除少数类固醇激素外，其本身不能进入到细胞内，它们只有被细胞膜上具有特殊感受结构的蛋白质（受体）识别后，并与之特异性结合，引起细胞内信号的改变而调节细胞的功能活动。

三、细胞的生物电现象

机体所有的活细胞在进行生命活动时都伴随有电的现象，这种电现象称为生物电。细胞生物电发生在细胞膜的两侧，故称为跨膜电位，简称膜电位。膜电位包括细胞处于安静状态下的静息电位和受到刺激后出现的动作电位。

（一）静息电位

静息电位是指细胞处于静息状态时，膜两侧存在的外正内负的电位差。如果规定细胞膜外电位为零，则膜内电位大都在 $-10 \sim -100$ mV 之间。如骨骼肌的静息电位约为 -90 mV，神经细胞为 $-70 \sim -90$ mV，平滑肌细胞为 $-50 \sim -60$ mV，红细胞约为 -10 mV。

人们通常把静息电位存在时细胞膜所处的"外正内负"的稳定状态称为极化。静息电位的增大即细胞内负值的增大（如由 -60 mV 变为 -80 mV）称为超极化；静息电位的减小即细胞内负值的减小（如由 -70 mV 变为 -50 mV）称为除极；细胞膜除极后再向静息电位方向的恢复，称为复极。

（二）动作电位

动作电位是指细胞受刺激时在静息电位基础上发生的迅速、可逆、可向远距离传播的电位波动。动作电位是细胞产生兴奋的标志，是大多数可兴奋细胞受刺激时共有的特征性表现。以神经细胞为例，当神经纤维受到一个有效刺激时，膜电位首先从 -70 mV 迅速除极至 $+30$ mV，形成动作电位的升支；随后又迅速复极至接近静息电位的水平，形成动作电位降支；迅速除极的升支和迅速复极的降支共同形成尖峰状电位变化，称为锋电位，被视为动作电位出现的标志。

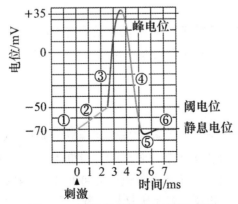

图 3-5 神经纤维动作电位模式图

动作电位具有以下特点：

1. "全或无现象" 动作电位的产生需要一定的刺激强度，刺激达不到阈值，动作电位不出现；刺激达到阈值后，动作电位出现，同时幅度也达到最大值，不会因刺激强度的增大而继续增大。

2. 传导不衰减 动作电位一旦在细胞膜的某一部位产生，它会立即向整个细胞膜传导，其幅度和波形不会因传导距离的增加而减小。

3. 连续刺激不融合 连续刺激产生的多个动作电位总有一定间隔而不能重合在一起，呈现为一个个分离的脉冲式动作电位发放。

【案例分析】

Na^+ 和 K^+ 是通过何种方式进出细胞的？

细胞的细胞膜上普遍存在一种钠-钾泵的结构，简称钠泵（图3-3），其本质上是一种镶嵌在脂质双层中具有ATP酶活性的特殊蛋白质，能被细胞内 Na^+ 增高和细胞外 K^+ 增高所激活，也称 Na^+-K^+ 依赖式ATP酶。当钠泵被激活时消耗代谢能将 Na^+ 移出膜外，将 K^+ 移向膜内。

■ 任务二　生命活动的基本特征

案例导入 ◆

　　临床上护士在给患者进行肌内注射或皮下注射时，常遵循"进针快，出针快，推药慢"的"两快一慢"原则，以减轻患者的痛苦。

思　考

　　为什么注射时"两快一慢"会减轻患者的疼痛反应？

在对于包括了单细胞生物体以至高等动物的研究中，发现不同生物体具有很大的同一性。从人体生理学的角度分析生命的基本特征主要有四个方面，即新陈代谢、兴奋性、适应性和生殖。

一、新陈代谢

机体与周围环境之间进行物质交换和能量转换以实现自我更新的过程，称为新陈代谢。它包括合成代谢和分解代谢两个方面。前者指机体从环境中摄取营养物质，合成为自身物质的过程；后者指机体分解其自身成分并将其分解产物排出体外的过程。物质合成时需要摄取和利用能量，物质分解时则释放能量。

新陈代谢是一切生命活动的基础，是生命活动的最基本标志。新陈代谢一旦停止，就意味着生命的结束。

二、兴奋性

兴奋性是指机体感受刺激并产生反应的能力。

（一）刺激和反应

能引起组织细胞发生反应的各种内外环境变化称为刺激。刺激引起机体的功能活动变化则称为反应。由于生命具有这一特性，因此当环境发生变化时能作出适当的反应，使其在变化的环境中生存。

刺激按照其性质的不同可分为：物理性刺激、化学性刺激、生物性刺激和社会心理性刺激。机体的反应有两种表现形式，即兴奋和抑制。组织和细胞由相对静止状态转化为活动状态或活动状态加强称为兴奋；抑制则是指组织和细胞由活动状态转化为相对静止状态或活动状态减弱的过程。

任何刺激要引起机体产生反应，必须具备三个基本条件：

1. 一定的刺激强度　任何性质的刺激要引起机体的反应，必须要达到足够的强度。保持一个刺激的其他参数不变，能刚好引起组织产生反应的最小刺激强度，称为阈强度或阈值。阈值的大小与兴奋性的高低呈反关系，即阈值越小，表明其兴奋性越大；阈值越大，表明其兴奋性越低。凡是刺激强度等于阈值的刺激称为阈刺激；刺激强度高于阈值的刺激称为阈上刺激；强度小于阈值的刺激称为阈下刺激。

2. 一定的刺激持续时间　作用于组织的阈刺激，必须保持足够的刺激作用时间才会引起反应。

3. 一定的刺激强度—时间的变化率　强度—时间变化率表示单位时间内强度的变化幅度。变化速率过快或过慢，都不能称为有效刺激。

（二）兴奋性的周期性变化

当组织细胞受到一次有效刺激发生兴奋时，其兴奋过程将发生一系列周期性变化，依次分别为以下四个时期：

1. 绝对不应期　组织细胞在受到刺激而兴奋的初期一个较短时间内，对于任何强度的刺激都不能产生兴奋，即在这一时期内，组织细胞的兴奋性为零，这一时期称为绝对不应期。

2. 相对不应期　在绝对不应期之后的一段时间内，须给予阈上刺激才能引起新的兴奋，这一时期称为相对不应期。

3. 超常期　在相对不应期之后为超常期，此时组织细胞的兴奋性高于正常，此时给予阈下刺激即可引起新的兴奋。

4. 低常期　在超长期之后相当长的一段时间内，组织细胞的兴奋性又低于正常，须给予阈上刺激才能引起兴奋，这一时期称为低常期。

三、适应性

机体根据内外环境变化不断调整体内各部分的功能活动和相关关系的功能特征称为适应性。适应分为行为性适应和生理性适应两种。

行为性适应是生物界普遍存在的本能，通常伴有躯体活动即行为上的变化，例如，人们通过增减衣物来适应外界温度的变化。生理性适应是指身体内部的协调性反应，例如，强光照射下，瞳孔会缩小以减少光线进入眼内。人类的行为性适应更具有主动性。

四、生殖

生命依靠生殖活动得以延续。生殖是维系物种绵延和种系繁殖的重要生命活动。人类的生殖是指人体发育到一定阶段后，男性和女性发育成熟的生殖细胞结合，产生子代个体的过程。虽然个体的生命是有限的，但是由于具有了繁殖后代的能力，生命又是无限的。

生殖细胞的功能

生殖是人类繁衍后代、种族延续的基本生命特征之一。

【案例分析】

为什么注射时"两快一慢"会减轻患者的疼痛反应？

任何刺激要引起机体产生反应，必须具备三个基本条件：一定的刺激强度，一定的刺激持续时间，一定的刺激强度—时间的变化率。刺激强度—时间变化率越大，刺激越强。反之，越弱。

两快一慢：进针快，出针快，推药慢。进针、出针快可缩短刺激持续时间；而推药慢，可降低刺激的强度—时间变化率，从而降低患者在接受注射时的疼痛感受。

▌ 任务三　人体功能的调控

案例导入 ◆

> 患者，男，22岁。不慎掉入约100℃的热水池，躯干、会阴、双手、双下肢被烫伤，自觉双下肢钝痛，其余烫处剧痛。创面可见水疱，表皮脱落，肿胀，有淡黄色液体渗出。诊断为：大面积烧伤。
>
> 思　考
>
> 烫伤后机体有哪些生理功能的调节方式参与调节？

机体处于不同的生理状态时，或当外界环境发生改变时，体内一些器官、组织的功能会发生相应的调节活动，使机体能适应各种不同的生理状态和外界环境的变化，并维持内环境的相对稳定。这个过程称为人体功能的调节。而人体内各种生理功能的调节，都可以看成是体内各组成部分之间也就是控制系统间的信息传送过程。

一、人体功能的调节方式

人体功能调节的方式主要有三种，分别是神经调节、体液调节和自身调节。这三种调节方式是相互配合、密切联系的。

反射弧

1. 神经调节　神经调节是机体最主要的一种调节方式，是指通过神经系统的活动对人体功能活动的调节过程。神经调节的基本方式是反射。在中枢神经系统参与下，机体对刺激产生的规律性应答反应叫作反射。反射活动的结构基础是反射弧。典型的反射弧由五个基本成分组成，即感受器、传入神经、神经中枢、传出神经和效应器。感受器能够感受机体内外环境变化的刺激，并将其转化为神经信号，通过传入神经纤维传向神经中枢，中枢对传入信号进行分析、整合处理后，并发出传出信号，沿传出神经纤维到达效应器，改变效应器的功能状态。如当肢体皮肤受到外界刺激性伤害时，皮肤感受器兴奋，将信号通过传入神经传递到神经中枢，中枢经过分析和整合作用后，发出神经冲动沿传出神经到达肢体有关肌肉，使屈肌收缩产生逃避反应。反射任何一个部分被破坏，反射活动都会减弱或消失。

人类和高等动物的反射可分为非条件反射和条件反射。非条件反射是与生俱来的，其反射弧和反应反射较为固定，例如，吸吮反射、逃避反射、减压反射等。条件反射是后天获得的，是建立在条件反射基础上，是机体在生活过程中建立起来的，例如，人们在谈论吃过的美味食物时，就会引起唾液分泌。

神经调节的特点是：反应迅速、准确，作用范围局限和作用时间短。

2. 体液调节　通过体液中一些特殊化学物质的作用对人体某些组织或器官的活动进行调节的过程称为体液调节。这一类化学物质主要是指内分泌细胞分泌的激素，如胰岛素、肾上腺素、甲状腺激素等；它们通过血液运输到达全身各组织器官，促进物质代谢和能量代谢，参与促进机体的生长发育等过程，称为全身性体液因素。这种通过血液循环作用于全身各组织器官而发挥其调节作用的方式称为远距分泌。此外，这些化学物质另一方面还包括人体一些组织细胞产生的特殊化学物质或代谢产物，如组胺、细胞因子、CO_2、腺苷等；它们可借组织液扩散到邻近细胞，使局部血管扩张、通透性增加等，属于局部性体液因素。这种经扩散作用而对邻近细胞发挥特定作用的调节方式称为旁分泌。另外，还有些细胞分泌的化学物质作用于其自身，这种调节方式称为自分泌。

人体内大多数内分泌腺或内分泌细胞直接或间接接受神经系统的调节，在这种情况下，体液调节便成为神经调节反射弧传出途径的延伸或补充，称为神经—体液调节。

体液调节的特点是：作用较缓慢，作用持续时间较长，作用范围较广泛。

3. 自身调节　自身调节是指组织或器官不依赖于神经和体液调节，而由其自身特性对刺激产生适应性反应的过程。这种调节方式目前只在部分组织和器官内发现。例如：心肌的自身调节，肾血流量的自身调节等。

自身调节的特点是：调节幅度较小，灵敏性较低，影响范围较局限。

二、人体功能调节的控制系统

从控制论的观点分析，人体内从分子、细胞水平到系统、整体功能调节都存在各种各样的"控制系统"。因此可以借用工程技术中控制论的术语来诠释人体功能调节的控制调节系统，按照其作用方式和作用机制可将控制系统分为三大类：非自动控制系统、自动控制系统和前馈控制系统。

1. 非自动控制系统　非自动控制系统是单向的"开环"系统，控制部分发出的信息影响受控部分，而受控部分的活动不会反过来影响控制部分的活动。这种控制系统实际上对受控部分的活动不能起到调节作用，在人体功能调节中非常少见。

2. 自动控制系统　自动控制系统又称反馈控制系统，是双向的"闭环"系统，即控制部分发出信号，指示受控部分活动，而受控部分不断有反馈信号返回到控制部分，改变控制部分的活动。这种受控部分的活动反过来影响控制部分的活动称为反馈。

根据受控部分对控制部分发生的作用效果不同，可将反馈分为两种：负反馈和正反馈。

（1）负反馈是指受控部分发出的反馈信息对控制部分的活动产生抑制作用，使控制部分的活动减弱。例如，血压突然升高时，压力感受器将这一信息通过传入神经反馈到心血管中枢（控制部分），心血管中枢的活动就会发生相应的改变，使心脏活动减弱、血管舒张，血压向正常水平恢复。正常机体内体温、血糖、渗透压等都是在负反馈控制系统的调节下保持稳定状态的，它是维持机体稳态的一种重要调节方式。

（2）正反馈是指受控部分发出的反馈信息加强控制部分的活动，即反馈作用与原来的效应一致，起到加强或促进作用。例如，排尿过程中，对尿道感受器的刺激信息返回排尿中枢，排尿中枢发出信息使膀胱进一步收缩。在正常人体功能调节过程中正反馈比较少见。

3. 前馈控制系统　正常机体内除了反馈控制系统外，还有前馈控制系统。控制部分在反馈信息尚未到达前，已经受到前馈信息的影响，及时纠正其指令可能出现的偏差，这种自动控制系统称为前馈。例如，大脑通过传出神经向骨骼肌发出收缩信号，同时又通过前馈系统制约相关肌肉的收缩，使肢体的活动更加准确、协调。前馈系统使机体的反应具有一定的超前性和预见性。

【案例分析】

烫伤后机体有哪些生理功能的调节方式参与调节？

烫伤后主要参与的调节方式有神经调节、体液调节和自身调节。

学习检测

1. 简述细胞膜物质转运有哪些方式。

2. 简述静息电位（RP）、动作电位（AP）的产生机制。

项目四
血液和循环 ————————————————————

学习目标

1. 掌握血液的理化性质；红细胞的功能和生理特征；凝血的概念及过程；心肌细胞的生理特征和跨膜电位；心脏的泵血过程。

2. 熟悉白细胞及血小板的数量及功能 A、B、O 血型系统的分型以及交叉配血试验；动脉血压形成及影响因素；正常心电图的波形。

3. 了解 Rh 血型的分型；静脉血压及静脉血回流、微循环通路、神经系统和体液因素对心血管活动的调节作用。

血液是在心脏和血管腔内循环流动的组织，是机体生命活动中不可或缺的组成部分。血液在心血管系统内循环流动，关注全身各个组织器官，保证组织细胞的正常血压和血流量，并且在循环过程中发挥着运输物质、缓冲酸碱、参与体液调节、维持内环境稳态、防御和保护功能等。

任务一　血液

案例导入

　　患者，男，20 岁，因反复头晕、乏力 2 年，加重 3 个月入院。患者 2 年前无明显诱因出现疲乏、无力、渐头晕，活动后心悸、气促，在当地医院做检查，Hb 62 g/L，服铁剂、叶酸治疗 3 周，上述症状有改善，血红蛋白上升至 100 g/L，自行停药。1 年前又出现上述症状，经服铁剂 2 个月症状有所改善，3 个月前再次出现头晕、乏力、面色苍白，上三楼感心悸，气喘，无发热、无身目黄染，无皮肤出血点，为进一步诊治入院。

　　思　考

　　1. 血液中各类血细胞的功能分别是什么？

　　2. 为什么患者会有头晕、乏力、面色苍白等症状？

一、血液的组成

　　血液由血浆和悬浮于其中的血细胞组成。取一定量的血液经抗凝处理后置于比容管内，以 3 000 r/min 的速度离心 30 min 后，可见血液分为三层：上部淡黄色透明液体为血浆，占总容积的 50%～60%；下部不透明深红色血柱为红细胞，占总容积的 40%～50%；在两者之间有一薄层灰白色不透明的白细胞和血小板，约占总容积的 1%（图 4-1）。

（一）血细胞

　　血细胞在全血中所占的容积百分比称为血细胞比容。正常成年男性的血细胞比容为 40%～50%，女性为 37%～48%，新生儿为 55%。由于血细胞中以红细胞的数量最多，约占血细胞总数的 99%，白细胞和血小板仅占 0.15%～1%，因此血细胞比容主要反映血液中红细胞的相对数量，亦称红细胞比容。当红

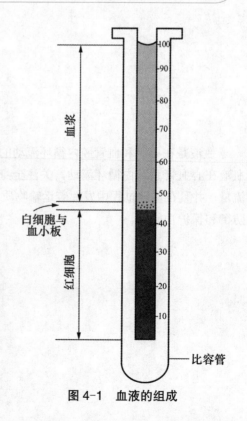

图 4-1　血液的组成

细胞数量或血浆容量发生改变时，血细胞比容也随之发生改变，例如，贫血患者血细胞比容减小；严重脱水时，血细胞比容增大。

（二）血浆

血液是血液除去血细胞后的液体部分，是由 91% ～ 92% 的水和 8% ～ 9% 的溶质组成的混合溶液。水作为溶剂参与各种化学反应，能维持机体的循环血量和渗透压平衡。溶质中主要成分为多种电解质、血浆蛋白、非蛋白有机物、O_2 和 CO_2 等。

1. 血浆蛋白　血浆蛋白是血浆多种蛋白的总称。用盐析法可将血浆蛋白分为白蛋白、球蛋白和纤维蛋白原。正常人血浆蛋白含量为 65 ～ 85 g/L，其中白蛋白为 40 ～ 48 g/L，球蛋白为 15 ～ 30 g/L，纤维蛋白原为 2 ～ 4 g/L，白蛋白 / 球蛋白比值为 1.5 ～ 2.5:1。白蛋白和大多数球蛋白主要由肝脏合成，因此肝功能异常可能导致白蛋白 / 球蛋白比值下降。血浆蛋白的主要功能是：①参与血浆胶体渗透压的形成，调节血管内外水的分布；②作为载体协助运输激素、脂质、离子和维生素等低分子物质；③参与血液凝固、抗凝和纤溶等生理过程；④抵御病原微生物的入侵和营养功能等。

2. 电解质　血浆中的电解质主要是由以离子形式存在的无机盐组成，其中阳离子主要为 Na^+ 及少量的 K^+、Ca^{2+} 和 Mg^{2+} 等，阴离子主要为 Cl^- 及少量的 HCO_3^-、HPO_3^{2-} 和 SO_4^{2-} 等。电解质具有参与维持机体渗透压和酸碱平衡以及保持组织兴奋性等功能。

二、血液的理化性质

（一）血液的颜色

血液的颜色主要取决于红细胞内血红蛋白的颜色。动脉血中含氧合血红蛋白较多，呈鲜红色；静脉血中含还原血红蛋白较多，呈暗红色；血浆中含微量胆色素，故呈淡黄色。

（二）血液的比重

正常人全血的比重为 1.050 ～ 1.060，其高低取决于红细胞的数量，红细胞数量越多比重越大。血浆比重为 1.025 ～ 1.030，主要取决于血浆蛋白的含量。红细胞比重为 1.090 ～ 1.092，与红细胞内血红蛋白的含量成正比。

（三）血液的黏度

液体的黏度来自液体内部分子或颗粒之间的摩擦力。血液黏度的大小与血细胞和血浆蛋白数量有关。正常人血液的黏度是水的 4 ～ 5 倍，血液的相对黏度为 4 ～ 5，其黏度主要取决于血细胞的数量；血浆的相对黏度为 1.6 ～ 2.4，其黏度主要取决于血浆蛋白的数量。

（四）血液的酸碱度

血液呈弱碱性，正常人血浆 pH 为 7.35 ～ 7.45，波动范围极小，其相对稳定有赖于血液中的各种缓冲物质以及肺和肾功能的不断调节。血浆 pH 低于 7.35 时为酸中毒，高于 7.45 时为碱中毒。酸中毒和碱中毒都会影响机体的正常功能活动。

（五）血液渗透压

渗透压是指溶液所具有的吸引和保留水分子的能力。人体血浆渗透压为 280～320 mmol/L，相当于 773 kPa。血浆渗透压主要来自溶解在其中的晶体物质和胶体物质。血浆中的小分子晶体物质如无机盐、葡萄糖等形成的渗透压称为血浆晶体渗透压，这类物质颗粒小、数量多，形成的渗透压大，故血浆晶体渗透压是血浆渗透压的主体。血浆中大分子有机物主要为血浆蛋白，其形成的渗透压为血浆胶体渗透压。

1. 血浆晶体渗透压　血浆晶体渗透压维持细胞内外水交换的动态平衡，从而保持细胞的正常形态和功能。如因某种原因使血浆晶体渗透压升高，将引起细胞脱水和萎缩；反之，则引起细胞水肿。

2. 血浆胶体渗透压　血浆胶体渗透压具有维持血管内外水的交换和维持血容量的作用。当血浆蛋白减少，血浆胶体渗透压下降时，可导致大量水分进入组织间隙发生水肿。

三、血细胞

（一）红细胞

1. 红细胞的数量、形态和功能

（1）红细胞是血液中数量最多的血细胞。一般来说，我国成年男性红细胞的数量为 $(4.0～5.5)×10^{12}$/L，平均为 $5.0×10^{12}$/L；成年女性红细胞的数量为 $(3.5～5.0)×10^{12}$/L，平均为 $4.2×10^{12}$/L；新生儿为 $6.0×10^{12}$/L 以上。红细胞内的蛋白质主要是血红蛋白，我国成年男性血红蛋白的浓度为 120～160 g/L；成年女性为 110～150 g/L；新生儿血红蛋白浓度可达 170～200 g/L。

（2）人类成熟红细胞为双凹圆盘形（图4-2），直径为 7～8 μm，中央较薄，周边较厚，无核。患有某些血液病时，红细胞的形态会发生改变，例如，患血红蛋白病时，红细胞变形成镰状细胞；患遗传性球形红细胞增多症时，红细胞接近球形。

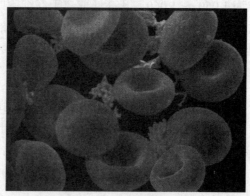

图 4-2　红细胞的形态

（3）红细胞的主要功能是运输 O_2 和 CO_2，还对血液酸碱度的变化起缓冲作用。红细胞的这一功能主要是由存在于红细胞内的血红蛋白完成的。如果红细胞破裂，血红蛋白逸出则红细胞丧失携带 O_2 和 CO_2 的功能。

2.红细胞的生理特性

（1）红细胞具有悬浮稳定性。红细胞能稳定地分散悬浮于血浆中而不易下沉，这一特性称为悬浮稳定性。将经过抗凝处理的血液置于垂直放置的血沉管中，红细胞因为比重大而下沉，但正常时下沉的速度十分缓慢，通常以第 1 小时末红细胞沉降的距离表示红细胞沉降速度，称为红细胞沉降率，简称血沉。用魏氏法检测的正常值，成年男性为 $0 \sim 15\,mm/h$，女性为 $0 \sim 20\,mm/h$。红细胞的沉降率越大，表示红细胞的悬浮稳定性越小。

红细胞之所以能相对稳定地悬浮于血浆中，是由于红细胞与血浆之间的摩擦力阻碍了红细胞的下沉。通常血浆中球蛋白、纤维蛋白原及胆固醇含量增加时，血沉加快；而白蛋白、卵磷脂含量增加时，则血沉减慢。

（2）红细胞具有可塑变形性（图 4-3）。红细胞在全身血管循环运行时，常要经过直径比它小的毛细血管和血窦空隙，这时红细胞将发生变形，通过之后又恢复原状，这种特性称为红细胞的可塑变形性。红细胞的可塑变形能力与红细胞膜的弹性、流动性、表面积成正比关系，与红细胞黏度成反比关系，因此衰老的红细胞、球形红细胞、血红蛋白异常均可降低红细胞的可塑变形能力。

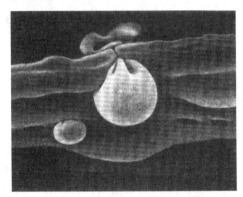

图 4-3　红细胞的可塑变形性

（3）红细胞具有渗透脆性。红细胞只有在等渗溶液中才能维持其正常形态和大小。若将红细胞置于一系列渗透压递减的低渗溶液中，红细胞的体积逐渐膨胀，膨胀到一定程度时，红细胞膜破裂发生溶血。正常红细胞在 0.45% NaCl 溶液中开始出现部分红细胞破裂；在 0.3% ~ 0.35% NaCl 溶液中，全部红细胞破裂。这说明红细胞膜对低渗溶液有一定的抵抗力，这种抵抗力的大小用渗透脆性来表示。渗透脆性越大，表示红细胞对低渗溶液的抵抗力越弱，越容易发生破裂；反之则表示红细胞对低渗溶液的抵抗力越强。

3.红细胞的生成与破坏

（1）红细胞的生成：正常人体中，红细胞的生成与破坏两者保持动态平衡，使血液中的红细胞数量维持相对恒定，如果这种动态平衡被打乱，将导致红细胞异常。

①生成的部位：胚胎时期，红细胞在卵黄囊、肝、脾和骨髓生成；出生时就有的红骨髓是制造红细胞的唯一场所。某些理化因素，如放射性物质、药物等能够影响骨髓造血功能引起贫血，这种由于骨髓造血功能障碍而引起的贫血称为再生障碍性贫血。

②生成的原料：红细胞生成的主要原料是蛋白质和铁（Fe^{2+}）。一般膳食即可保证

蛋白质供给，若某种原因导致蛋白质供给不足，可导致红细胞生成减慢、寿命缩短，引起营养不良性贫血。当铁的摄入不足、因受障碍或长期慢性失血以致机体缺铁时，可导致血红蛋白合成减少，引起小细胞低色素性贫血，即缺铁性贫血。

③红细胞的成熟因子：在红细胞的发育过程中，维生素 B_{12} 和叶酸是合成 DNA 所不可缺少的辅酶。如缺乏维生素 B_{12} 和叶酸，骨髓中有核红细胞的 DNA 合成障碍，细胞的分裂增殖速度减慢，使红细胞的生长停止在初始状态而不能成熟，形成巨幼红细胞性贫血。摄入的维生素 B_{12} 需要与胃黏膜壁细胞分泌的内因子结合成复合物才被吸收进入血液，如果缺少内因子，可引起维生素 B_{12} 吸收障碍而发生巨幼红细胞性贫血。

（2）红细胞生成的调节：正常情况下，人体内红细胞数量保持相对恒定。当人体所处环境或功能状态发生变化时，红细胞生成的数量和生成的速度会发生适当的调整。红细胞的生成主要受促红细胞生成素和雄激素的调节。

①促红细胞生成素（erythropoietin，EPO）：促红细胞生成素主要是一种由肾合成的糖蛋白，肝细胞和巨噬细胞也可合成少量。它的主要作用是促使红系祖细胞增殖、分化及骨髓释放网织红细胞。这主要是由于晚期红系祖细胞上促红细胞生成素受体密度最高的缘故。组织缺氧是刺激促红细胞生成素合成释放增多的主要原因。当组织缺氧或耗氧量增加时，促红细胞生成素的浓度增加，使红细胞生成增多，提高血液的运氧能力，以满足组织对氧的需要。

②雄激素：雄激素主要作用于肾，使促红细胞生成素的合成增多，使骨髓造血功能增强，使血液中红细胞数量增多；雄激素还可以直接刺激红骨髓，使红细胞生成增多，这也是成年男性红细胞数量多于女性的重要原因。

（3）红细胞的破坏：红细胞的平均寿命为 120 天。衰老的红细胞可塑变形能力减弱，脆性增加，容易滞留于小血管和血窦空隙中，或在湍急的血流中因机械冲撞而破损。衰老破损的红细胞在肝、脾等处被巨噬细胞吞噬消化后，释放出铁和胆红素等铁可被再利用，胆红素随粪或尿排出体外。

（二）白细胞

1. 白细胞的分类与数量　白细胞可根据其细胞质中有无特殊嗜色颗粒分为粒细胞和无粒细胞两大类。粒细胞可分为中性粒白细胞、嗜酸性粒细胞和嗜碱性粒细胞；无粒细胞可分为单核细胞和淋巴细胞。正常成人白细胞正常值是（4.0 ～ 10.0）× 10^9/L，其中，中性粒细胞占 50% ～ 70%，嗜酸性粒细胞占 0 ～ 7%，嗜碱性粒细胞占 0 ～ 1%，淋巴细胞占 20% ～ 30%，单核细胞占 2% ～ 8%。分别计算各类白细胞在白细胞总数中的百分比，称为细胞分类计数。

2. 白细胞的生理功能

（1）中性粒细胞：中性粒细胞是血液中主要的吞噬细胞，主要功能是吞噬细菌和异物，在非特异性免疫中起着十分重要的作用。中性粒细胞内含有大量溶酶体酶，能够分解吞噬的细菌和组织碎片。当中性粒细胞吞噬数十个细菌后，其本身解体，释放的各种溶酶体酶又可溶解周围组织而形成脓液。临床上白细胞总数增多和中性粒细胞百分率增高，往往提示是急性化脓性感染。

（2）嗜酸性粒细胞：嗜酸性粒细胞内含有溶酶体和颗粒，但因缺乏溶菌酶，故仅有吞噬作用而无杀菌作用。嗜酸性粒细胞可限制肥大细胞和嗜碱性粒细胞引起的过敏反应，还参与对蠕虫的免疫反应。在机体发生过敏反应或蠕虫感染时，常伴有嗜酸性粒细胞增多。

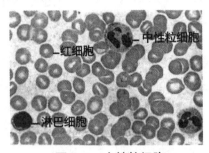

图 4-4　中性粒细胞

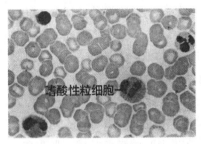

图 4-5　嗜酸性粒细胞

（3）嗜碱性粒细胞：嗜碱性粒细胞的颗粒内含有肝素、组胺、过敏性慢反应物质和嗜酸性粒细胞趋化因子等。肝素具有很强的抗凝血作用，保持血管通畅；组胺和过敏性慢反应物质能使毛细血管通透性增加、小血管舒张、细支气管平滑肌收缩等作用，从而引起哮喘、荨麻疹等各种过敏反应；嗜酸性粒细胞趋化因子可以吸引嗜酸性粒细胞，限制嗜碱性粒细胞在过敏反应中的作用。

（4）单核细胞：单核细胞吞噬能力较弱，进入组织后转变为巨噬细胞，吞噬能力大为增强，能吞噬较大的颗粒。单核—巨噬细胞除有强大的吞噬能力外，还参与激活淋巴细胞的特异性免疫功能。

（5）淋巴细胞：淋巴细胞在免疫应答过程中起核心作用，参与特异性免疫功能。血液中的淋巴细胞按其发生和免疫功能的差异分为 T 淋巴细胞和 B 淋巴细胞。T 淋巴细胞参与细胞性免疫；B 淋巴细胞参与体液性免疫。

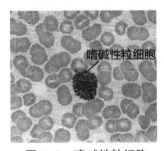

图 4-6　嗜碱性粒细胞

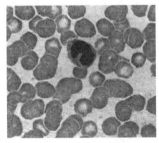

图 4-7　单核细胞

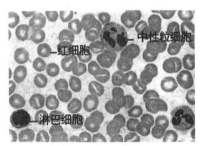

图 4-8　淋巴细胞

3. 白细胞的生成与破坏　三种粒细胞与红细胞一样，也是由造血干细胞分化而来，淋巴细胞和单核细胞主要在淋巴组织中发育成熟。

白细胞主要在组织中发挥作用，其寿命较难准确判断。中性粒细胞一般在血液中停留 4～8 h 进入组织，在 4～5 d 后衰老死亡。如有细菌入侵，粒细胞在吞噬细菌后溶解，与破坏的细菌及组织碎片共同形成脓液。T 淋巴细胞的寿命有 1 年以上，B 淋巴细胞在血液中生存一到数天。

（三）血小板

1. 血小板的形态和功能　　血小板是从骨髓中成熟的巨核细胞细胞质裂解脱落下来的具有生物活性的小块胞质。血小板呈双面微凹的圆盘状，直径 2～3μm，被激活时可伸出伪足呈不规则状。正常成年人的血小板数量是（100～300）×10⁹/L。

巨幼红细胞贫血

2. 血小板的生理功能

（1）维持血管内皮的完整性：血小板能填补血管内皮细胞脱落留下的空隙，并与内皮细胞融合，促进内皮的修复，因此血小板对毛细血管内皮有营养、支持作用，维持毛细血管壁正常通透性的作用。

（2）参与生理性止血：小血管破裂出血时，数分钟后出血自行停止，称为生理性止血。生理性止血过程是血管、血小板和血浆中的凝血因子协同作用完成的，其过程主要包括三个时相：第一时相是血管收缩，血小板释放血管收缩物质，使受损的小血管收缩，封闭血管破口，暂时起到止血作用；第二时相是血小板血栓形成，血小板黏附、聚集在血管破损处，形成血栓堵塞伤口；第三时相是止血栓形成，血浆中的凝血系统被激活，迅速出现血液凝固，加强血小板血栓，达到有效止血。

（3）促进血液凝固：血小板可释放血小板因子，如纤维蛋白原激活因子、血小板磷脂表面因子、抗肝素因子、抗纤溶因子等，使凝血酶原的激活速度加快 2 万倍。此外，血小板可以吸附多种凝血因子，促进凝血过程的发生。

镰刀形贫血症

四、血液凝固与纤维蛋白溶解

（一）血液凝固

血液凝固是指血液由凝固状态变为不流动的胶冻状凝块的过程，简称凝血。在凝血过程中，血浆中的可溶性纤维蛋白原转变为不溶性的纤维蛋白，纤维蛋白交织成网，将很多血细胞网罗在内，形成血凝块。血液凝固后 1～2 h，血凝块收缩，并析出淡黄色的液体，称为血清。血清与血浆的区别在于，前者没有纤维蛋白原。

1. 凝血因子　　血浆与组织中直接参与凝血的物质统称为凝血因子。目前已知的凝血因子主要有 14 种，其中已按国际命名法根据发现的先后顺序用罗马数字编号的有 12 种，此外还有前激肽释放酶、高分子激肽原等。

表 4-1　按国际命名法编号的凝血因子

编号	同义名	编号	同义名
凝血因子 I	纤维蛋白原	凝血因子 Ⅷ	抗血友病因子
凝血因子 Ⅱ	凝血酶原	凝血因子 Ⅸ	血浆凝血激酶
凝血因子 Ⅲ	组织凝血激酶	凝血因子 Ⅹ	斯图特亚因子
凝血因子 Ⅳ	钙离子	凝血因子 Ⅺ	血浆凝血激酶前质
凝血因子 Ⅴ	前加速素	凝血因子 Ⅻ	接触因子
凝血因子 Ⅶ	前转变素	凝血因子 ⅩⅢ	纤维蛋白稳定因子

这些凝血因子中，除了钙离子以外，其他因子都是蛋白质，多数以无活性的酶原形

式存在,在参与凝血的过程中需被激活才具有活性,被激活的因子在其右下角标"a"表示,如凝血因子Ⅸa。除凝血因子Ⅲ外,其他凝血因子都存在于血浆中。因子Ⅵ被证实为因子Ⅴ的活化形式而被废除。多数凝血因子在肝脏合成,其中凝血因子Ⅱ、Ⅶ、Ⅸ、Ⅹ的合成都需要维生素K参与。临床上肝功能损害或维生素K缺乏的患者,均会因凝血障碍而发生出血现象。

2. 凝血过程　凝血过程(图4-9)包括三个阶段:凝血酶原激活物形成、凝血酶形成和纤维蛋白形成。

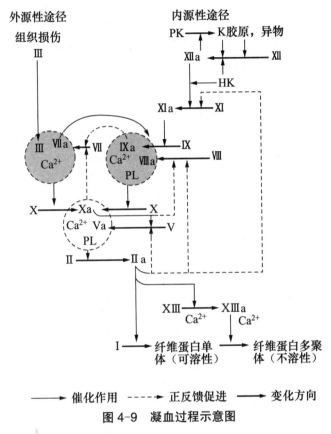

图 4-9　凝血过程示意图

(1)凝血酶原激活物形成:凝血酶原激活物为Xa、V、Ca^{2+}和PF3(血小板第三因子,为血小板膜上的磷脂)复合物,它的形成首先需要凝血因子X的激活。根据Xa形成的始动条件与参与因子的不同,可将凝血分为内源性凝血和外源性凝血两个途径。

①内源性凝血途径:由因子Ⅻ启动。当血管损伤,血液与损伤处带负电荷的异物表面接触时,因子Ⅻ被激活为Ⅻa。Ⅻa激活前激肽释放酶,使之成为具有活性的激肽释放酶,激肽释放酶又可加速Ⅻ的活化,经这一正反馈过程形成大量的Ⅻa。同时,Ⅻa又可激活Ⅺ为Ⅺa,在Ca^{2+}存在下Ⅺa又激活Ⅸ为Ⅸa,Ⅸa与Ⅷ、PF3、Ca^{2+}组成因子Ⅷ复合物,该复合物可激活X为Xa。因子Xa、V、Ca^{2+}和PF3形成凝血酶原激活物。

②外源性凝血途径:由因子Ⅲ启动。当组织损伤血管破裂时,组织释放因子Ⅲ到血液中,与血浆中Ca^{2+}、Ⅶ形成复合物激活因子X,之后的反应与内源性凝血完全相同。

此外，该复合物还可激活因子Ⅸ，使内源性凝血途径与外源性凝血途径联系起来，共同完成凝血过程。

（2）凝血酶形成：在凝血酶原激活物的作用下，凝血酶原被激活为凝血酶。凝血酶是一种多功能的凝血因子，主要作用是促进纤维蛋白原转变为纤维蛋白。

（3）纤维蛋白形成：凝血酶能分解纤维蛋白原，使纤维蛋白原转变为纤维蛋白单体。同时，凝血酶在 Ca^{2+} 帮助下激活因子ⅩⅢ，ⅩⅢa 使纤维蛋白单体聚合成不溶性的纤维蛋白多聚体。后者交织成网，网络红细胞形成血凝块，完成凝血过程。

（二）抗凝与促凝

凡能阻断或延缓血液凝固过程的因素均可抗凝血；能加速血液凝固过程的均可促凝血。正常情况下，血液在心血管内循环流动是不会发生凝固的，即使在生理性止血时，凝血也只限于受损伤的局部，并不蔓延到其他部位。这是一个多因素作用的结果，包括血管内皮的光滑完整、循环血液的稀释作用、纤维蛋白的吸附、单核细胞的吞噬、血浆中含有的多种抗凝物质及纤溶系统的作用等。抗凝物质主要有抗凝血酶Ⅲ与肝素。

1. 抗凝血酶Ⅲ　抗凝血酶Ⅲ由肝细胞和血管内皮细胞分泌，能与凝血酶结合，使其失去活性，还能封闭因子Ⅶa、Ⅸa、Ⅹa、Ⅺa、Ⅻa 的活性中心，使这些因子失活达到抗凝作用。正常情况下，抗凝血酶Ⅲ的直接抗凝作用弱而慢，但它与肝素结合后，其抗凝作用显著增强。

2. 肝素　肝素是一种黏多糖，主要由肥大细胞和嗜碱性粒细胞产生。生理情况下在血浆中含量极微。它能与抗凝血酶Ⅲ结合，使其与凝血酶的亲和力增强，并使两者的结合更稳定，从而促使凝血酶失活。肝素还能抑制凝血酶原的激活，组织血小板黏附、聚集与释放反应，促使血管内皮细胞释放凝血抑制物和纤溶酶原激活物。所以肝素是一种很强的抗凝物质，已在临床实践中广泛应用于体内、外抗凝血。

（三）纤维蛋白溶解

纤维蛋白在纤溶酶的作用下被降解液化的过程，称为纤维蛋白溶解，简称纤溶。其生理意义是使生理性止血过程中产生的局部或一过性的纤维蛋白随时溶解，从而防止血栓形成，保证血液通畅。纤溶的基本过程包括两个阶段，即纤溶酶原的激活和纤维蛋白降解。

1. 纤溶酶原的激活　纤溶酶原是一种蛋白质，主要由肝、肾等多种组织合成，血浆中含量最高。纤溶酶原在激活物的作用下发生有限水解，脱下一段肽链激活成纤溶酶。根据来源不同，可将纤溶酶原激活物分为三类：血管激活物、组织激活物和血浆激活物。

（1）血管激活物由小血管内皮细胞合成和释放。当血管中出现血凝块时，可刺激血管内皮细胞大量释放这类激活物，并吸附于血凝块上。

（2）组织激活物存在于许多组织中，尤其以子宫、前列腺和肺等组织较多，在组织损伤时释放增多，促进纤维蛋白溶解。因此临床进行子宫、前列腺等手术后容易发生渗血。由于子宫含有这类激活物，妇女月经血液不凝固。尿激酶是肾脏生成与分泌的组织激活物，活性很强，有助于防止肾小管中纤维蛋白沉着。目前临床已将其用于治疗脑血管栓塞等疾病。

（3）血浆激活物也称为依赖于凝血因子Ⅻ的激活物。如前激肽释放酶被因子Ⅻa激活后生成激肽释放酶可激活纤溶酶原。这类激活物可能在维持血凝与纤溶之间的动态平衡中起到一定的作用。

2. 纤维蛋白降解 纤溶酶是活性很强的蛋白酶，能降纤维蛋白和纤维蛋白原水解成可溶性的纤维蛋白降解产物。纤溶酶可水解凝血因子Ⅱa、Ⅴ、Ⅶ、Ⅷ、Ⅸ等，故有抗凝血作用。纤维蛋白溶解的重要意义是使人体内血液保持液体状态，血流通畅，防止血栓形成。

3. 纤溶抑制物 血浆中还存在着多种对抗纤维蛋白溶解的物质，称为纤溶抑制物。其中主要有两类：一类为抗纤溶酶，另一类为纤溶酶原激活物的抑制物。

五、血型与输血

（一）血型

血型是指血细胞上存在的特异抗原类型。通常说的血型是指红细胞膜上特异性抗原（凝集原）的类型。现已发现29个不同的红细胞血型系统，有400多种抗原类型。本节仅介绍与临床输血关系密切的 A、B、O 血型系统和 Rh 血型系统。

1. ABO 血型系统 A、B、O 血型系统的分型依据是红细胞膜上所含 A 凝集原与 B 凝集原的有无与不同进行分型的。A、B、O 血型系统可分为四种：A 型、B 型、AB 型和 O 型。红细胞膜上含有 A 凝集原者称 A 型血，含 B 凝集原者称 B 型血，同时含 A、B 凝集原者称 AB 型血，无 A、B 凝集原者称 O 型血。在人类血清中含有与上述凝集原相对应的天然凝集素，即抗体。凝集素也有两种，分别称为抗 A 凝集素和抗 B 凝集素。A、B、O 血型系统中个血型凝集原和凝集素分布情况见表 4-2。当凝集原与其所对应的凝集素相遇时将发生红细胞凝集反应。所谓凝集反应是指某一血型的红细胞和与其对应的凝集素相遇，例如 A 型血的红细胞与抗 A 凝集素相遇时，红细胞彼此聚集在一起，称为一簇簇不规则的细胞团的现象。一旦发生凝集反应，在补体的参与下可以发生红细胞溶解现象。

表 4-2 A、B、O 血型系统中的凝集原和凝集素及凝集试验

血型	红细胞膜上的凝集原	血清中的凝集素	凝集试验	
			A 型血清（含抗 B）	B 型血清（含抗 A）
A 型	A	抗 B	-	+
B 型	B	抗 A	+	-
AB 型	A 和 B	无	+	+
O 型	无	抗 A 及抗 B	-	-

临床上 A、B、O 血型的鉴定方法（表 4-2），是用已知的抗 A 凝集素和抗 B 凝集素，分别与被鉴定人的红细胞混悬液相混合，依其发生凝集反应的结果，判定被鉴定人红细胞膜上所含的凝集原，根据红细胞膜所含凝集原确定血型。

2. Rh 血型系统 Rh 凝集原是人类红细胞膜上存在的另一类凝集原。现已知 Rh 血

型系统有 40 多种凝集原，与临床密切的是 C、c、D、E、e 5 种凝集原。其中以 D 凝集原的抗原性最强，所以凡红细胞膜上含 D 凝集原者称 Rh 阳性，红细胞膜上不含 D 凝集原者称 Rh 阴性。我国汉族人口中有 99% 的人是 Rh 阳性，只有 1% 的人为 Rh 阴性。有些少数民族 Rh 阴性比例较大，如苗族为 12.3%，塔塔尔族为 15.8%。

Rh 血型系统的特点是无论是 Rh 阳性还是 Rh 阴性的血清中，都没有能与 Rh 凝集原起反应的天然的凝集素，只有后天经过致敏才会获得免疫凝集素，即对 Rh 阴性的人，在输入 Rh 凝集原以后，体内发生免疫反应才产生抗 Rh 凝集素。

（二）输血

输血是治疗某些疾病、抢救大失血和确保一些手术顺利进行的重要措施。输血时血型不合会产生严重的溶血反应，导致休克、血管内凝血和肾功能损伤，严重时可发生死亡。输血的基本原则是保证供血者的红细胞不被受血者血浆中的凝集素所凝集，即供血者红细胞膜的凝集原不与受血者血浆中的凝集素发生凝集反应。

1. A、B、O 血型与输血的关系　根据同行凝集原、凝集素发生凝集反应的原则，A、B、O 血型的输受关系为：

（1）同型血相输：即只有在 A、B、O 血型相同时才能进行输血。因为同型输血时，受血者血浆汇总不含对抗供血者红细胞膜上凝集原的相应凝集素。

（2）O 型血可以少量给予其他血型的人。在紧急情况下无同型血时，可考虑输 O 型血，但要少量输入（< 300 mL），速度要慢，同时在输血过程中要密切观察。

（3）AB 型的人可以接受少量其他血型的血液。因为 AB 型血浆中不含凝集素，所以可以接受其他血型的血液。但同样要坚持少量、缓慢输入的原则。

2. Rh 血型与输血的关系　Rh 血型系统在临床上对两种情况具有重要意义：

（1）Rh 阴性的人第一次接受 Rh 阳性人的输血，由于他们体内没有天然的抗 Rh 凝集素，因此不会发生凝集反应，但是输血后他们体内将产生原来不存在的抗 Rh 凝集素，因此当他们再次接受 Rh 阳性输血时，就会发生凝集反应而引起严重的后果。所以在临床上给患者重复输血时，即使是同一供血者的血液，也要再次做交叉配血试验。

（2）Rh 阴性妇女怀孕后，如果胎儿是 Rh 阳性，则胎儿的 Rh 凝集原可能进入母体，引起免疫反应，产生抗 Rh 凝集素；因此在第二次妊娠时，母体内血浆中抗 Rh 凝集素可透过胎盘屏障进入胎儿体内，使 Rh 阳性胎儿发生溶血，甚至死亡。

3. 交叉配血试验　为患者输血必须谨慎从事，输血前一定要做交叉配血试验。现已知 A、B、O 血型中存在亚型，如 A 型血中还分为 A1 和 A2 两种亚型。当 A1 型血输给 A2 型者时，有可能发生红细胞凝集反应。为了避免因亚型不同而造成严重后果，即使输同型血也必须在输血前做交叉配血试验。方法是将供血者的红细胞加入受血者的血清中，将受血者的红细胞加入供血者的血清中，观察有无凝集。

【知识链接】◆…

输血操作注意事项

作为一名医务工作者，在临床上给患者输血是治疗的一项重要内容。因此，掌握输血的原则和注意事项十分重要。在输血时应严格掌握和遵循输血原则；输血前应做血型鉴定和交叉配血试验。在操作前、操作中和操作后都要做到细心检查、核对避免血型不合引起的输血反应；输血时严格遵守操作规范，注意输血的速度和量，严密观察患者的临床表现，如发生输血反应，立即停止输血或采取必要的措施进行救治。

【案例分析】

1. 血液中各类血细胞的功能分别是什么？

红细胞的主要功能是运输 O_2 和 CO_2，还对血液酸碱度的变化起缓冲作用。

白细胞：中性粒细胞是血液中主要的吞噬细胞，主要功能是吞噬细菌和异物，在非特异性免疫中起着十分重要的作用。嗜酸性粒细胞内含有溶酶体和颗粒，但因缺乏溶菌酶，故仅有吞噬作用而无杀菌作用。嗜碱性粒细胞的颗粒内含有肝素、组胺、过敏性慢反应物质和嗜酸性粒细胞趋化因子等。单核细胞吞噬能力较弱，进入组织后转变为巨噬细胞，吞噬能力大为增强，能吞噬较大的颗粒。淋巴细胞在免疫应答过程中起核心作用，参与特异性免疫功能。

血小板：维持血管内皮的完整性；参与生理性止血；促进血液凝固。

2. 为什么患者会有头晕、乏力、面色苍白等症状？

因为患者患有缺铁性贫血，因缺乏铁而导致红细胞生成受限，因此红细胞运输 O_2 和 CO_2 的功能受限，患者容易出现头晕、乏力、面色苍白等症状。

▍任务二　血液循环

案例导入　◆

　　患者，男，45岁，1周前出现阵发性心悸气短，乏力，发作时
自服速效救心丸，但症状未见缓解并逐渐加重，今晨来院就诊，查
心电图：窦性心律，频发室性早搏，门诊以"心律失常"收入院。
自患病来无呼吸困难、发热、咳嗽、咳痰、头胀、头疼等，患者目
前自感阵发性心悸气短，乏力，饮食、睡眠可，小便频，大便正常。

思　考 ⋯⋯⋯⋯⋯⋯⋯⋯⋯⋯⋯⋯⋯⋯⋯⋯⋯⋯⋯⋯⋯⋯⋯⋯

　　正常心电图有哪些波形？分别代表什么？

　　血液在心和血管内按一定方向周而复始地循环流动称为血液循环。血液循环是在心血管系统内进行的。其中，心脏是血液循环的动力器官；动脉血管将血液分配到全身组织和器官；在毛细血管处实现组织细胞同血液之间的物质交换；淋巴管中的淋巴液汇入静脉，静脉血管将血液收集回心。血液循环的基本功能是完成体内各种物质的运输。

一、心脏生理

（一）心脏的生物电活动

　　心脏主要由心肌细胞组成。心肌细胞分为两类，一类是构成心房壁和心室壁的普通心肌细胞，这类细胞有收缩能力，但不能自动产生节律性兴奋，故又称非自律细胞；另一类是特殊分化的心肌细胞，包括 P 细胞和浦肯野细胞，这类心肌细胞不能进行收缩，但具有自动产生节律性兴奋能力，称为自律细胞。自律细胞构成心特殊传导系统，包括窦房结、房室交界区、房室束及其左右束支以及浦肯野纤维网。

　　1. 心室肌细胞的跨膜电位（图 4-10）　心室肌细胞的静息电位约为 -90 mV，其跨膜电位可以分为 0～4 共 5 个时期。动作电位有 0～3 共 4 个时期，包括除极和复极两个过程，4 期是静息电位时期。与骨骼肌细胞的动作电位比较，除形成机制更复杂外，心室肌细胞的动作电位最大的特征是有一缓慢复极的 2 期。

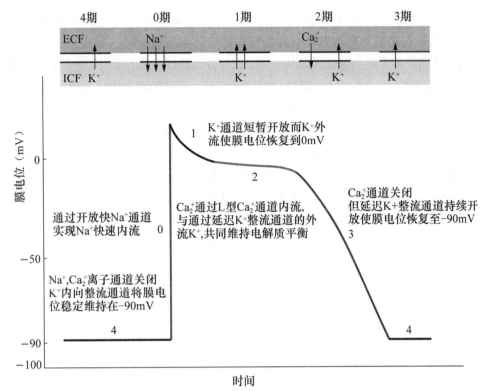

图 4-10　窦房结 P 细胞的动作电位

（1）除极过程（0 期）：去极化过程形成动作电位的上升支。由 Na^+ 内流引起。此期电位变化幅度约 120 mV，持续时间 1～2 ms。

（2）复极过程：该过程形成动作电位下降支，分为 4 期。

1 期（快速复极初期）：1 期是继 0 期后的短暂复极，其机制是由于膜的除极使膜上的 K^+ 通道激活，K^+ 外流所致。该 K^+ 通道可以被四乙胺阻断。此期历时约 10 ms，膜电位由 30 mV 迅速降至 0 mV 左右，称快速复极初期。0 期除极和 1 期复极的电位变化都很快，在动作电位图形上呈尖峰状，两者合成峰电位。

2 期（平台期）：此期复极非常缓慢，膜内电位下降速度极慢，停滞在 0 mV 左右，形成平台状，故称平台期，历时 100～150 ms，是心室肌细胞动作电位区别于神经和骨骼肌细胞动作电位的主要特征。形成机制是本期内有 Ca^{2+} 内流和 K^+ 外流同时存在，缓慢持久的 Ca^{2+} 内流抵消了 K^+ 外流，使膜电位保持在 0 mV 左右。

3 期（快速复极末期）：此期的复极速度加快，膜内电位从 2 期的 0mV 左右下降至 -90 mV，完成复极过程，历时 100～150 ms。此期的形成主要是由于 Ca^{2+} 内流逐渐减弱至失活，而 K^+ 外流进行性增强所致。

4 期（静息期）：此期膜电位虽已恢复到静息电位水平，但在动作电位形成过程中，膜内 Na^+、Ca^{2+} 增多，膜外 K^+ 增多，致使膜内外的这几种钙离子浓度改变，使细胞膜上的离子泵激活，细胞膜离子泵积极地进行着逆浓度梯度转运，把 Na^+ 和 Ca^{2+} 排到细胞外，同时将 K^+ 摄回细胞内，以恢复细胞内外离子的正常浓度，保持心肌细胞的正常兴奋能力。

2. 窦房结和浦肯野细胞的生物电现象 非自律细胞在没有收到外来刺激时，其4期膜电位稳定在静息电位水平。自律细胞与非自律细胞最大的区别在于没有稳定的静息电位，在3期复极末达到最大复极电位后，立即开始自动去极化，当缓慢地自动去极化，当去极化达阈电位水平时，又引起另一个动作电位。4期自动去极化是自律细胞电活动的特点，也是自律细胞产生自动节律性兴奋的基础。

（1）窦房结：窦房结内的自律细胞为P细胞。该细胞的动作电位分为0、3、4期。0期去极化由 Ca^{2+} 内流所致，其除极的速度较慢，幅度较小。此后 Ca^{2+} 内流逐渐减少而 K^+ 外流逐渐增多，形成复极化3期。4期自动去极期，K^+ 外流和进行性增强的 Na^+ 内流，同时 Ca^{2+} 通道开放，Ca^{2+} 内流，使膜自动去极化达到阈电位水平，引起0期去极化，产生下一个动作电位。

（2）浦肯野细胞：这种细胞的动作电位分为0、1、2、3、4期。其中0、1、2、3期产生的离子基础和形态均与非自律细胞基本相同。其4期自动除极是由于 Na^+ 内流逐渐增多所致。

（二）心肌的生理特性

心肌具有兴奋性、自律性、传导性和收缩性四种特性。其中，前三者属于电生理特性，收缩性属于机械特性。

1. 兴奋性 兴奋性是指组织或细胞接受刺激产生动作电位的能力。所有心肌细胞都具有兴奋性。

（1）心肌细胞兴奋性的周期性变化：以心室肌细胞为例，发生一次兴奋时，其兴奋性将发生周期性变化（图4-11），分为以下几个时期。

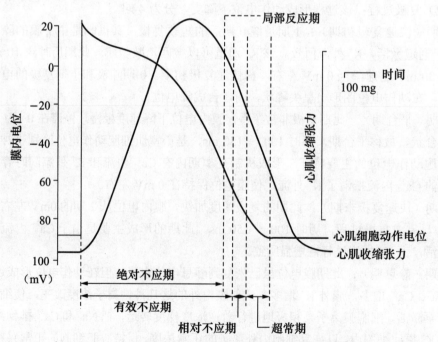

图4-11 心肌细胞动作电位、肌张力、兴奋性变化

1）有效不应期：心肌细胞发生一次兴奋后，从 0 期开始到复极 3 期膜电位达到 -55 mV 期间，给予最强刺激也不能使膜再次产生除极，兴奋性为零，称为绝对不应期；从 -55 mV 复极到 -60 mV 期间，给予特别强的刺激，可以引起局部去极化，但仍不会产生新的动作电位，称为局部反应期。以上两期合称有效不应期，此期不能再次接受刺激产生新的动作电位。

2）相对不应期：从复极 -60 mV ～ -80 mV 期间，给予阈上刺激，可产生动作电位，称为相对不应期。该期心肌细胞的兴奋性继续恢复，但仍低于正常。

3）超长期：从复极 -80 mV ～ -90 mV 期间，阈下刺激即可引发动作电位，在这段时期兴奋性高于正常，称为超常期。当膜电位复极至静息电位时，心肌细胞兴奋性也恢复正常。

2. 自律性　细胞、组织在无外来刺激的作用下能够自动发生节律性兴奋的特性称为自动节律性，简称自律性。具有自律性的细胞或组织称为自律细胞或自律组织。在正常情况下，只有小部分心脏细胞具有自律性。

自律细胞广泛存在于心脏特殊传导系统。窦房结 P 细胞、房室交界、房室束和浦肯野细胞的自动兴奋频率分别为 100、50、40 和 25 次左右，可见，其中以窦房结 P 细胞的自律性最高，由于迷走神经的影响，窦房结的自律性表现为每分钟 70 次左右。正常情况下，由于窦房结自律性最高，它主导着整个心的兴奋和波动，称为心的正常起搏点。以窦房结为起搏点心搏节律，称为窦性心律。其他自律组织的自律性均低于窦房结，故正常情况下不表现自身节律性，称为潜在起搏点。异常情况下，潜在起搏点可控制部分或整个心脏的活动，称为异位起搏点。由异位起搏点引起的心搏节律，称为异位心律。

3. 传导性　细胞传导兴奋的能力，称为传导性。同其他可兴奋细胞一样，心肌细胞也是以局部电流的原理传至邻近未兴奋膜，进而引起邻近膜发生动作电位，最终引起整个心房或心室肌兴奋。

1）兴奋在心脏各部位传导的速度不同：其中房室交界区很慢，又以结区最慢。房室交界是正常兴奋由心房传到心室的必经途径，交界区这种缓慢传导称为房室延搁，其重要生理意义在于使心房兴奋和收缩完毕之后，心室才开始兴奋和收缩，这有利于心室得到充分血液充盈，保证足够射血量。

2）兴奋在心脏特殊传导系统有序传导：正常心脏兴奋由窦房结产生，一方面经心房肌直接传到整个心房，另一方面通过由心房肌构成的优势传导通路经房室交界再传至左、右心室，即窦房结→左、右心房肌（包括优势传导通路）→房室交界→房室束及其左、右束支→浦肯野纤维→左、右心室肌。

4. 收缩性　普通心肌细胞具有收缩性，其机制和骨骼肌相似，心肌细胞又有其特点：

1）对细胞外液中的 Ca^{2+} 依赖性较大：与骨骼肌细胞相比，心肌细胞的肌质网较不发达，储存的 Ca^{2+} 较少，兴奋 - 收缩耦联过程高度依赖细胞外 Ca^{2+} 的内流。当细胞外液中 Ca^{2+} 浓度很低甚至无钙时，虽然心肌细胞能产生动作电位，但却不能引起收缩。

2）收缩呈"全或无"式：窦房结发出的兴奋几乎同时到达所有的心房肌或心室肌，

引起同步收缩，并达到一定收缩强度。

3）不产生强直收缩：心肌细胞的有效不应期很长，相当于心室的整个收缩期和舒张期，此期内不会引发新的兴奋和收缩，使心室肌不发生强直收缩。

（三）心脏的泵血功能

心脏是血液循环的动力器官，提供全身组织器官血液灌注的动力，同时促使外周静脉血液回心。心脏的这种活动形式类似于水泵，故心的基本功能为泵血功能。

1. 心动周期与心率　心脏的一次收缩和舒张构成一个机械活动周期，称为心动周期。每分钟心动周期的次数称为心率。正常成年人安静状态下的心率为 60～100 次/min，平均约 75 次/min。心率有明显个体差异，并受年龄、性别及其他生理因素的影响。新生儿心率可高达 130 次/min，随年龄增长而逐渐减慢，至十五六岁时接近成人水平；成年女性心率稍快于男性；睡眠时心率减慢，运动或情绪激动时心率加快。

法洛四联症

在一个心动周期中，心房和心室的机械活动均可分为收缩期和舒张期。由于心室在心脏泵血活动中起主要作用，故心动周期通常是指心室的活动周期。心动周期持续的时间为 60 s 除以心率。以成人安静时平均心率 75 次/min 计算，每个心动周期约为 0.8 s。在一个心动周期中，心房和心室的活动按一定先后顺序进行。首先两心房收缩，持续 0.1s，然后舒张 0.7 s；当心房开始舒张时，两心室进入收缩期，约 0.3 s，然后两心室舒张，历时 0.5 s。在一个心动周期中，约有 0.4 s 为心房和心室都处于舒张状态，称为全心舒张期。

心率加快时，心动周期缩短，收缩期和舒张期均相应缩短，但舒张期缩短得更明显。这使心肌收缩的时间相对延长，休息时间相对缩短，不利于心脏的持久活动。

2. 心脏的泵血过程　在心脏的泵血活动中，心室起主导作用，左、右心室的活动几乎同步，其射血和充盈过程基本相似。现以左心室为例说明心室的泵血过程。

（1）心室收缩期：分为等容收缩期和射血期。

1）等容收缩期：心室充分充盈（心房收缩结束）后，立即开始收缩，室内压升高并超过房内压时，房室瓣关闭；此时，室内压仍低于动脉压，主动脉瓣仍处于关闭状态。这段时期内，房室瓣和主动脉瓣均处于关闭状态，心室收缩不改变心室容积，使室内压急剧上升，故称为等容收缩期，约持续 0.05 s。

2）射血期：心室继续收缩，室内压升高超过主动脉压，主动脉瓣开放，血液从心室迅速射入主动脉，进入射血期，约持续 0.25 s。射血期前段，血液射入动脉的速度快，射入的血量占心室射血量的 80% ～ 85%，心室容积明显缩小，称为快速射血期（约 0.1s）；射血期后段，射血速度减慢，称为慢速射血期（约 0.15 s）。

（2）心室舒张期：分为等容舒张期和充盈期。

1）等容舒张期：心室开始舒张，室内压下降，主动脉血液回流导致动脉瓣关闭，此时室内压仍高于房内压，房室瓣处于关闭状态。这段时期心室中血液进出，心室容积不变，心室肌舒张使室内压急剧下降，故称为等容舒张期，约持续 0.07 s。

2）充盈期：心室肌继续舒张，室内压持续下降，低于房内压时，房室瓣开放，血液流入心室，使心室充盈，进入充盈期。在充盈期初期，心房内的血液快速流入心室，心室容积明显增加，称为快速充盈期，约持续 0.11 s。充盈期后期，随着心室内血液的充盈，心房与心室之间的压力差减小，血液流入心室的速度减慢，故称减慢充盈期，约持续 0.22 s。

3. 心脏泵血功能的评定　对心脏泵血功能的评定，通常用单位时间内心脏射出的血量和心脏做的功作为指标。

（1）每搏输出量和射血分数：心室收缩一次射出的血量称为每搏输出量。成年人安静状态下的每搏输出量为 60 ～ 80 mL，且左右心室基本相等。心室舒张末期由于连续的血液充盈，其容量可达到约 125 mL，称为心室舒张末期容积。每搏输出量占心室舒张末期容积的百分比称为射血分数。安静状态下的射血分数为 55% ～ 65%。在心脏功能减退、心室异常扩大时，其每搏输出量可能无明显改变，但射血分数却已显著下降。若仅测量每搏输出量可能会对心功能做出错误判断，故射血分数是评定心功能的重要指标。

（2）心输出量和心指数：一侧心室每分钟射出的血量称为心输出量，等于每搏输出量乘以心率。成年男性安静状态下，心率为 60 ～ 100 次 /min，心输出量为 5 ～ 6 L/min；女性的心输出量比同体重男性的心输出量约低 10%。心输出量可受年龄及其他生理因素的影响，如剧烈运动时可高达 25 ～ 35 L/min。正常人安静时的心输出量与体表面积成正比，每平方米体表面积的心输出量称为心指数。中等身材的成年人，在安静和空腹时的心指数为 3.0 ～ 3.5 L/（min·m²）。心指数是分析比较不同个体心功能常用的评定指标。

（3）心脏做功量：心脏向动脉内射血要克服动脉血压所形成的阻力才能完成。在不同动脉血压的条件下，心脏射出相同血量所消耗的能量或做功量是不同的。当动脉血压升高时，心脏射出相同的血量，必须做出更大的功；在动脉血压降低时，心脏做同样的功，可以射出更多的血液。可见，结合心脏做功这一指标，比单用心室射血量作为评价心功能的指标更为全面。

4. 影响心输出量的因素　心输出量等于每搏输出量和心率的乘积，凡能影响二者的因素均能影响心输出量。

（1）影响每搏输出量的因素：每搏输出量取决于心室肌的收缩强度和速度。心肌的收缩强度与速度受前负荷、后负荷和肌肉收缩能力的影响。

1）前负荷：前负荷是指心室肌收缩前所承受的负荷，即心室舒张末期充盈量，是静脉回心血量和射血后留在心室内的剩余血量之和。正常情况下，射血分数基本不变，因此每搏输出量主要取决于静脉回心血量。在一定范围内，外周静脉压和室内压间的压差增大和心室舒张期延长，静脉回心血量增多，心室舒张末期充盈量增多，压力升高，心肌初长度增加，收缩力增强，每搏输出量增加；反之静脉回心血量减少，每搏输出量减少。

2）后负荷：心室收缩时，室内压高于动脉血压，冲开动脉瓣才能将血液射入动脉，因此动脉血压是心室收缩射血后所承受的负荷，称为后负荷。在心肌初长度和心肌收缩能力不变的情况下，动脉血压突然升高，心室的等容收缩期延长，动脉瓣开放延迟，射血时间缩短，每搏输出量减少。每搏输出量减少则会造成心室内剩余血量增多，如果此时静脉回心血量不变，将使心室舒张末期充盈量增加，心肌初长度增加，使每搏输出量恢复到正常水平。

3）心肌收缩能力：心肌收缩能力是指心肌不依赖于前负荷、后负荷而能改变其力学活动的一种内在特性。正常情况下，心肌收缩能力受神经和体液因素的影响，在运动和情绪激动时，交感神经－肾上腺髓质系统兴奋，肾上腺素和去甲肾上腺素释放增加，心肌收缩能力增强，每搏输出量增加，此时心率加快，故心输出量明显增多。在静息状态下，体内迷走神经兴奋，乙酰胆碱释放增多，使心肌收缩能力减弱，心输出量减少。

（四）心音和心电图

1. 心音　心动周期中，由于心肌活动、瓣膜启闭和血液冲击心室壁及大动脉壁引起振动等导致声音产生，此时用听诊器在胸壁一定部位听到的这种与心搏相关联的声音，称为心音。这些振动能量转换成电信号记录下来，即可得到心音图。

正常心脏在一次波动过程中可产生四个心音，即第一、第二、第三和第四心音。多数情况下只能听到第一和第二心音，在某些健康儿童和青年人身上有时也可听到第三心音，40岁以上的健康人可能出现第四心音。

（1）第一心音：是由于房室瓣关闭和室内血液冲击房室瓣，以及心室射出的血液撞击动脉壁引起振动而产生的。在心尖搏动处（胸前壁第5肋间左锁骨中线内侧听得最清楚），其特点是音调低钝，持续时间较长。第一心音标志着心室收缩的开始，反映房室瓣的功能。

（2）第二心音：是由于主动脉瓣和肺动脉瓣关闭，血流冲击大动脉根部及心室内壁引起的振动而产生的，在心底部（胸骨旁左侧第2肋间）听得最清楚，其声音较小，声调较高，持续时间较短。第二心音标志着心室舒张的开始，反映动脉瓣的功能。

（3）第三心音：出现在心室舒张早期，是一种低频和低振幅的振动，可能与血液从心房突然冲入心室，使心室肌和乳头肌等发生振动有关。

（4）第四心音：出现在心室舒张晚期，是心房收缩，其内的血液注入心室引起振动而产生的，又称为心房音。

2. 心电图　在一个心动周期中，由窦房结发出的兴奋依次传向心房和心室，伴随兴奋产生和传播的电变化可通过周围组织传到全身，使身体各部位在每一心动周期中都要发生有规律的电变化。将心电图机测量电极放置在人体体表一定部位所记录出来的心电位变化的波形，称为心电图。心电图检查在心脏疾病的诊断中具有重要意义。正常心电图包括五个波、两个间期和一个段（图4-12）。

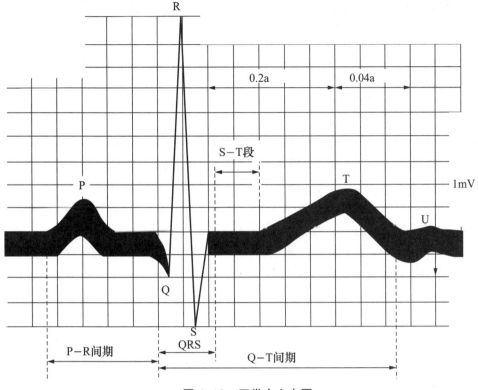

图4-12　正常人心电图

（1）P波：反映两心房除极过程的电位变化，其波形小而圆钝，时程为0.08～0.11 s，波幅不超过0.25 mV。两心房复极过程所产生电位变化称为心房的复极波（Ta），因幅值较小，通常在心电图上看不见。

（2）QRS波群：反映两心室除极过程的电位变化，其时程为0.06～0.10 s。典型的QRS波群，包含三个紧密相连的电位波动，第一个向下的波称Q波，随后一个向上的R波，紧接一个向下的S波。QRS波群的振幅远较P波大，在不同导联中这三个波的变化较大，且不一定同时出现。

（3）T波：反映两心室复极化过程的电位变化，时程为0.05～0.25 s，其方向与QRS波群主波的方向一致，在以R波为主的导联中，其振幅不低于R波的1/10。

（4）U波：见于T波之后0.02～0.04 s，小而低宽，其方向与T波一致，其成因及意义尚不清楚。

（5）P-R间期（或P-Q间期）：指从P波起点到QRS波群起点之间的时间，代表去极化从窦房结产生并经心房、房室交界和房室束传到心室并引起心室肌兴奋所需的时间，一般为0.12～0.20 s。

（6）S-T段：只从QRS波群重点到T波起点终点的线段，正常时它与基线平齐，代表心室各部分已全部进入除极化状态，此时尚未开始复极化，心室各部位之间没有电位差存在。

（7）Q-T间期：指从QRS波群起点到T波终点之间的时间，代表心室开始兴奋到完全复极的时间。

二、血管生理

血管的主要功能是将血液分配至全身组织器官、实现组织细胞同血液之间的物质交换和收集血液回心。

（一）各类血管的结构和功能特点

1. 弹性储器血管　弹性储器血管是指主动脉和肺动脉主干及其发生的分支。这类血管口径粗，管壁厚，弹性纤维成分较多，有明显的可扩张性和弹性。心室射血时，主动脉和大动脉被动扩张，容积增大，把一部分血液暂时储存起来；射血停止后，主动脉和大动脉弹性回缩，驱使储存的血液向前流动，故主动脉和大动脉起"弹性储器"的作用，可以使心脏的间断射血变成血管系统中的连续血流。

2. 分配血管　分配血管是指中等动脉及其分支，其功能是将血液分配到各器官和组织。

3. 阻力血管　小动脉和微动脉的管径小，血流速度快，血压下降的幅度大，故对血流的阻力加大，称为阻力血管。

4. 交换血管　毛细血管的管壁由单层内皮细胞和基膜构成，对血浆中的某些物质具有通透性，加之毛细血管数量多且血流速度缓慢，称为血液与组织液之间进行物质交换的场所，称为交换血管。

5. 容量血管　容量血管是指静脉系统，其口径大，管壁薄，可扩张性较大，容积大，安静状态下，整个静脉系统容纳了60%～70%的循环血量。

（二）血流动力学基础

血液在心血管系统中流动的力学，称为血流动力学。血流动力学主要研究血流量、血流阻力和血压以及它们之间的关系。

1. 血流量　单位时间内流过血管某一截面的血量称血流量，又称容积速度，单位为mL/min或L/min。血流量（Q）的大小取决于血管两端的压力差（ΔP）和血管对血流的阻力（R），即血流量（Q）与血管两端的压力差（ΔP）成正比，与血流阻力（R）成反比。因此可以得出公式：

$$Q=\Delta P/R$$

对于某一个器官而言，上述公式中的Q为该器官的血流量，ΔP为该器官的灌注平均动脉压与该器官静脉压之差，R为该器官的血流阻力。在循环系统中，动脉、静脉和毛细血管各段总的血流量都是相等的，即Q都等于心输出量。在体循环中，ΔP是主动脉压和右心房压的压力差，右心房压基本为零，故ΔP可写成P_A，即$Q=P_A/R$。P_A指平均动脉压，R为体循环的总压力，即外周阻力。

2. 血流阻力　血液在血管中流动时所遇到的阻力，称血流阻力。血流阻力来源于血液流动时血液和血管壁之间的摩擦力和血液内部的摩擦力。血管阻力与血管的长度（L）和血液的黏滞度（η）成正比，与血管半径（r）的四次方成反比。用以下公式表示：

$$R=8\eta L/\pi r^4$$

在生理条件下，血管长度和血液黏滞度的变化很小，因此，血流阻力主要受血管管径的影响。神经和体液等因素通过调节血管的管径而引起血流阻力的变化。

3.血压　血压是指血管内的血液对单位面积血管壁的侧压力（即压强）。测定血压时，参照值为大气压，即用高于大气压的数值来衡量血压的大小，单位为 kPa，但习惯上仍常用毫米汞柱（mmHg）为单位。

（三）动脉血压和动脉脉搏

1.动脉血压的概念　动脉血压是指血液对单位面积动脉管壁的侧压力。动脉血压一般指主动脉压，通常用肱动脉压来代表。在每个心动周期中，心室收缩，动脉血压升高到最高值称为收缩压；接着心室舒张，动脉血压下降到最低值称为舒张压；收缩压与舒张压之差称为脉压。一个心动周期中动脉血压的平均值，称为平均动脉压，约等于舒张压 +1/3 脉压。

2.动脉血压正常值　我国健康青年人安静时的收缩压为 100 ～ 120 mmHg，舒张压为 60 ～ 80 mmHg，脉压为 30 ～ 40 mmHg。正常人在安静状态下动脉血压比较稳定，但有个体差异，并随性别、年龄而不同，还受到体重、能量代谢和情绪等许多因素的影响。女性在更年期前的动脉血压较同龄男性的略低，更年期后动脉血压则较高；肥胖者动脉血压略高于中等体型者；在正常生理状态下，人体24小时血压波动呈"双峰双谷"的特点：一般清晨醒来后血压开始升高，上午 6 ～ 8 时达第一次高峰；在下午 4 ～ 6 时为第二次高峰；晚上 8 时后缓慢下降，凌晨 2 ～ 3 时血压降至最低谷。

3.动脉血压的形成　形成动脉血压的主要因素有以下几点：

（1）心血管系统内有足够的血液充盈：这是形成动脉血压的前提。

（2）心脏射血：这是形成动脉血压的原动力。心室收缩时所释放的能量，一部分作为动能，推动血压流动；另一部分则转化为大动脉扩张所储存的势能，即压强能。在心室舒张时，大动脉弹性回缩，将储存的势能转变为动能，继续推动血液向前流动。

（3）外周阻力：主要是指小动脉和微动脉对血流的压力，是形成动脉血压的必要条件。由于外周阻力的存在以及主动脉和大动脉具有的较大可扩张性，心脏射血时的搏出量仅有约 1/3 流向外周，而 2/3 暂时储存于主动脉和大动脉中，心室收缩时释放的部分能量以势能的形式储存于大动脉管壁。

（4）主动脉和大动脉的弹性：能起到缓冲动脉血压的作用。

血压测量

［知识链接］◆····

　　动脉血压的测量方法可分为直接测量法和间接测量法。前者一般用于动物实验，经典方法是将导管一端插入动脉，而另一端连于U形水银测压计，但此方法只能测出平均动脉压。后者常测量肱动脉的收缩压和舒张压。具体方法是让受试者放松手臂肌肉，前臂支撑肘窝与心脏水平；将袖带缠绕上臂，袖带下缘在肘窝横纹上 2～3 cm，听诊器胸件置于肘窝肱动脉搏动处；给袖带气囊充气直到脉搏声消失后血压计继续上升 20～30 mmHg，然后以大约 2 mmHg/s 的速度放气；而后听到的第一个脉搏声所对应的压力读数即为收缩压，脉搏声消失或突然变弱的瞬间压力读数为舒张压。

　　4. 影响动脉血压的因素　凡是与动脉血压形成有关的因素均能影响动脉血压。

　　（1）每搏输出量：当搏出量增多时，心室收缩期射入主动脉的血量增多，动脉关闭所承受的张力增大，因而收缩压升高明显。动脉血压升高使得血流速度加快，心室舒张期流向外周的血量也有所增多，心舒末期存留在大动脉的血量增加不多，故舒张压升高不多，而脉压增大。反之，搏出量增多，血压降低，脉压减小。可见，一般情况下，收缩压的高低主要反映心脏每搏输出量的多少。

　　（2）心率：心率加快，心舒张期明显缩短，此期间由于大动脉流向外周的血液减少，故心舒期末留存在大动脉的血量增多，舒张压升高。动脉血压升高使得血流速度加快，在心缩期有较多的血液流向外周，留在大动脉内的血量增加不多，故收缩压升高不如舒张压的升高显著，结果脉压减小。反之，心率减慢，舒张压降低的幅度比收缩压降低的幅度大，脉压增大。

　　（3）外周阻力：外周阻力增加，心舒期中流向外周的血量减少，心舒期末存留在大动脉的血量增多，舒张压明显升高。由于动脉血压升高使血流速度加快，心缩期内较多的血液流向外周，留在大动脉内的血量增加不多，因此收缩压升高的幅度较小，脉压变小。反之，当外周阻力降低时，舒张压降低的幅度比收缩压降低的幅度大，脉压变大。因此，舒张压的高低主要反映外周阻力的大小和心率的快慢，尤其是前者。

　　（4）主动脉和大动脉的弹性储器作用：主动脉和大动脉的弹性可以缓冲动脉血压的波动。老年人的动脉管壁发生硬化，管壁弹性纤维减少而胶原纤维增多，缓冲血压的功能减弱，导致收缩压升高而舒张压降低，脉压明显增大。

　　（5）循环血量与循环系统容积：循环血量与循环系统容积的比值决定了循环系统平均充盈压的高低。如果循环系统容积不变，失血导致循环血量减少则引起动脉血压下降；若因药物过敏使全身小动脉扩张，循环系统容积增大而循环血量未改变，此时因血管充盈度降低导致血压急剧下降。

　　上述为单一因素改变对动脉血压的影响。在不同的生理和病理状态下，动脉血压的改变往往是多种因素共同作用的结果，但总有一种因素是主要因素。

（四）静脉血压和静脉血流

静脉血管的主要作用是汇集毛细血管的血液回流入心，它易被扩张，又能收缩，起着储血库的作用并可有效地调节回心血量和心输出量，使血液循环能够适应不同生理条件下的需求。

1. 静脉血压　体循环的血液经动脉和毛细血管到达微血管时，血压降到 15 ～ 20 mmHg，到腔静脉时血压更低，到右心房时血压接近于零。通常将右心房和胸腔内大静脉的血压称为中心静脉压，正常值为 4 ～ 12 cmH₂O，而各器官静脉的血压称为外周静脉压。中心静脉压的高低取决于心脏射血能力和静脉回心血量之间的相互关系。如果心脏射血能力较强，能及时将回流入心脏的血液射入动脉，则中心静脉压较低；反之，心脏射血能力减弱，右心房和腔静脉瘀血，则中心静脉压升高。另一方面，如果静脉回流量增多，中心静脉压也会升高。因此，临床上常用中心静脉压作为判断心功能和指导输液的指标。

2. 影响静脉血流的因素　单位时间内静脉回心血量的多少取决于周围静脉压与中心静脉压之差以及静脉对血流的阻力。凡能影响外周静脉压、中心静脉压及静脉对血流阻力的因素都可影响静脉回心血量。

（1）体循环平均充盈压：循环系统平均充盈压是反映循环系统充盈程度的指标。当血量增加或容量血管收缩时，体循环平均充盈压升高，静脉回心血量增多；反之，血量减少或容量血管舒张时，体循环平均充盈压降低，静脉回心血量减少。

（2）心收缩力：心脏收缩时将血液射入动脉，舒张时则从静脉抽吸血液。如果心脏收缩增强，射血时心室排空比较完全，在心舒期心室内压就较低，对心房和大静脉内血液的抽吸力量较大，静脉回心血量增多；反之，射血能力显著减弱时，心舒期心室内压就较高，血液瘀积在右心房和大静脉内，回心血量减少。

（3）体位改变：静脉可扩张性大，受重力作用，心脏水平以下的静脉较充盈，而头颈部静脉几乎是塌陷的。故体位发生变化时，重力作用对静脉回流有较大的影响。从卧位变为直立位时，心脏水平以下的静脉可多容纳约 500 mL 血液，回心血量减少；反之，从立位变为卧位时，回心血量增多。正常人有时候从蹲位突然变为直立位时，出现眼前发黑甚至是晕倒的现象，就是由于体位的影响导致回心血量减少，心输出量减少和血压暂时性下降所致。

（4）骨骼肌的挤压作用：骨骼肌收缩时，位于肌肉内和肌肉间的静脉受挤压，促使静脉血回流。四肢静脉内有向心方向的静脉瓣，使静脉血流只能流向心而不能倒流。骨骼肌挤压作用对人体下垂肢体的静脉血液回流起很大的促进作用。

（5）呼吸运动：吸气时胸膜腔内负压值增大，使胸腔内的大静脉和右心房更加扩张，容积增大，中心静脉压下降，促进静脉血回心；反之，呼气时静脉回心血量减少。

（五）微循环

微循环是指微动脉和微静脉之间的血液循环。微循环最基本的功能是进行血液和组织之间的物质交换。典型的微循环由微动脉、后微动脉、毛细血管前括约肌、真毛细血管、通血毛细血管、静脉吻合支和微静脉 7 部分组成（图 4-13）。

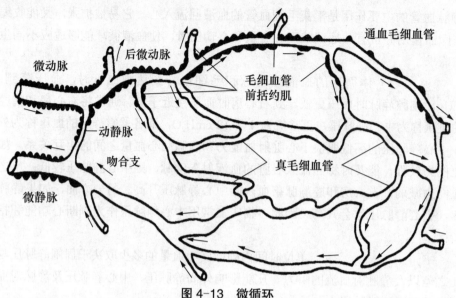

图 4-13　微循环

1. 微循环的通路　血液经微循环的通路有 3 条。

（1）迂回通路：由微动脉、后微动脉、毛细血管前括约肌、真毛细血管和尾静脉构成。此通路中真毛细血管数量多，横截面积大，血流速度慢，其管壁薄，通透性大，迂回曲折，吻合成网，穿行于组织细胞之间。迂回通路是物质交换的主要场所，又称营养性通路。

（2）直接通路：由微动脉、后微动脉、通血毛细血管和微静脉组成。此通路血流速度较快，其主要功能在于使一部分血液能快速回心，保证心脏有足够的前负荷。

（3）动 - 静脉短路：由微动脉、动 - 静脉吻合支和微静脉构成。动 - 静脉短路多见于皮肤微循环，主要参与调节体温。环境温度升高时，动 - 静脉短路开放增多，皮肤血流量增大，皮肤温度上升，散热增多；反之，散热减少。

2. 微循环的调节　微循环的血流量主要取决于血管的舒缩活动。微动脉和微静脉主要受交感神经支配，毛细血管前括约肌主要受体液因素调节。正常情况下，微动脉在交感神经作用下，其管壁平滑肌保持一定紧张性，维持微循环有一定血流量。微动脉舒张，进入微循环的血流量增多，微动脉收缩时则微循环血量减少，故微动脉在功能上起控制微循环血流量的"总闸门"作用。毛细血管前括约肌是微循环的"分闸门"，它控制微动脉进入真毛细血管的血量。微静脉是微循环的"后闸门"，它的舒缩决定毛细血管后阻力的大小，从而影响微循环的血液流出量。

血管中的缩血管物质，如肾上腺素、去甲肾上腺素等使毛细血管前括约肌收缩，而局部代谢产物，如 CO_2、乳酸等使其舒张，后者是调节毛细血管前括约肌舒缩活动的主要因素。真毛细血管的开闭是轮流交替的，受毛细血管前括约肌控制。当真毛细血管关闭一段时间后，由于局部代谢产物堆积，使毛细血管前括约肌舒张，真毛细血管开放，流入的血量增多；继而代谢产物被运走，毛细血管前括约肌在缩血管物质的作用下又收缩，真毛细血管又关闭，流入血量减少。这种由于局部代谢产物的浓度变化，引起后微动脉和毛细血管前括约肌发生的交替收缩和舒张，称为血管的舒缩活动。

（六）组织液的生成与回流

组织液存在于组织和细胞间隙，绝大部分不能自由流动，呈凝胶状态，极小一部分呈液体状态，可自由流动。它是组织细胞和血液之间进行物质交换的媒介。

1. 组织液的生成与回流　组织液是血浆滤过毛细血管壁形成的，其滤过和回流取决于有效滤过压。毛细血管血压和组织液胶体渗透压是促使液体由毛细血管内向血管外滤过的力量，而血浆胶体渗透压和组织液静水压是使液体从血管外回流入毛细血管内的力量。滤过力量和回流力量的代数和，称为有效滤过压。

有效滤过压=（毛细血管压+组织液胶体渗透压）-（血浆胶体渗透压+组织液静水压）

2. 影响组织液生成与回流的因素　正常情况下，组织液不断生成，又不断回流，两者之间保持动态平衡，有效滤过压中各种因素的改变以及毛细血管壁的通透性发生改变，或淋巴回流受阻，均可破坏这种动态平衡，造成组织液生成过多或回流障碍，使组织间隙潴留过多液体而形成水肿。

三、心血管活动的调节

心和血管的活动受神经和体液调节，使心排血量与各组织器官血流量能适应人体不同状态下的需要，并保持动脉血压的相对稳定。

（一）神经调节

心肌和血管平滑肌均接受神经支配。机体对心血管活动的神经调节是通过各种心血管反射实现的。

1. 心脏和血管的神经支配

（1）心脏的神经支配：心受心迷走神经和心交感神经的双重支配。

1）心迷走神经及其作用：心迷走神经起始于延髓的心迷走神经背核和疑核，其节后纤维支配窦房结、心房肌、房室交界、房室束及其分支，心室肌也由少量心迷走神经纤维支配。节后纤维末梢释放的递质是乙酰胆碱，该递质与心肌细胞膜上相应受体结合后抑制心的活动，表现为心率减慢，心肌收缩力减弱，房室传导速度减慢，甚至出现传导阻滞，引起心排血量减少，血压下降。

2）心交感神经及其作用：心交感神经起始于脊髓胸段（T1～T5）侧角神经元，其节后纤维支配窦房结、心房肌、房室交界、房室束和心室肌。节后纤维末梢释放去甲肾上腺素，与心肌细胞膜上相应受体结合后加强心的活动，使心率加快，心肌收缩力增强，房室传导速度加快，引起心排血量增多，血压升高。

（2）血管的神经支配：支配血管平滑肌的神经分为缩血管神经和舒血管神经。

1）缩血管神经：绝大多数血管只受交感缩血管神经的支配。它发自脊髓胸、腰段侧角，其节后纤维支配全身血管平滑肌，在小动脉和微动脉分布的纤维密度最高。节后纤维末梢释放的去甲肾上腺素，与血管平滑肌细胞膜上相应受体结合后使血管收缩。血管舒缩的程度取决于交感缩血管纤维传出冲动的多少。静息状态下发放低频（1～10次/s）

冲动，以维持血管一定的紧张性；当发放冲动频率增多时，血管收缩加强，外周阻力增大，血压增高；发放冲动频率低于静息状态，则血管舒张，外周阻力减小，血压下降。

2）舒血管神经：有两类舒血管神经，一类是交感舒血管神经，它支配骨骼肌血管，其末梢释放乙酰胆碱，使骨骼肌血管舒张，但该神经只是在情绪激动或剧烈运动时才有冲动发放，安静时无紧张性活动；另一类是副交感舒血管神经，支配脑、延髓、胃肠腺体和外生殖器的血管，其末梢释放乙酰胆碱，使血管舒张，起调节局部组织器官血流量的作用。

2. 心血管中枢　心血管中枢是指与心血管活动有关的神经元细胞在中枢神经内相对集中的部位，分布在脊髓、脑干、下丘脑、小脑和大脑皮质的一定部位。一般认为，调节心血管活动的基本中枢在延髓。心迷走中枢又称为心抑制中枢，位于延髓疑核和背核区域，通过心迷走神经调节心的活动；心血管交感中枢位于延髓腹外侧部，分别通过心交感神经和交感缩血管神经调节心和血管的活动

心血管中枢经常受到各种传入冲动和所在局部环境中化学因素（如 CO_2、O_2 等）的刺激而保持一定程度的兴奋状态。心血管中枢经常保持一定程度的兴奋状态，称为紧张性活动，包括心迷走中枢紧张性和心血管交感中枢紧张性，并存在交互抑制现象。如在安静状态下是心迷走中枢紧张性占优势，故正常成人的心率经常保持在 75 次 / 分左右；运动或情绪激动时，则心交感中枢紧张性增强，而心迷走中枢紧张性相对减弱，因而心率增快。

延髓以上各级心血管中枢在调节心血管活动中所起的作用比延髓心血管中枢更复杂、更重要，它们使心血管活动与机体其他功能活动彼此配合、相互协调。

3. 心血管反射　心血管系统的活动能随机体的状态不同而发生相适应的变化，主要是通过各种心血管反射来实现的。

（1）颈动脉窦和主动脉弓压力感受器：颈动脉窦和主动脉弓血管壁有对牵张刺激敏感的压力感受器。颈动脉窦压力感受器的传入神经为窦神经，主动脉弓压力感受器的传入神经为降压神经，并分别加入舌咽神经和迷走神经进入延髓。

当动脉血压升高时，颈动脉窦和主动脉弓压力感受器所受牵张刺激增强，沿窦神经和降压神经传入延髓的冲动增多，使心迷走中枢紧张性增强而心血管交感中枢紧张性减弱，经心迷走神经传至心的冲动增多，经心交感神经传至心的冲动减少，故而心率变慢，心肌收缩力减弱，心排血量减少；同时经交感缩血管神经传至血管的冲动减少，使血管舒张，外周阻力降低。因心排血量减少，外周阻力降低，使动脉血压回降至正常水平，故这一反射又称为降压反射。反之，如果动脉血压降低，压力感受器所受牵张刺激减弱，则引起心排血量增多，外周阻力增加而使血压回升。故压力感受器反射的重要生理意义在于保持动脉的相对稳定。

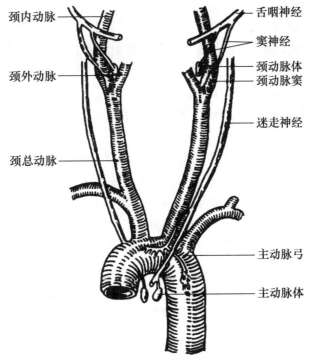

图 4-14 颈动脉窦和主动脉弓压力感受器

（2）颈动脉体和主动脉体化学感受器反射：颈动脉体和主动脉体分别位于颈总动脉分叉处和主动脉弓区，存在有能感受血液中某些化学成分变化的化学感受器。其传入纤维分别行走于窦神经和迷走神经内。化学感受器反射对呼吸具有经常性调节作用，对心血管活动的调节作用在平时不明显，只有当机体出现缺氧、窒息、大失血引起动脉血压过低以及酸中毒等异常情况下才发挥作用。发生上述情况时，刺激颈动脉体和主动脉体化学感受器，沿传入纤维将冲动传至延髓，一方面兴奋呼吸中枢，使呼吸加深、加快，肺通气量增多；另一方面，使缩血管中枢紧张性增强，经交感缩血管神经传出冲动增多，引起血管收缩，外周阻力增大，血压升高。此时，大多数器官，如骨骼肌、腹腔内脏、肾等的血流量因血流阻力增大而减少，但心、脑的血管却略有舒张或无收缩反应，从而使血流重新分配，保证了心、脑等重要器官的血液供应。故而化学感受器反射是一种移缓济急的应急反应。

（二）体液调节

除神经调节外，心血管的活动还受血液和局部组织中的一些化学物质的调节，前者通过血液循环广泛作用于心血管系统，属于全身性体液调节；后者则在组织中生成，主要对局部组织的血液起调节作用，属于局部性体液调节。

1. 全身性体液调节

（1）肾上腺素和去甲肾上腺素：肾上腺素和去甲肾上腺素在化学结构上都属于儿茶酚胺。血液中的肾上腺素和去甲肾上腺素主要是由肾上腺髓质所分泌的，两者对心和血管的作用，与交感神经兴奋的作用基本一致，不同之处主要是两者对心肌细胞膜和血管平滑肌上受体的亲和力存在差异所致。

心肌细胞膜上以 β_1 受体为主，心、脑、骨骼肌和肝的血管平滑肌细胞膜上以 β_2 受体占优势，皮肤、肾和胃肠道的血管平滑肌细胞膜上以 α_1 受体为主。肾上腺素对 β 受体的亲和力强，对 α 受体的亲和力较弱；去甲肾上腺素对 α 受体的亲和力强，对 β 受体次之，对 β_2 受体的亲和力最弱。

对心脏，肾上腺素兴奋 β_1 受体，使心率增快，心肌收缩力增强，心排血量增多，临床常作为强心急救药；对血管，肾上腺素引起 β_2 受体占优势的心、脑、骨骼肌血管舒张，但使 α 受体占优势的皮肤、肾脏和胃肠道等处的血管收缩，故有重新分配血流量的作用，因此正常生理浓度的肾上腺素，对外周阻力影响不大。

去甲肾上腺素也能显著增强心肌的收缩力，使心率增快，心排血量增多，使全身血管广泛收缩，血压明显升高，故临床常作为升压药使用。

（2）肾素－血管紧张素系统：因失血引起循环血量减少或肾疾病导致肾血流量减少等因素，可促使球旁器的球旁细胞分泌肾素，进入血液后，使血中由肝生成的血管紧张素原水解为血管紧张素Ⅰ，它随血液流经肺循环时，受肺所含的转化酶作用，被水解为血管紧张素Ⅱ，部分血管紧张素Ⅱ受血浆和组织液中血管紧张素酶A的作用，被水解为血管紧张素Ⅲ。

血管紧张素Ⅰ能刺激肾上腺髓质分泌肾上腺素，它直接收缩血管的作用不明显；血管紧张素Ⅱ能使全身小动脉收缩而升高血压，此外，还可促进肾上腺皮质分泌醛固酮，醛固酮作用于肾小管，起保钠、保水和排钾作用，从而引起血量增多，血压升高；血管紧张素Ⅲ的缩血管作用较弱，只有血管紧张素Ⅱ的 1/5，但促进醛固酮分泌的作用却强于血管紧张素Ⅱ。

正常情况下，由于肾素分泌很少，血中血管紧张素也少，对血压调节不起明显作用。但当大失血时，由于动脉血压显著下降，使肾血流量减少，血管紧张素生成增多，对防止血压过度下降并使血压回升起重要作用。

2. 局部性体液调节

（1）激肽：激肽是一类具有舒血管活性的多肽类物质，最常见的有血管舒张素和缓激肽。两者能使血管平滑肌舒张和毛细血管通透性增大，以增加局部血流量。缓激肽能引起全身血管舒张，使外周阻力减小而出现降压效应。

（2）组胺：皮肤、肺、胃肠黏膜等许多组织的肥大细胞中均含组胺。当组织受损伤、炎症或发生过敏反应时，均可引起组胺释放。组胺能使局部血管舒张，毛细血管和微静脉管壁通透性增大，引起局部组织充血、水肿。

（3）组织代谢产物：代谢产物如腺苷、CO_2、H^+ 和乳酸等具有舒血管作用。组织细胞代谢增强或组织血流量不足时，可造成组织中代谢产物增多、蓄积，使微血管舒张，以增加局部血流量。

【案例分析】

正常心电图有哪些波形？分别代表什么？

P 波：反映两心房除极过程的电位变化；

QRS 波群：反映两心室除极过程的电位变化；

T 波：反映两心室复极化过程的电位变化；

U 波：见于 T 波之后，其成因及意义尚不清楚。

学习检测

1. 简述血压的形成及影响因素。

2. 人从卧位突然到站立时，为什么会感到头昏及眼前发黑，过一会儿又能恢复？

项目五
呼吸生理 ————————————————————

学习目标

1. 掌握呼吸的概念和基本环节；肺通气的动力；呼吸运动方式；胸膜腔负压的生理意义；O_2、CO_2 的主要运输方式。

2. 熟悉肺表面活性物质的作用；肺功能评价指标和意义；O_2、CO_2、H^+ 对呼吸运动的调节；呼吸中枢的部位和肺牵张反射。

3. 了解肺换气和组织换气的过程；氧解离曲线的意义。

4. 能够运用本章知识指导呼吸运动的观察，判断常见疾病并提出康复指导建议。

生物机体在新陈代谢过程中需不断从外界环境中摄取 O_2，排出所产生的 CO_2。这种机体与外界环境之间的气体交换过程，称为呼吸（respiration）。呼吸是维持生命活动的基本生理过程之一，一旦呼吸停止，生命也将终止。

呼吸全过程包括三个相互联系的环节：

1. 外呼吸，指外界空气与肺泡之间的气体交换（肺通气）和肺泡与肺毛细血管血液之间的气体交换（肺换气）；

2. 气体在血液中的运输；

3. 内呼吸，指血液或组织液与组织细胞之间的气体交换。

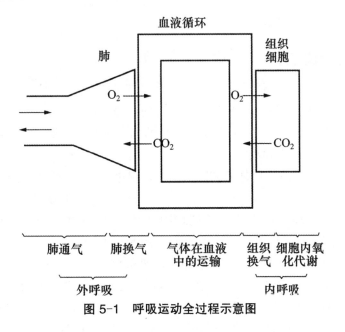

图 5-1 呼吸运动全过程示意图

▌ 任务一 肺通气

案例导入 ◆

小李，男，21岁，身体偏瘦，平时喜爱体育锻炼，3天前在做俯卧撑的时候突感一阵胸痛，呼吸也开始困难起来，被120送到医院急诊，经诊断为"气胸"，住院后经吸氧、胸腔抽气治疗后好转出院。

思 考 ⋯⋯⋯⋯⋯⋯⋯⋯⋯⋯⋯⋯⋯⋯⋯⋯⋯⋯⋯⋯⋯⋯⋯⋯⋯

1. 小李胸痛和呼吸困难的原因是什么？

2. 出院后应如何预防和康复？

肺通气（pulmonary ventilation）是指肺与外界之间的气体交换过程。通过呼吸肌收缩及舒张活动改变胸廓容积，为肺通气提供动力。

一、肺通气基本原理

（一）肺通气动力

肺本身不具有主动收缩舒张的能力，它是由胸廓的扩大和缩小所引起。吸气时，膈肌收缩，横膈中心部分被拉紧，出现向腹腔方向的移动，增大了胸廓的上下径，使胸廓容积增大。呼气膈肌舒张时中心部分放松，膈肌向上移动，恢复至收缩前的位置。

1. 呼吸运动方式　按呼吸运动深度分为平静呼吸和用力呼吸。用力呼吸时肋间内肌等呼气肌才出现收缩活动，以加速胸廓的缩小，促进呼气。平静呼气末肋骨呈自然下垂状态，这使得胸骨向脊柱方向回落，胸廓前后径变小，胸廓容积变小。当肋骨向上抬起时胸骨向前移动，胸廓前后径变大，胸廓容积变大。因此收缩时导致肋骨上升运动的肌肉为吸气肌，收缩时导致肋骨下降运动的肌肉属呼气肌。

（1）平静呼吸：正常成人安静状态下，呼吸频率为 12～18 次／分，平静呼吸时因膈肌收缩而增加的胸廓容积相当于总吸入气量的 4/5，所以膈肌是最重要的吸气肌。平静呼吸时，呼气肌基本上没有收缩活动，因此呼气是被动的。吸气结束后膈肌、肋间外肌等吸气肌舒张，胸廓和肺依靠自身的弹性回缩力回位，产生呼气。

（2）用力呼吸：膈肌收缩而向下移动时腹腔内压力增大，腹壁向外突出。膈肌舒张时腹壁回位。因此膈肌舒缩引起的呼吸运动伴以腹壁的起伏，这种形式的呼吸运动又称为腹式呼吸。

胸式呼吸最重要的是肋间外肌，另外还有胸锁乳突肌、斜角肌等，由上述肌肉的舒缩使肋骨和胸骨移位而产生胸廓运动。

2. 肺内压与胸膜腔内负压

（1）肺内压：肺内压（intrapulmonary pressure）是指存在于肺内气道和肺泡内的压力。气体之所以能被吸入或被呼出，是因为在呼吸过程中形成了肺内压与大气压之间的压力差。肺泡通过呼吸道与大气相沟通，因此在没有呼吸运动时肺内压与大气压相等，压力差为零（压力差＝肺内压－大气压），无气体流动。在吸气过程中吸气肌收缩，胸廓扩张，肺随之扩张。于是肺容积增加，肺内压下降至低于大气压水平，压力差为负。这时空气在压力差的推动下经呼吸道流入肺内。吸气末，肺容积不再增加，肺内压与大气压之间达到新的平衡，压力差为零，无气体流动。呼气过程中胸廓和肺回缩，肺容积缩小，肺内压上升至高于大气压，压力差为正，这时肺内气体在压力差的推动下经呼吸道流出肺外。

（2）胸膜腔内负压：由于平静呼吸时胸膜腔内压（intrapleural pressure）低于大气压（负压），所以胸膜腔内压又称为胸膜腔负压。

肺与胸廓之间由两部分胸膜围成的空间称为胸膜腔，是一个潜在的封闭空间。胸膜腔中仅有少许浆液，起润滑作用。在人生长发育过程中，肺的自然容积远小于胸廓的自然容积，在肺泡表面张力和肺弹性组织回缩力的作用下，生理状态下的肺总是倾向于回缩。然而胸廓是硬性结构，不会跟随肺回缩，因此造成了可见胸膜腔内负压的大小与肺回缩力成正比。吸气时肺被扩张，肺回缩力增大，胸膜腔内压力降低（负值增大）；呼气时肺回缩，但回缩不到离体自然容积，胸膜腔内压力仍然低于大气压（图 5-2）。

$$胸膜腔内压 = 大气压 - 肺弹性回缩力$$

将一与检压计相连的粗针头刺穿胸壁进入胸膜腔内，即可检测到胸膜腔内压。平静呼吸时，吸气末胸膜腔内压为 $-7.5\ cm\ H_2O$，呼气末为 $-5\ cm\ H_2O$。

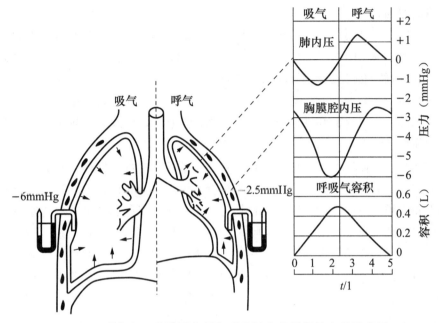

图 5-2　肺内压、胸膜腔内压和呼吸气容积周期性变化示意图

胸膜腔内负压具有重要生理意义。①保持肺处于扩张状态，并使肺跟随胸廓的运动而张缩。②促进血液及淋巴液的回流。胸膜腔内负压作用于胸腔内静脉血管、淋巴管，使其扩张；胸膜腔内负压具有"抽吸"作用，促进血液、淋巴液向心脏方向流动。

气胸

气胸

[知识链接]◆

　　胸膜腔封闭性被破坏，气体进入胸膜腔，这种状态称为气胸（pneumothorax）。外伤导致胸壁破损，胸膜腔与大气直接接通，称为开放性气胸。此时胸膜腔内压力与大气压相等，跨肺压近于零。气胸治疗以抢救生命为原则，封闭胸壁开放性伤口，利用胸腔闭式引流排出胸膜腔内气体，同时要预防感染和并发症。气胸手术后康复注意 3 个月内，避免剧烈运动。可以进行正常的生活、工作、运动（如慢跑、打太极拳、散步等）。气胸术后复发多发生在 3 个月内，建议术后 3 个月门诊复查。

（二）肺通气阻力

肺通气的动力需克服肺通气的阻力才能实现肺通气。肺通气的阻力有两种，一是弹性阻力，包括肺的弹性阻力和胸廓的弹性阻力，是平静呼吸时的主要阻力。二是非弹性阻力，包括气道阻力、惯性阻力、组织黏滞阻力。而肺通气阻力增大是临床常见肺通气功能障碍的原因。

1. 弹性阻力　弹性阻力是平静呼吸时的主要通气阻力，约占总阻力的70%。

（1）肺弹性阻力：肺回缩力完全来自肺本身的弹性组织，占空气扩张肺时肺弹性阻力的1/3，肺泡表面张力占肺弹性阻力的2/3。

1）肺弹性回缩力：肺因吸气而被扩张时会产生弹性回缩力，是吸气阻力。由两部分组成：①肺组织本身的弹性回缩力。肺扩张程度越大，回缩力也越大。②肺泡表面张力导致的弹性回缩。

2）肺泡表面张力是弹性阻力的主要来源：肺泡的内表面覆有一薄层液体，与肺泡内的气体构成了液—气界面。液体表面具有表面张力（surface tension），而表面张力有使液体表面面积尽量缩小的作用。这也是为什么水滴、气泡总是呈球形的原因。肺泡内表面的液体层在表面张力作用下面积倾向于缩小，表现为肺泡直径倾向于缩小。

表面张力起因于液体分子之间的引力。如果液面被长度为 L 的直线分成两部分，这两部分之间的相互牵引力为 F，则液体的表面张力系数（T）被定义为 $T = F / L$，单位为牛顿/米（N/m）。由于表面张力的存在，在弯曲液面（例如水泡、肺泡内的液体层等）内、外将会出现压强差，这个压强差称为附加压强。根据 Laplace 定律，附加压强 $P = 2T / R$，公式中 R 表示弯曲液面曲率半径。可见液体表面张力系数越大、曲率半径越小，附加压强就越大。在肺泡，表现为小肺泡内的附加压强大于大肺泡内的附加压强，也即小肺泡的回缩力大于大肺泡。

3）肺表面活性物质：能够使某液体表面张力系数减小的物质，称为该液体的表面活性物质肺泡Ⅱ型上皮细胞具有分泌表面活性物质的作用。这是一种成分复杂的混合物，有效成分是二棕榈酰卵磷脂（dipalmitoyl lecithin 或 dipalmitoyl phosphatidyl choline）。其主要生理功能是：①大幅度降低肺回缩力。②防止液体渗入肺泡。表面张力具有吸引肺泡壁毛细血管中液体进入肺泡的作用。这会严重影响肺泡内气体与肺泡壁毛细血管血液之间的气体交换。肺表面活性物质通过降低表面张力防止液体的渗出。③稳定肺泡容积。从 Laplace 定律 $P = 2T / R$ 可以看出，肺泡半径（R）越小，由表面张力导致的回缩力就越大（图5-3）。因此如果相邻的两个相通的肺泡大小不等，则小肺泡会逐渐塌陷而大肺泡被过度扩张。肺泡内表面存在表面活性物质时这一现象就不会发生。这是因为当肺泡体积缩小时内表面的表面活性物质分子密度变大，降低表面张力的作用也变大，使小肺泡不至于塌陷。

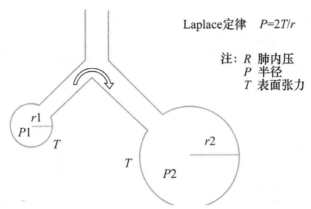

Laplace定律 $P=2T/r$

注：R 肺内压
P 半径
T 表面张力

图 5-3 肺泡表面活性物质与肺泡稳定性示意图

【知识链接】◆⋯

新生儿呼吸窘迫综合征

　　成年人患肺炎、肺血栓等疾病时，可因表面活性物质减少而发生肺不张。胎儿在妊娠 6～7 个月后肺泡上皮细胞才开始分泌表面活性物质。因此早产儿可因缺乏表面活性物质而发生肺不张和新生儿肺透明膜病，导致早产儿不能成活。在需要提前结束妊娠的情况下，为保证新生儿成活，应抽取羊水检查表面活性物质含量。如果缺乏，则应尽量延长妊娠时间，同时使用某些药物（如糖皮质激素类）促进胎儿肺表面活性物质的合成。

　　（2）胸廓弹性阻力：胸廓的弹性阻力是否构成吸气阻力，则取决于胸廓的位置。只有当胸廓超出其自然位置时（肺容量大于总容量的 67%），胸廓的弹性阻力才构成吸气阻力。正常成年男性平静呼气末肺内残留气体量（功能余气量）约为 2 500 mL，低于肺总容量的 67%（3 350 mL，肺总容量为 5 000 mL）；平静吸气末肺内气体量约为 3 000 mL，同样低于肺总容量的 67%。因此在平静呼吸情况下胸廓的弹性阻力是促进吸气的力量。只有在用力呼吸情况下（一次吸入的气体量大于 850 mL）才构成吸气阻力。

　　（3）顺应性（compliance）是指在外力作用下弹性组织的可扩张性。肺顺应性大，说明肺的回缩力小，肺易于扩张；肺顺应性小，说明肺的回缩力大，肺不易扩张。

　　2. 非弹性阻力　非弹性阻力包括气道阻力、惯性阻力、组织黏滞阻力。健康人在平静呼吸时非弹性阻力仅占总阻力的 30%，且主要来自气道阻力。用力呼吸时或在病理情况下非弹性阻力显著增大，成为制约肺通气能力的重要因素。

二、肺功能评价

（一）肺容积

　　1. 潮气量（tidal volume）　每次呼吸时吸入或呼出的气体量。正常成年人平静呼吸时平均为 500 mL。

2. 补吸气量（inspiratory reserve volume） 平静吸气末再尽力吸气所能吸入的气体量。正常成年人为 1 500 ~ 2 000 mL。

3. 补呼气量（expiratory reserve volume） 平静呼气末再尽力呼气所能呼出的气体量。正常成年人为 900 ~ 1 200 mL。

4. 余气量（residual volume） 最大呼气末尚存留于肺中不能呼出的气体量。正常成年人为 1 000 ~ 1 500 mL。只能用间接方法测定。

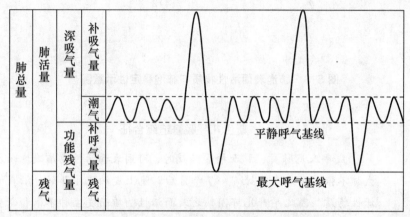

图 5-4　肺容积与肺容量曲线示意图

两项或两项以上的肺容积相加，为肺容量，包括深吸气量、功能余气量、肺活量和肺总容量。

1. 深吸气量（inspiratory capacity） 深吸气量 = 潮气量 + 补吸气量，即平静呼气末进行最大吸气所能吸入的气体量。

2. 功能余气量（functional residual capacity） 功能余气量 = 补呼气量 + 余气量，即平静呼气末肺内存留的气体量。功能余气量对于稳定动脉血气分压有重要生理意义。

测定功能余气量：将肺量计中充入已知浓度（原始浓度）和容量的氦－氧混合气体。先让受试者正常呼吸空气，在某次平静呼气末（此时受试者肺内气体量为功能余气量）转向在肺量计内呼吸。经过一段时间的呼吸后受试者肺内气体与肺量计内气体完全混合，此时测定肺量计内氦浓度（最终浓度），即可计算出功能余气量。

3. 肺活量（vital capacity） 肺活量 = 潮气量 + 补吸气量 + 补呼气量，即最大吸气后从肺内所能呼出的最大气体量。肺活量反映了肺一次通气的最大能力。

时间肺活量（timed vital capacity）：测肺活量时让受试者以最快速度呼气，分别测定第 1 sec、2 sec、3 sec 末所呼出的气体量，计算其所占肺活量的百分比，分别称为第 1 sec、2 sec、3 sec 的时间肺活量。正常成年人各为 83%、96% 和 99%。时间肺活量能反映肺通气阻力的变化。阻塞性肺疾病患者肺活量可能正常，但时间肺活量显著降低。

4. 肺总容量（total lung capacity） 肺总容量 = 潮气量 + 补吸气量 + 补呼气量 + 余气量，即肺所能容纳的最大气体量。

（二）肺通气量

1. 每分通气量（minute respiratory volume） 每分通气量（minute ventilation volume）指每分钟进或出肺的气体总量，等于潮气量 × 每分呼吸次数（呼吸频率）。正常成年人在平静呼吸时每分钟呼吸 12 ～ 18 次，潮气量平均 500 mL，每分通气量为 6 000 ～ 9 000 mL。

运动时呼吸频率和潮气量均增大，每分通气量随之增大。以最快速度、最大深度呼吸时的每分通气量为每分最大通气量（maximal minute ventilation volume）。通常只测定 10sec 或 15sec 的最大通气量，再换算成每分最大通气量，一般可达 70 ～ 120 L/min。与平静呼吸时的每分通气量相比较，可了解肺通气功能的储备能力。通气储备百分比 =（每分最大通气量 － 每分平静通气量）/ 每分最大通气量。正常值为 93%。

2. 每分肺泡通气量（minute alveolar ventilation volume） 在正常成年人，从鼻至终末细支气管之间的呼吸道容积约为 150 mL。这部分气体基本上不能与血液进行气体交换，故称为解剖无效腔（anatomical dead space）。吸气时解剖无效腔内的气体先进入肺泡，然后才是从外界吸入的新鲜空气。呼气时则先将解剖无效腔中的气体呼出，然后才将肺泡内的气体呼出。因此真正有效的通气量应以肺泡的通气量为准。

每分肺泡通气量 =（潮气量 － 解剖无效腔容量）× 呼吸频率。

如潮气量 500 mL，呼吸频率 16 次，则每分通气量为 8 000 mL，肺泡通气量 5 600 mL。又例如潮气量 250 mL，呼吸频率 32 次，则每分通气量同样为 8 000 mL，而肺泡通气量仅为 3 200 mL。可见从气体交换而言，浅而快的呼吸是不利的。

肺内能与血液进行气体交换的部分包括呼吸性细支气管、肺泡管、肺泡囊、肺泡房、肺泡。然而在平静呼吸情况下，一次吸气所吸入的气体量只能充满呼吸性细支气管之前的呼吸道。可见气体最终是通过扩散进入肺泡的。由于气体扩散极为迅速，终末细支气管至肺泡的距离又很短，因此气体扩散进入肺泡只需零点几秒的时间。

呼吸机

【案例分析】

1. 小李胸痛和呼吸困难的原因是什么？

因为气胸。

2. 出院后应如何预防和康复？

注意休息，平卧位。要大声说话、大笑。尽量避免感冒、咳嗽。多喝水，防止便秘。不能抽烟、做剧烈运动。不能用力抬手臂，也不能干重活。玩电脑的时间不宜超过一小时。戴耳机听歌的时间不宜过长。

任务二 气体的交换和运输

案例导入 ◆

某企业厂房作业时，发生煤气泄漏，导致工作人员集体煤气中毒，轻者出现头痛、头晕、无力、恶心等症状，重者瞳孔对光反射消失，面色潮红，口唇樱桃红，皮肤多汗。

思 考

1. 为什么会发生中毒？

2. 如何急救？

一、气体交换原理

气体交换包括肺换气和组织换气两个过程。前者是肺泡与肺毛细血管的气体交换，后者是血液与组织细胞之间。

（一）气体交换动力

呼吸气体交换是通过扩散进行的。凡是温度高于绝对零度的物质均可以进行扩散。扩散方向取决于压力梯度。如果液体中某种气体的压力大于气体中该气体的压力，则该气体分子从液体向气体扩散。气体扩散的动力是气体的分压差，不论是气体状态，还是溶解于液体中，气体分子总是压力梯度，从压力高处流向压力低处。压力差越大，扩散速率越快。在混合气体的总压力中，某种气体所占的压力，称该气体的分压。在温度和总压力恒定时，该气体的分压只取决于自身在混合气体中所占的容积，即：气体分压＝总压力 X 该气体的容积百分比

在气体分子与液体的接触表面，气体分子在气体分压作用下不断溶解于液体中，同时溶解的气体也不断从液体中逸出。这种气体从液体中逸出的力称为该气体的张力。当气体溶解与逸出的速度相等时，溶解气体的张力就等于其分压值。由于肺泡气和静脉血之间、动脉血和组织之间 PO_2 和 PCO_2 不同，形成气体分压差，为气体交换提供了动力。

表 5-1　肺泡气、血液和组织内氧分压和二氧化碳分压 [kPa（mmHg）]

	肺泡气	动脉血	组织	静脉血
PO_2	13.6（102）	13.3（100）	4.00（30）	5.33（40）
PCO_2	5.33（40）	5.33（40）	6.67（50）	6.13（46）

（二）气体扩散速率

分压差决定气体扩散方向。分压差越大，气体扩散速度越快。临床上经常通过给患者吸入高浓度氧来提高肺泡气 O_2 分压，以促进 O_2 的扩散，增加机体供氧量。

二、气体交换过程

（一）肺换气

血液进入肺泡毛细血管之前为静脉血，从表 5-1 看出，静脉血的 O_2 分压远低于肺泡的 O_2 分压，而 CO_2 的分压则大于肺泡气 CO_2 分压。在分压差推动下，O_2 从肺泡扩散至血液，而 CO_2 则从血液扩散至肺泡。血液在离开肺泡时已成为动脉血，此交换过程极为迅速，仅需约 0.3 sec 即可达到平衡。

（二）组织换气

如表 5-1 所示，组织内 O_2 分压远低于动脉血 O_2 分压，而 CO_2 的分压则大于动脉血 CO_2 分压，在分压差推动下，动脉血流经组织时，O_2 从血液扩散至组织细胞，而 CO_2 则从组织细胞扩散至血液，完成组织换气。

（三）影响肺气体交换的因素

1. 呼吸膜的厚度和面积　呼吸膜（图 5-5）是肺泡气和肺毛细血管血液之间完成气体交换时所经过的各层结构。正常情况下呼吸膜厚度平均仅为 0.6 mm，气体通过呼吸膜的扩散非常迅速。某些病理情况下呼吸膜厚度可显著增加，例如肺纤维化（即肺泡壁纤维组织增生）、肺水肿（肺泡壁内液体积聚、肺泡内液体层增厚）等。呼吸膜厚度增加一倍，气体扩散速率即降低一半。特别是在运动时机体耗氧量增加，同时肺血流速度加快，缩短了交换时间，因而出现气体交换不良，导致运动能力下降。严重时在安静状态亦可因气体交换不良而出现缺氧。

正常成年人呼吸膜总面积达 70 m^2。安静状态时仅有 40 m^2 参与气体交换，故有很大的储备面积。肺不张、肺气肿、肺叶切除等情况下呼吸膜面积减少。轻则导致运动能力下降，重则不能维持安静状态下的机体代谢需要。

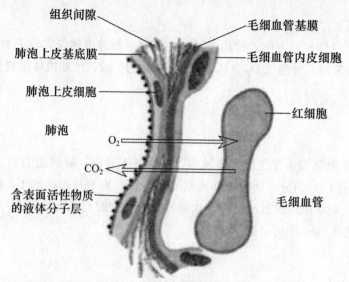

图 5-5　呼吸膜结构示意图

2. 通气/血流比值　通气/血流比值是指每分肺泡通气量（VA）和每分肺血流量（Q）之间的比值，简写为 VA/Q。正常成年人安静时约为 0.84（肺泡通气量 4 200 mL／肺血流量 5 000 mL）。气体交换是在肺泡气和流经肺泡毛细血管的血液之间进行的，因此只有在适宜的 VA/Q 情况下才能进行正常的气体交换。

$VA/Q = 0$：肺泡通气量为零时 $VA/Q = 0$。此时肺泡气 CO_2 及 O_2 分压很快与静脉血的 CO_2 及 O_2 分压达到平衡，流经肺泡的静脉血相当于未进行气体交换就回到心脏，犹如发生了动—静脉短路。

$VA/Q = \infty$：肺泡血流量为零时 $VA/Q = \infty$。此时肺泡气 CO_2 及 O_2 分压与湿润的空气相等，但由于没有血流，同样不能进行气体交换，相当于出现了无效腔。这种无效腔称为生理无效腔。

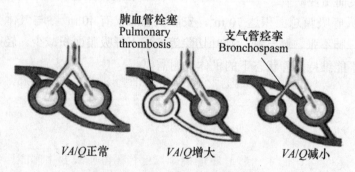

图 5-6　通气/血流比值示意图

在肺气肿等阻塞性肺病情况下，部分细支气管被阻塞，导致流经阻塞区域的血液无法进行有效的气体交换（VA/Q 接近于零）。阻塞性肺病还导致某些区域肺泡壁的破坏，使这些区域的通气量被浪费（VA/Q 异常增大）。这些病变严重损坏肺的气体交换功能（图 5-6）。

三、气体运输

由肺泡扩散入血液的 O_2 通过血液循环运送到全身组织细胞。同样，组织细胞代谢产生的 CO_2 扩散入血液后也通过血液循环运送到肺泡排出体外。

（一）氧气的运输

正常情况下，在血液中运输的 O_2 中，97% 是以与红细胞内 Hb（血红蛋白）相结合的方式存在，其余 3% 以单纯物理溶解方式存在。

1. O_2 与 Hb 的可逆性结合　O_2 与红细胞中 Hb 的可逆性结合，形成氧合血红蛋白（HbO_2），反应过程受血液中 PO_2 的调节，当血液流经 PO_2 高的肺部时，O_2 与 Hb 结合为 HbO_2；当血液流经 PO_2 低的组织时，HbO_2 解离释放 O_2，反应如下：

$$Hb+O_2 \underset{PCO_2低 （组织）}{\overset{PO_2高 （肺）}{\rightleftharpoons}} HbO_2$$

1 个 Hb 分子由 1 个珠蛋白和 4 个血红素构成。100 mL 血液中的 Hb 所能结合的最大 O_2 量，称为氧容量。如果每 100 mL 血液含 Hb14 g，则氧容量为 18.8～19.5 mL。实际结合的 O_2 量，称为氧含量。氧含量和氧容量的百分比，称为氧饱和度。

与 O_2 结合的 Hb 称为氧和 Hb，呈鲜红色。去氧 Hb 呈蓝紫色。当血液中去氧 Hb 含量超过 5g/100 mL 时，皮肤、黏膜呈蓝色，称为紫绀。出现紫绀往往意味着机体缺氧。

CO 中毒时，由于 Hb 与 CO 亲和力远大于 O_2，他们结合形成一氧化碳血红蛋白，Hb 失去结合 O_2 能力，患者会发生严重缺氧表现，出现特有的樱桃红色。

2. 氧解离曲线　氧解离曲线（oxygen-hemoglobin dissociation curve）是表示 O_2 分压与 Hb 氧结合量或 Hb 氧饱和度关系的曲线（图 5-7）。

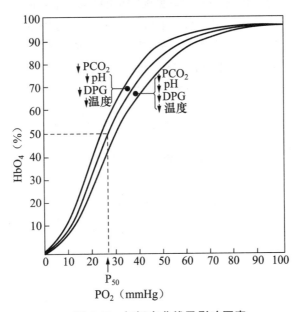

图 5-7　氧解离曲线及影响因素

氧解离曲线意义：（1）血液流经肺泡时 O_2 与 Hb 结合：从氧解离曲线可以看出，血 O_2 分压从 40 mmHg 上升到 100 mmHg，随着血 O_2 分压的升高，Hb 开始与 O_2 结合，Hb 氧饱和度从 75% 升高到 97%（设 Hb 氧容量为 20 mL/100 mL）。

（2）安静状态下外周组织 O_2 与 Hb 解离：从氧解离曲线可以看出，血 O_2 分压从 100 mmHg 下降到 40 mmHg 时，动脉血流经外周组织时 O_2 从血液向组织扩散，O_2 与 Hb 解离。Hb 氧饱和度从 97% 下降到 75%。

（3）Hb 对组织 O_2 分压的缓冲作用：从氧解离曲线可以看出，氧解离曲线下段（O_2 分压 10～40 mmHg）是曲线坡度最陡的一段。O_2 分压稍有变化即引起 Hb 氧饱和度大幅度变化。组织耗氧量大幅度增加时（如剧烈运动时）对 O_2 运输能力的要求可增加 3 倍以上。组织 O_2 分压仅下降 25 mmHg（从 40 mmHg 下降至 15 mmHg）即可使 O_2 运输量增加到 15.4 mL/100 mL，是安静状态时的 3.5 倍。可见在一般情况下组织耗氧量的变化对组织 O_2 分压的影响很小。这也说明血液 O_2 运输能力的储备是很大的。

3. 影响氧解离曲线的因素　Hb 与 O_2 的结合和解离受众多因素的影响，表现为氧解离曲线位置的偏移。其中生理因素有：温度、血 CO_2 分压、pH，2，3－二磷酸甘油酸（DPG）等。

温度升高时氧解离曲线右移，温度降低时左移。组织代谢增强时产热增加，温度升高。氧解离曲线的右移有利于 Hb 与 O_2 的解离，增加组织供氧以适应代谢的需要。

DPG 是红细胞无氧糖酵解的产物，能降低 Hb 与 O_2 的亲和力，使氧解离曲线右移。缺氧时红细胞内 DPG 增加，有利于 Hb 向组织释放 O_2。

（二）CO_2 的运输

血液中的 CO_2 也物理溶解和化学结合两种形式运输。化学结合的 CO_2 主要是碳酸氢盐和氨基甲酸 Hb。物理溶解的 CO_2 约占总运输量的 7%，结合的占 93%。

1. 碳酸氢盐结合方式　从组织扩散入血液的 CO2 进入红细胞后在碳酸酐酶催化下与 H_2O 形成 H_2CO_3，进一步解离成 HCO_3^- 和 H^+。HCO_3^- 通过红细胞膜上的 $HCO_3^-Cl^-$ 载体扩散入血液（Cl^- 同时进入红细胞），多余的 H^+ 与 Hb 结合。

2. 氨基甲酸 Hb 结合方式　一部分 CO_2 与 Hb 的氨基结合生成氨基甲酸 Hb。

$$HbNH_2O_2 + H^+ + CO_2 \rightleftharpoons HbNHCOOH + O_2$$

这一反应是可逆性的，且 CO_2 与 Hb 的结合较为松散。在外周组织 CO_2 分压较高，反应向右侧进行；在肺泡，CO_2 分压较低，反应向左侧进行。血浆蛋白与 CO_2 也可以发生类似的反应。

心肺复苏

【案例分析】

1. 为什么会发生中毒?

CO 中毒时，由于 Hb 与 CO 亲和力远大于 O_2，它们结合形成一氧化碳血红蛋白，Hb 失去结合 O_2 的能力，患者会发生严重缺氧表现，出血特有的樱桃红色。

2. 如何急救?

（1）现场急救：立即将患者移离中毒现场，置于新鲜空气处，或打开门窗，尽快通风换气。同时将患者衣领衣扣解开，松开腰带，使其呼吸通畅，并尽快给氧。

（2）立即吸氧气：轻度中毒者可给予鼻导管吸氧，中、重度者，应积极给予常压面罩吸氧，有条件立即给予高压氧治疗。一般在标准 3ATA 下，吸 100% 纯氧，时间为 45 分钟，1 次 / 日。

（3）静滴过氧化氢。

（4）降低颅内压力。

（5）肾上腺皮质激素，有助于缓解脑水肿。。

（6）使用抗氧化药、脑细胞赋能药、钙离子拮抗药、纠正酸碱平衡。

（7）镇静冬眠。

（8）预防和及时控制感染。

（9）其他疗法的应用。

任务三　呼吸运动的调节

案例导入

呼吸频率是生命体征的重要内容，护士在为患者测量呼吸频率时，一般不直接告诉患者，而在测量脉搏的同时，数完呼吸频率。

思　考

护士为什么不告诉患者要测量呼吸频率?

呼吸运动是由呼吸肌的节律性收缩、舒张所引起。它的节律性收缩活动是在神经系统的控制下进行的。神经系统通过怎样的机制调节呼吸运动的深度和频率以满足机体代谢需要的?

一、呼吸中枢

1. 脊髓　支配呼吸机的运动神经元位于脊髓 3 ～ 5 颈段和胸段前角。脊髓不能产生节律性呼吸运动，只是高位中枢控制呼吸肌的中继站和整合某些呼吸反射的初级中枢。

2. 延髓　通过实验发现延髓是产生呼吸节律的基本中枢，但是正常呼吸节律的形成还与上位呼吸中枢的调节有关。

3. 脑桥　脑桥的呼吸神经元相对集中于臂旁内侧核和 KF 核，即 PBKF 核群，主要含有呼气神经元，是呼吸调整中枢所在部位。

4. 高位脑　脑桥以上的高级中枢，如大脑皮质和下丘脑等，是呼吸运动调节作用，特别是下丘脑。例如生活中人在一定限度内随意屏气，唱歌演奏时有意识地改变呼吸频率，这些都是在大脑皮质的控制和精细调节下完成的。

二、呼吸运动的反射性调节

中枢神经系统接受各种感受器传入冲动，通过反射完成对呼吸运动的调节，主要包括机械感受性反射调节和化学感受性反射调节。

（一）机械感受器反射

1. 肺牵张反射　又叫黑—伯反射（Hering-Breuer reflex），是指肺扩张或肺萎缩引起的吸气抑制或吸气兴奋的反射。吸气时支气管、细支气管被扩张，管壁平滑肌层内的牵张感受器受到牵拉刺激而兴奋。牵张感受器的兴奋导致吸气抑制，促使吸气向呼气转化。

2. 肺缩小反射　是肺缩小引起的吸气反射。该反射在较强的缩肺时才出现，在平静呼吸调节中的意义不大，但对阻止呼气过深和肺不张可能起一定作用。肺缩小反射的感受器性质尚不明确，可能也是一种激惹感受器。

3. 防御性呼吸反射（defensive respiratory reflex）　气道黏膜内的激惹感受器对众多化学刺激物和物理刺激敏感。常见的化学刺激物有二氧化氮、二氧化硫、氨、花粉、尘埃、炎性分泌物等。物理刺激有冷刺激（吸入冷空气）、机械刺激（气道异物）等。激惹感受器受到刺激可引起咳嗽反射，咳嗽时，将呼吸道内的刺激物排除。激惹感受器受到刺激还导致支气管收缩、黏液分泌、一过性窒息、浅快呼吸等。这些防御性反射能在一定程度上起到限制有害刺激物进入肺内的作用。

（二）化学感受器反射（Chemoreceptor Reflex）

哺乳动物体内化学因素如脑脊液、血液和组织液中 O_2、CO_2 分压及 H^+ 浓度，这些因素通过化学感受性反射调节呼吸运动，维持机体正常新陈代谢。

1. 化学感受器　调节呼吸运动的化学感受器分为中枢化学感受器和外周化学感受器。

（1）中枢化学感受器：位于延髓，对脑脊液和局部脑组织细胞外液的 H^+ 敏感，H^+ 浓度升高时引起呼吸中枢兴奋。

（2）外周化学感受器：存在于颈动脉体和主动脉体。外周化学感受器对血 O_2 分压和 H^+ 高度敏感，调节呼吸运动和心血管活动。

2. CO_2、H^+ 和低氧对呼吸的影响

（1）CO_2 对呼吸的影响：吸入含有一定浓度 CO_2 的混合气体导致肺泡气 CO_2 分压升高，动脉血 CO_2 分压也随之升高，呼吸加深加快，肺通气量及肺泡通气量增加。

过度通气导致肺泡气 CO_2 分压下降，动脉血 CO_2 分压也随之下降。在麻醉状态下可导致呼吸停止。然而在清醒状态下，由于呼吸中枢还接收其他兴奋性传入，过度通气一般不会导致呼吸停止。

　　CO_2 通过刺激中枢化学感受器和刺激外周化学感受器两条途径兴奋呼吸。在这两条途径中，前者是主要的，但潜伏期较长；后者是次要的，但潜伏期较短。然而在某些情况下，CO_2 对外周化学感受器的刺激可能起重要作用。例如动脉血 CO_2 分压突然增高所导致的快速呼吸反应即是通过刺激外周化学感受器所致。如前所述，CO_2 对化学感受器的刺激作用是间接的。CO_2 分压的升高导致脑脊液或血液 H^+ 浓度的升高，进而兴奋中枢或外周化学感受器（图 5-8）。

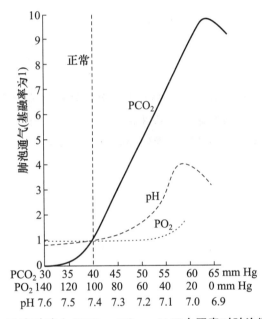

图 5-8　改变动脉血 PCO_2、PO_2、pH 三个因素对肺泡通气的影响

　　（2）H^+ 对呼吸的影响：动脉血 H^+ 浓度升高导致呼吸加深加快，降低则导致呼吸抑制。H^+ 是通过刺激外周化学感受器和中枢化学感受器兴奋呼吸。尽管中枢化学感受器对 H^+ 的敏感性远高于外周化学感受器，但血液中的 H^+ 难以通过血－脑脊液屏障和血－脑屏障，因此外周化学感受器在 H^+ 浓度升高导致的呼吸反应中起主要作用（图 5-8）。

　　（3）低氧对呼吸的影响：动脉血 O_2 分压的下降导致强烈的呼吸兴奋。这一效应完全是通过刺激外周化学感受器所致。

　　动脉血 O_2 分压的轻度下降对呼吸的影响较弱。只有在 O_2 分压低于 80 mmHg 之后通气量才逐渐增大。在保持动脉血 CO_2 分压不变的情况下 CO_2 分压下降至 60 mmHg 对呼吸的兴奋作用有明显效应（图 5-8）。

　　动脉血 O_2 分压的降低对呼吸中枢本身的直接作用是抑制。严重缺氧时，当外周化学感受器的传入兴奋不足以克服低氧的直接抑制作用，终将导致呼吸抑制。严重肺气肿、肺心病患者，动脉血长期处于低氧和高 CO_2 状态。长期的高 CO_2 使中枢化学感受器发生适应，而外周化学感受器一般对低氧不发生适应。此时低氧对外周化学感受器的刺激成为驱动呼吸的主要刺激。如给予患者吸入高浓度 O_2，使动脉血 O_2 分压上升至正常范围，则会因呼吸中枢失去兴奋来源而导致呼吸停止。

【案例分析】

护士为什么不告诉患者要测量呼吸频率？

高位脑是控制呼吸的高位中枢，在一定程度内可以控制呼吸频率，当告诉患者要测量呼吸频率，受意识控制的呼吸频率会改变，影响测量结果。

学习检测

COPD 是严重危害人们健康的慢性病，除了长期的药物治疗外，美国和英国医学研究会研究表明，长期家庭氧疗有助于改善生活质量，延长生存时间，其中持续的呼吸肌康复训练（SEMT）可以缓解 COPD 患者的呼吸困难，那么请问，简单的家庭呼吸操有哪些呢？请分组演示。

项目六
消化和吸收 ————————————————

学习目标

    1. 掌握消化和吸收的概念；各类消化液的成分和作用；小肠的吸收；排便反射；

    2. 熟悉交感神经和副交感神经对消化道的主要作用；胃和小肠的运动形式；主要营养物质的吸收；

    3. 了解胃肠道激素的概念和主要作用；食物在口腔、大肠内的消化。

    人体在正常生命活动过程中，必须不断从外界摄取食物，以获得各种营养物质。食物中的营养物质主要有糖类、脂类、蛋白质、维生素、无机盐和水。而糖类、脂类和蛋白质通常都是复杂的大分子物质，不能直接被人体所吸收，必须在消化道内被分解为简单的小分子物质，如氨基酸、甘油、脂肪酸和葡萄糖等，才能被机体吸收利用。本章介绍食物在人体消化道内被消化吸收的过程。

▌ 任务一　概述

案例导入 ◀

    近年来，以"大胃王"为噱头的视频直播在各大网站圈粉无数，只要点开视频，就能看到他们在美食前幸福地大快朵颐。这仿佛是世界上最令人羡慕的工作，唯一的任务就是敞开肚子吃吃喝喝。

思　考 ···

    "大胃王"们的胃为什么会比普通人的胃大？

食物在消化道内被分解为小分子物质的过程称为消化（digestion）。通过口腔内牙齿的咀嚼，以及食管、胃和小肠的运动，食物被磨碎，并与各种消化液充分混合，并不断向消化道下段推送的过程是机械性消化；通过消化腺分泌的各种消化酶，将食物大分子化学分解为小分子的过程是化学性消化。机械性消化和化学性消化相互配合，同时进行。食物经消化后形成的小分子营养物质通过消化道黏膜进入血液和淋巴液的过程称为吸收（absorption）。

一、消化道平滑肌的生理特性

在人体消化道中，大部分肌肉都是由平滑肌组成的。消化道平滑肌除具有肌肉组织的一般特性，如兴奋性和收缩性外，还有其自身的特点：

1. 兴奋性较低且收缩缓慢　消化道平滑肌的兴奋性较骨骼肌和心肌低，收缩和舒张的速度都很慢。

2. 具有紧张性　消化道平滑肌经常保持微弱的持续收缩状态的特性，叫作平滑肌的紧张性。这种特性使消化道各部分具有一定张力并保持一定的形状和位置。消化道各种形式的运动都是在这种紧张性收缩的基础上进行的。

3. 富有伸展性　为了能够容纳实际的食物量，消化道平滑肌能够根据需要做相应的伸展。这一特性与消化器官容纳食物的功能相适应，尤其是能让胃在容纳较多食物时，压力也可以不发生明显变化。

4. 自动节律性低且不规则　消化道在体外适宜的环境中，仍能进行节律性舒缩运动，但节律性不如心肌快速和规则。

5. 对不同性质的刺激敏感性不同　消化道平滑肌对电刺激不敏感，对化学、温度和机械牵张刺激则很敏感。

二、消化道的神经支配

（一）自主神经

除口腔、食管上段和肛门外括约肌外，其余消化道都受自主神经的支配。自主神经包括交感神经和副交感神经，其中副交感神经的作用占主导地位。

1. 副交感神经　支配消化器官的副交感神经有第Ⅶ、Ⅸ对脑神经中的副交感神经纤维，迷走神经和盆神经。第Ⅶ、Ⅸ对脑神经中的副交感神经纤维支配唾液腺。迷走神经支配食管下段、胃、小肠、结肠以及肝、胆和胰腺。盆神经支配远段结肠和直肠。到达胃肠道的副交感神经纤维都是节前纤维，它们终止于胃肠壁内的神经元，其节后纤维大部分释放乙酰胆碱（acetylcholine，ACh），后者通过 M 型受体使胃肠运动增强，腺体分泌增加，胃肠括约肌松弛。其作用可被阿托品阻断。副交感神经节后纤维中也有一部分是抑制性的，可能释放肽类递质。

2. 交感神经　支配消化器官的交感神经起源于脊髓的第 5 胸段至第 3 腰段侧角，在腹腔神经节、肠系膜神经节或腹下神经节换神经元，其节后纤维分布到唾液腺、胃、小肠、结肠、肝、胆和胰腺。交感神经兴奋时，节后纤维末梢释放去甲肾上腺素，引起胃肠运动减弱、腺体分泌减少、胃肠括约肌收缩。

在支配消化器官的交感神经和副交感神经中，有半数以上是感觉传入纤维，可将胃肠感受器信号传入中枢，引起反射调节，如"迷走－迷走反射"。

（二）壁内神经丛

壁内神经丛是指胃肠道的内在神经丛，分为黏膜下神经丛和肌间神经丛两部分。壁内神经丛中存在感觉神经元、运动神经元和大量的中间神经元，因此，可以独立完成局部的反射活动。黏膜下神经丛主要支配消化道壁上的腺细胞和上皮细胞的活动，肌间神经丛主要支配平滑肌细胞的活动。整体上，壁内神经丛的活动受交感神经和副交感神经的调节。

三、胃肠激素

胃肠道黏膜内存在大量的内分泌细胞，所分泌的激素称为胃肠激素。胃肠道也是体内最大的内分泌器官。胃肠激素的主要作用如下：

（一）调节消化腺的分泌和消化道的运动

不同的胃肠激素对不同的消化腺、平滑肌和括约肌产生不同的调节作用。

1. 促胃液素　促进胃酸和胃蛋白酶的分泌，促进胃肠运动和胃肠上皮生长。

2. 促胰液素　刺激胰液及胆汁中 HCO_3^- 的分泌，抑制胃酸分泌和胃肠运动，使幽门括约肌收缩，抑制胃排空，促进胰腺外分泌部生长。

3. 缩胆囊素　刺激胰液分泌和胆囊收缩，使幽门括约肌收缩，抑制胃排空，使 oddi 括约肌松弛，促进胆汁排出，促进胰腺外分泌部生长。

4. 抑胃肽　刺激胰岛素分泌，抑制胃酸和胃蛋白酶分泌，抑制胃排空。

（二）调节其他激素释放

生长抑素、胰多肽等对生长激素、胰岛素、胰高血糖素、促胃液素的释放均有调节作用。如从胃肠释放的抑胃肽有很强的刺激胰岛素分泌的作用。

（三）营养作用

一些胃肠激素具有促进消化道组织代谢和生长的作用，称为营养作用。例如，促胃液素能刺激胃泌酸部位黏膜和十二指肠黏膜 DNA、RNA 和蛋白质的合成。在临床上观察到，切除胃窦的患者，血清促胃液素水平下降，同时可发生胃黏膜萎缩；相反，在患有促胃液素瘤的患者，血清促胃液素水平很高，这种患者多伴有胃黏膜增生肥厚。

【案例分析】

"大胃王"们的胃为什么会比普通人大?

科学家们发现，"大胃王"们的胃容量远远大于普通人。在大部分人进食已经出现腹胀、不适的时候，大胃王们还未感到有饱腹感。他们的胃部平滑肌的过度伸展使得他们的胃扩张松弛呈囊状，给食物留存了大量的空间。而且，大胃王们的胃部蠕动很慢，像瘫软了一样，这样他们的胃实际上失去弹性和蠕动，换来了无底洞般的容量。所以，大胃王们长期处于膨胀松弛状态的胃，会给他们的长远生活带来很大伤害。

▌ 任务二　口腔内消化

案例导入 ◆

> 东汉末年，曹操带兵攻打张绣，行军途中没有水，带的水也早已喝完，士兵们渴得要命，纷纷停下乘凉，派出去找水的人也没发现水源，曹操急中生智，传令下去说前边有一片梅林，时下正是产梅子的季节可以用梅子解渴，士兵听后士气大振而快速前进。这就是"望梅止渴"的故事。

思　考

> "望梅止渴"中的士兵为什么会在想到梅子的时候流口水？口水里有什么成分及作用？

消化过程从口腔开始。在口腔中，食物被咀嚼、碾磨并与唾液充分混合，从而形成食团，后经过咽喉和食管进入胃。唾液对食物有较弱的化学分解作用。

一、唾液及其作用

人体口腔中有三对大唾液腺：腮腺、下颌下腺和舌下腺，还有很多散在的小唾液腺，唾液是由这些腺体分泌的。

（一）唾液的性质和成分

唾液是无色无味、近于中性的液体，主要成分是水，约占99%，还有少量的无机物和有机物。无机物的种类有 Na^+、K^+、Cl^-、HCO_3^- 和一些气体分子。有机物主要有黏蛋白、唾液淀粉酶、球蛋白和溶菌酶等。

（二）唾液的作用

1. 消化作用　唾液中的水分可湿润和溶解食物，有利于引起味觉并促进咀嚼和吞咽。唾液淀粉酶（最适 pH 为 7.0）可将淀粉水解为麦芽糖。

2. 清洁和保护作用　唾液能够帮助清除口腔中的食物残渣，稀释、中和进入口腔中的有害物质。此外，唾液中的溶菌酶和免疫球蛋白还具有杀灭细菌和病毒的作用，从而使机体免受这些病原体的侵害。

3. 排泄作用　一些有毒物质，如铅、汞、碘等，进入人体后，可随唾液排出一部分。

（三）唾液分泌的调节

唾液分泌的调节完全是神经反射性调节，包括非条件反射和条件反射。唾液分泌的基本中枢在延髓，高级中枢在下丘脑和大脑皮层。食物对口腔黏膜的机械、化学和温度刺激能够引起非条件反射。这些刺激引起的兴奋沿着传入神经纤维（第Ⅴ、Ⅶ、Ⅸ、Ⅹ对脑神经）传入延髓、下丘脑和大脑皮层的中枢，再经副交感神经和交感神经传出到唾液腺，引起唾液分泌。唾液分泌的条件反射是由食物的性状、颜色、气味以及谈论食物的味道等引起的，典故"望梅止渴"就是引起唾液分泌的条件反射例子。

二、吞咽

食物的吞咽过程

食物经咀嚼形成食团后，由口腔经咽和食管进入胃内的过程叫做吞咽。吞咽的反射动作可分为三期。第一期是食团从口腔到咽部的过程，是一种随意动作，主要依靠舌的运动将食团推向咽部。第二期，是食团从咽到食管上端的过程，由一系列急速的反射动作协调完成，包括软腭上举，咽后壁向前，封闭咽与鼻腔的通道；喉头上升并紧贴会厌，封闭咽与气管的通道，呼吸暂停；由于喉头上移，此时食管上口张开，咽肌收缩，食团从咽被挤入食管。这一时期仅需 0.1 sec。第三期是食管期，沿食管下行入胃，由食管蠕动来完成。蠕动包括两部分，食团前面是舒张波，后面是收缩波，于是食团被收缩波推挤而向前。

吞咽反射的基本中枢在延髓。婴幼儿中枢神经系统发育不完善，吞咽时气管通道未能及时封闭，因此婴幼儿进食时容易发生呛咳，尤其是花生、蚕豆等粒状食物，应尽量避免喂食此类形状的食物。老年人由于神经系统功能的退化，也容易在进食时出现呛咳和误吸。

- -

【案例分析】

"望梅止渴"中的士兵为什么会在想到梅子的时候流口水？口水里有什么成分及作用？

消化过程是从口腔开始的，当士兵听说前方有梅子树的时候以为马上就有吃的东西了，所以提前分泌唾液，流下口水，这样就能暂时止渴。口水当中含有唾液淀粉酶，食物当中部分淀粉可以通过咀嚼过程与唾液充分混合，从而实现了部分消化的效果。

任务三　胃内消化

案例导入 ◆

　　常言说"民以食为天"，可见吃饭是非常重要的一件事情。我们每天都在吃着"一日三餐"，即早饭、中饭和晚饭，中间大概间隔了四五个小时。

　　思　考

　　为什么我们要保证"一日三餐"？有什么科学依据？

　　胃是一个囊性器官，用来暂时储存食物和进行初步消化。正常成人的胃容量为 $1 \sim 2\,L$，食物在胃内通过机械性消化和化学性消化，与胃液充分混合并形成食糜，随后通过胃幽门部排入十二指肠。

一、胃液的分泌

　　胃内的化学性消化是通过胃液的作用而实现的。胃液由胃腺分泌，胃腺包括贲门腺、幽门腺和泌酸腺。

（一）胃液的性质、成分和作用

　　纯净的胃液是无色透明的液体，pH 为 $0.9 \sim 1.5$，正常成人每天分泌 $1.5 \sim 2.5\,L$。胃液绝大部分是水，其他主要功能性的成分及其作用如下：

　　1. 盐酸　又称胃酸，由泌酸腺的壁细胞分泌。其主要作用有：①盐酸在胃内激活胃蛋白酶原，使其成为有活性的胃蛋白酶；②为胃蛋白酶发挥作用提供适宜的酸性环境；③促进食物中蛋白质变性，使其易于分解；④杀死进入胃内的细菌；⑤盐酸随食糜排入小肠后，能促进胰液、胆汁和小肠液的分泌；⑥盐酸能促进小肠内钙和铁的吸收。

　　2. 胃蛋白酶原　由泌酸腺的主细胞分泌无活性的胃蛋白酶原，进入胃腔后，在盐酸的作用下被激活成胃蛋白酶，胃蛋白酶又可激活新的胃蛋白酶原。胃蛋白酶在酸性环境下能将蛋白质分解为䏹、胨、少量多肽和氨基酸。胃蛋白酶最适的 pH 为 $2 \sim 3$，pH 超过 6 时，胃蛋白酶会发生不可逆的变性。

　　3. 黏液和碳酸氢盐　胃黏膜表面的上皮细胞、贲门腺和幽门腺细胞、泌酸腺的黏液颈细胞均可分泌黏液。其主要成分是糖蛋白，具有黏滞性和形成凝胶的特性，能在胃黏膜表面形成厚约 $500\,\mu m$ 的保护层，具有润滑和保护的作用，可减轻粗糙食物对黏膜的机械性损伤。胃内的 HCO_3^- 主要由胃黏膜的上皮细胞分泌。

单独的黏液和碳酸氢盐均不能有效地保护胃黏膜。但两者共同构成的"黏液－碳酸氢盐屏障"在一定程度上能保护胃黏膜免受 H^+ 和胃蛋白酶的侵蚀。H^+ 在扩散中不断地被上皮细胞分泌且向黏液层表面扩散的 HCO_3^- 中和，使黏液层内出现 pH 梯度，即浅表黏液层的 pH 较低，为酸性，而深部的 pH 较高，保持中性或稍偏碱性，胃蛋白酶到此会失活，这样就同时避免了酸和胃蛋白酶对胃黏膜的侵蚀。

4. 内因子 是由壁细胞分泌的一种糖蛋白。它有两个活性部位，一个可与进入胃内的维生素 B_{12} 结合形成复合物，使维生素 B_{12} 不被蛋白酶水解而破坏；另一个可与回肠黏膜上的特异性受体结合，可促进回肠对维生素 B_{12} 的吸收。当内因子生成障碍时，维生素 B_{12} 吸收障碍，影响红细胞成熟，引起巨幼红细胞性贫血。

（二）胃液分泌的调节

人在空腹时分泌的胃液很少，称为基础胃液分泌或消化间期胃液分泌。进食时和进食后，在神经和体液的调节下，胃液大量分泌。

1. 刺激胃酸分泌的内源性物质

（1）乙酰胆碱：是大部分支配胃的迷走神经末梢所释放的递质，主要作用于壁细胞上的胆碱能受体，引起胃酸分泌增加。胆碱能受体阻断剂，如阿托品，能阻断其作用。

（2）促胃液素：由胃窦部和十二指肠黏膜内的 G 细胞分泌，作用于壁细胞上的特异性受体，促进胃酸的分泌。

（3）组胺：胃黏膜肥大细胞或肠嗜铬样细胞恒定地释放少量组胺，作用于壁细胞上的 H_2 受体，刺激胃酸分泌。目前临床上使用 H_2 受体阻断剂西咪替丁治疗消化性溃疡，就是利用了减少组胺的促胃酸分泌作用的原理。

2. 抑制胃液分泌的内源性物质 包括生长抑素、前列腺素以及上皮生长因子，它们可以抑制壁细胞的腺苷酸环化酶，降低胞质内的 cAMP，从而抑制胃酸分泌。

3. 消化期的胃液分泌 一般按接受食物刺激的部位，将进食后胃液分泌的机制分成三个时期来分析，即头期、胃期和肠期。需要注意的是，这三个时期只是为了方便叙述人为划分的，实际上这三个时期几乎是同时开始、互相重叠的。

（1）头期：头期的胃液分泌是由进食动作引起的，因其传入冲动均来自头部感受器（眼、耳、鼻、口腔、咽等），因而称为头期。头期的胃液分泌包括条件反射性和非条件反射性。前者是食物相关的形象、气味、声音等刺激了视、嗅、听等感受器而引起；后者则是当咀嚼和吞咽食物时，食物刺激了口腔和咽喉等处的化学感受器和机械感受器而引起。这些反射的传入神经和进食引起唾液分泌的传入途径相同，反射中枢包括延髓、下丘脑、边缘叶和大脑皮层等。迷走神经是这些反射的共同传出神经，通过释放乙酰胆碱引起胃腺的分泌。迷走神经除直接支配胃腺引起胃液分泌外，还通过分支作用于胃窦部 G 细胞，引起促胃液素释放，促胃液素通过内分泌形式进一步引起胃液分泌。因此，头期的胃液分泌是一种神经－体液调节。

头期分泌的特点是胃液的酸度和胃蛋白酶含量均很高，故消化能力很强。其分泌量占整个消化期分泌量的30%。

（2）胃期：指食物进入胃后引起的胃液分泌，其主要途径为：①扩张刺激胃底、胃体的受体，通过迷走－迷走长反射和壁内神经丛的短反射，引起胃液分泌；②扩张刺激胃幽门部，通过壁内神经丛作用于 G 细胞，引起促胃液素的释放；③食物的化学成分，如蛋白质消化产物和氨基酸，直接作用于 G 细胞，也引起促胃液素的释放。

胃期分泌的特点是胃液的酸度很高，但胃蛋白酶含量较头期低。其分泌量占整个消化期分泌量的 60%。

（3）肠期：食物刺激肠道感受器也可引起胃液分泌。肠期与胃期类似，食物也是通过机械性扩张和化学性刺激两方面共同发挥作用的。切除支配胃的外来神经后，食物对小肠的刺激仍能引起胃液分泌，说明在肠期机制中神经调节并不重要，体液调节才是主要因素。

肠期分泌的量、总酸度和胃蛋白酶含量均较低，其分泌量占整个消化期分泌量的 10%。

4. 胃液分泌的抑制因素　抑制胃液分泌的因素主要有：①盐酸：当胃内 pH 降至 1.2～1.5，或十二指肠处于酸化状态（pH < 2.5）时，促胃液素释放受到抑制，胃液分泌减少。这是一种典型的负反馈调节。②脂肪：进入小肠的脂肪可刺激肠抑胃素释放，抑制胃液分泌。③高渗溶液：高渗食糜进入小肠后，可刺激小肠内渗透压感受器，通过肠－胃反射，抑制胃液分泌。④其他：消极的情绪、交感神经紧张性增高、某些药物（如阿托品）等均可抑制胃液分泌。

二、胃的运动

食物在胃内的机械性消化是通过胃的运动来实现的。胃的头区（包括胃底和胃体前部）运动较弱，主要起储存食物的作用；胃的尾区（包括胃体远端和胃窦）运动较强，主要功能是进行机械性消化磨碎食物，使食物与胃液充分混合形成食糜，并逐步将食糜排入十二指肠。

（一）胃运动的形式

1. 紧张性收缩　胃壁平滑肌常处于一种缓慢而持续的收缩状态。胃充盈食物后，紧张性收缩，增强使胃内压增高，有利于胃液渗入食物和促进胃排空。此外，还能维持胃的正常位置和形态。胃的紧张性收缩是胃的其他运动形式的基础。

2. 容受性舒张　咀嚼和吞咽时，能反射性地引起胃底和胃体平滑肌的舒张，使胃的容积由空腹时的 50 mL 增加到 1.5～2.0 L。这是一种胃特有的运动形式，其生理意义在于使胃能容纳和储存较多食物的同时，胃内压力基本保持不变，有利于食物在胃内充分消化。这一反射的传出神经是迷走神经中的抑制性纤维，递质可能是肽类物质。

3. 蠕动　食物入胃后约 5 min，胃就开始蠕动。蠕动波从胃体中部开始，逐步向幽门方向推进，蠕动的频率约为 3 次／分，一个蠕动波 1 分钟即能到达幽门。因此，通常是一波未平，一波又起。胃蠕动有 3 个方面的生理意义，一是促进食糜与胃液的混合，二是推动食糜向幽门方向移动，三是研磨固体食物并控制其向十二指肠排出。胃蠕动刚开始时较弱，传播过程中会逐渐加强加快，接近幽门时更加明显。

（二）胃排空及其控制

1. 胃的排空　食物由胃排入十二指肠的过程称为胃排空。一般食物入胃 5 min 后即开始排空，胃排空的速度因食物的种类、性状和胃的运动情况不同而不同。一般来说，液体食物的排空远比固体食物快，稀薄的食物比黏稠的食物快；从食物的分子大小和化学性质上来说，小分子食物比大分子食物排空快，等渗内容物比高渗内容物排空快；三种主要营养物质中，糖类排空最快，蛋白质次之，脂肪最慢。混合性食物由胃完全排空的时间需 4 ～ 6 h。凡能增强胃运动的因素，均可加快胃排空，反之则减慢胃排空。

2. 胃排空的控制

（1）胃内因素促进胃排空：胃内食物对胃壁的机械和化学性刺激，可通过神经反射和体液因素调节，使胃运动加强，胃内压升高，从而促进胃排空。

（2）十二指肠因素抑制胃排空：食糜进入十二指肠后，其中的酸、脂肪、渗透压及其机械扩张，都可刺激十二指肠壁上的相应感受器，反射性地抑制胃运动，这种反射称为肠-胃反射。该反射对胃酸的刺激非常敏感，当小肠内 pH 降至 3.5 ～ 4.0 时，即可引起该反射，抑制胃的运动和排空，从而延缓胃内酸性食糜进入十二指肠。

总而言之，胃内因素与十二指肠因素相互配合，共同作用，使胃排空速度与消化吸收过程相适应。

（三）呕吐

胃内容物和部分肠内容物通过食管、口腔被强力驱出的动作，称为呕吐。呕吐是一种复杂的反射动作，它的中枢位于延髓，与呼吸中枢、心血管中枢有着密切的联系，故呕吐前除有消化道症状（如恶心）外，还常出现呼吸急促和心慌等症状。

呕吐跟咳嗽类似，是一种具有保护意义的反射活动。人体可通过这种方式将胃、肠内的有害物质排出。因此，临床上常用催吐的方法来治疗食物中毒的患者。但是剧烈而频繁的呕吐就会影响正常进食、消化和吸收，甚至导致人体丢失大量的消化液，造成体内水、电解质和酸碱平衡紊乱。

引起呕吐的原因很多，机械性或化学性刺激作用于舌根、咽、胃、小肠、胆总管、腹膜等部位的感受器，均可引起呕吐。视觉或前庭器官受到某种刺激，也可引起呕吐。由于各种原因所造成的颅内压增高可直接刺激呕吐中枢，引起中枢性的喷射性呕吐。

- -

【案例分析】

为什么我们要保证"一日三餐"？有什么科学依据？

一般在食物进入胃后 5 min 左右就开始排空过程。混合食物从胃全部排空的时间是 4 ～ 5 h，食物排空速度与食物的组成和性状有关，一般来说，稀的食物比稠的食物排空速度快，小分子食物比大分子食物排空速度快。我们正常人除去睡眠时间，清醒时间大概 16 h，再除去睡前不宜饱食，还剩 12 h，配合胃排空速度 4 ～ 5 h，正好符合"一日三餐"。

任务四　小肠内消化

案例导入 ◆

患者，男，37 岁，上腹部疼痛 8 小时。自诉在饱餐、饮酒后约 3 小时突然发作上腹部疼痛，呈持续性，伴阵发性加重，向后腰背放射，取前倾位可减轻疼痛；伴有恶心、呕吐，吐出物含有胆汁。中等发热，无寒战。查体：轻微黄疸，中度腹胀，腹壁紧张，上腹部有压痛和反跳痛。肝浊音界可以叩出，肠鸣音减少。实验室检查：血白细胞 1.5 万 /mm³，中性粒细胞比例明显增高；尿淀粉酶 320 U；血清淀粉酶超过 500%（Somogyi 法）；超声检查发现胰腺中度增大。诊断：急性胰腺炎。

思　考 ⋯⋯⋯⋯⋯⋯⋯⋯⋯⋯⋯⋯⋯⋯⋯⋯⋯⋯⋯⋯⋯⋯⋯⋯⋯⋯

1. 为什么说胰液是最重要的消化液？

2. 胰液中蛋白消化酶以酶原形式储存和分泌，有何意义？

3. 为什么急性胰腺炎发病与胆道疾患、酗酒和暴饮暴食等因素有关？

小肠内消化是整个消化过程中最主要也是最重要的阶段。在小肠内食糜受到胆汁、胰液和小肠液的化学性消化及小肠运动的机械性消化。食物通过小肠后，消化吸收过程基本完成，未被消化和吸收的食物残渣则从小肠进入大肠，最后形成粪便。食物在小肠内停留时间随食物的性质而异，一般为 3～8 h。

一、胰液

胰液是由胰腺外分泌部的腺泡细胞和小导管上皮细胞分泌的。在各种消化液中，胰液的消化能力最强。

（一）胰液的成分和作用

胰腺的腺泡细胞主要分泌胰蛋白酶，胰腺的小导管上皮细胞主要分泌 HCO_3^- 和水。胰液是无色无嗅的碱性液体，pH 为 7.8～8.4，渗透压接近血浆。人每天分泌胰液 1～2 L。

1. 碳酸氢盐　主要作用是中和胃酸，保护肠黏膜，同时为小肠内多种消化酶提供适宜的 pH 环境。

2. 胰蛋白酶原和糜蛋白酶原　是消化蛋白质的主要消化酶。它们以无活性的酶原形式随胰液进入十二指肠中，肠道中的肠激酶能将无活性的胰蛋白酶原激活为有活性的胰蛋白酶，随后，胰蛋白酶再激活糜蛋白酶原，使其变为有活性的糜蛋白酶。此外，盐酸、组织液和胰蛋白酶本身均可激活胰蛋白酶原。此两种蛋白酶作用相似，当它们分别单独作用时，能将蛋白质分解为胨、胪；当它们协同作用时，则使蛋白质进一步分解成小分子多肽和氨基酸。

3. 胰脂肪酶　是消化脂肪的主要消化酶，能在胆盐和辅酯酶的协同作用下，将三酰甘油水解为甘油、单酰甘油和脂肪酸。胰脂肪酶发挥作用的最适 pH 为 7.5 ～ 8.5。胰液中还有一定量的胆固醇酯酶和磷脂酶，分别水解胆固醇酯和卵磷脂。

4. 胰淀粉酶　能将淀粉水解为麦芽糖和葡萄糖，效率高，速度快。在小肠内，淀粉与胰液接触约 10 分钟就能全部水解。其最适 pH 为 6.7 ～ 7.0。

5. 其他酶类　胰液中还有羧基肽酶原、核糖核酸酶和脱氧核糖核酸酶等。激活后，它们分别能够水解多肽为氨基酸，水解核糖核酸和脱氧核糖核酸为单核苷酸。

6. 胰蛋白酶抑制因子　主要作用是使胰蛋白酶失活，并能部分抑制糜蛋白酶的活性。因此它能抵抗胰腺内少量活化的胰蛋白酶对胰腺本身的消化。

胰液中含有能够水解三大营养物质的消化酶，是所有消化液中作用最全面、消化能力最强的一种。因此，胰液是最重要的消化液。如果胰液分泌不足或障碍，即使其他消化液分泌正常，也会影响脂肪和蛋白质的消化吸收。如果大量的蛋白质和脂肪不能被消化吸收而从粪便中排出，称为胰性腹泻。脂肪的消化吸收障碍又会影响脂溶性维生素的吸收，造成相应的维生素缺乏症。但糖类的消化吸收不受太大影响。

（二）胰液分泌的调节

胰液的分泌受神经和体液的双重调节，但以体液调节为主。

1. 神经调节　食物形象和味道对口腔、咽、食管、胃、小肠的刺激，都可通过条件反射和非条件反射引起胰液分泌。传出神经主要是迷走神经。接收到中枢下传的兴奋后，迷走神经末梢释放乙酰胆碱，直接作用于胰腺，也可通过引起促胃液素的释放，间接引起胰腺分泌。迷走神经引起胰液分泌的特点是：含酶量丰富，水分和碳酸氢盐含量很少。

2. 体液调节

（1）促胰液素：当酸性食物进入小肠，使 pH 降到 4.5 以下时，可刺激小肠黏膜内的 S 细胞分泌促胰液素，主要作用于胰腺的小导管管壁细胞，引起水和碳酸氢盐分泌较多，而酶的分泌较少。

（2）缩胆囊素：缩胆囊素是由小肠黏膜的 I 细胞分泌的。它主要作用于胰腺外分泌部的腺泡细胞，引起促进胰酶分泌和收缩胆囊的作用。

（3）促胃液素：促胃液素也能促进胰液分泌，作用与迷走神经相似，即对胰液中水和碳酸氢盐的分泌作用较弱，而对酶的分泌作用较强。

二、胆汁

胆汁由肝细胞分泌后，在消化器，经肝管、胆总管直接排入十二指肠；在非消化期，胆汁则经胆囊管进入胆囊储存。

（一）胆汁的成分及作用

胆汁是一种较浓且具有苦味的有色液体。由肝脏分泌的肝胆汁呈金黄色，弱碱性，pH 为 7.4；而胆囊储存的胆囊胆汁则因颜色浓缩而颜色变深，弱酸性，pH 为 6.8。成年人日分泌量为 0.8 ～ 1.0 L。胆汁的成分复杂，除水分和钠、钾、钙、碳酸氢盐等无机成分外，其有机成分有胆盐、胆色素、脂肪酸、胆固醇、卵磷脂等，胆汁中不含消化酶。

胃镜下返流入胃的胆汁

胆盐是胆汁参与消化和吸收的主要成分，它是由肝细胞分泌的胆汁酸与甘氨酸或牛磺酸结合而成的钠盐或钾盐。在正常情况下，胆汁中的胆盐、胆固醇和卵磷脂的适当比例是维持胆固醇呈溶解状态的必要条件。当胆固醇分泌过多，或胆盐、卵磷脂合成减少时，胆固醇就容易沉积下来，形成胆固醇结石。

胆汁对脂肪的消化和吸收均有重要意义。主要有以下几个方面：①乳化脂肪。胆盐、胆固醇和卵磷脂可作为乳化剂，降低脂肪表面张力，使大颗粒的脂肪乳化成许多细小的微滴，从而增加脂肪酶的作用面积，加速脂肪分解。②帮助脂肪吸收。胆盐与脂肪酸、甘油一酯、胆固醇等结合形成水溶性复合物，将不溶于水的甘油一酯、长链脂肪酸等分解产物运送到肠黏膜表面，促进肠黏膜对分解产物的吸收。③促进了脂溶性维生素 A、D、E、K 的吸收。④胆盐在小肠内被吸收后可直接刺激肝细胞分泌胆汁，称为胆盐的利胆作用。因此，胆盐还是促进胆汁自身分泌的体液因素。

（二）胆汁分泌和排出的调节

胆汁由肝细胞生成和分泌，后经肝管流出，经胆总管进入十二指肠参与消化作用；或由胆囊管进入胆囊储存，当需要消化时才由胆囊排至十二指肠。食物是引起胆汁分泌和排出的刺激物。其中，高蛋白食物，如蛋黄、肉类、动物肝脏等作用最为明显，高脂肪或混合食物的作用次之，糖类的作用最小。

1. 神经调节　进食动作或食物对胃、小肠的刺激可通过神经反射引起胆汁少量分泌和胆囊轻度收缩。反射的传出神经是迷走神经。迷走神经除直接作用于肝细胞和胆囊外，还可通过引起促胃液素释放二间接引起胆汁分泌和胆囊收缩。

2. 体液调节

（1）促胃液素：可通过血液循环作用于肝细胞和胆囊，促进肝胆汁分泌和胆囊收缩。也可先引起胃酸分泌，再通过后者作用于肠黏膜 S 细胞，引起促胰液素释放而促进胆汁分泌。

（2）促胰液素：主要作用于胆管系统，它引起的胆汁分泌主要是总量和 HCO_3^- 含量增加，胆盐的含量并不增加。

（3）缩胆囊素：可引起胆囊的强烈收缩，促使胆汁大量排放。

（4）胆盐：刺激胆汁分泌，胆汁中的胆盐或胆汁酸排至十二指肠后，绝大部分（90% 以上）仍可由小肠黏膜吸收入血，通过门静脉返回肝脏，再成为合成胆汁的原料，然后胆汁又分泌入肠，这一过程称为胆盐的肠 - 肝循环。

三、小肠液

（一）小肠液的成分及作用

小肠液是十二指肠腺和小肠腺分泌的一种弱碱性液体，pH 约为 7.6，渗透压与血浆相等，正常成人每天分泌 1 ～ 3 L。小肠液的成分包括大量的水分和无机盐、少量的肠激酶和肠淀粉酶。小肠液的主要生理作用包括：保护十二指肠黏膜免受强酸的侵蚀；肠激酶可激活胰蛋白酶原，从而促进蛋白质的消化，肠淀粉酶能分解淀粉；小肠液大量的水分可以稀释消化产物，使其渗透压降低，有利于营养物质的吸收。

小肠黏膜的上皮细胞内还含有多种肽酶和双糖酶，它们不能消化小肠腔内的食糜，但当营养物质被小肠黏膜上皮吸收后，可以对消化不完全的营养物质进行进一步消化。如将多肽分解为氨基酸，将麦芽糖和蔗糖水解为单糖。

（二）小肠液分泌的调节

小肠液的分泌主要受局部因素的调节。食糜对肠黏膜的机械性和化学性刺激都可通过壁内神经丛的局部反射引起小肠液的分泌。此外，促胃液素、促胰液素、缩胆囊素和血管活性肠肽都有刺激小肠液分泌的作用。

四、小肠的运动

小肠的运动功能是继续研磨食糜，并与小肠内消化液进行充分混合，与肠黏膜广泛接触，以利于营养物质的吸收，同时从小肠上段向下段推进食糜。

（一）小肠运动的形式及意义

1. 紧张性收缩　小肠的紧张性可使小肠保持一定的形状和位置，维持肠腔内一定的压力，并作为分节运动和蠕动的基础。当小肠紧张性升高时，食糜在肠腔内的混合与推进速度会加快；反之则减慢。

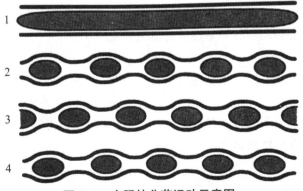

小肠的运动

图 6-1　小肠的分节运动示意图

2. 分节运动　是小肠运动的特有形式，是一种以小肠壁环形肌收缩和舒张为主的节律性运动。具体表现为每隔一段距离的环形肌同时收缩，把肠腔内的食糜分割成许多节段；随后原收缩点的环形肌舒张，而原舒张点的环形肌收缩，使肠腔内的食糜节段重新组合成新的节段，如此反复交替进行（图6-1）。分节运动的生理意义是：使食糜与消化液充分混合，有利于化学性消化；使食糜与肠壁紧密接触并挤压肠壁促进血液和淋巴液回流，有利于吸收。

3. 蠕动　是一种小肠壁纵行肌和环形肌共同参与的运动，表现为向小肠远端传播的环状收缩波，其速度为 0.5 ～ 2.0 cm/s。蠕动的作用是使经过分节运动作用的食糜向前推进一段。在小肠还可见到一种推进速度快、传播距离远的蠕动，称为蠕动冲。蠕动冲一次就可以将食糜从小肠起始端推送到末端，甚至可以推送到大肠。这种蠕动冲多由于小肠受到了强烈刺激，如肠道感染和泻药。

在十二指肠和回肠末端还可出现一种与蠕动方向相反的运动，称为逆蠕动，食糜可在这两段肠管中往返运行，使食糜的消化吸收更为充分。

（二）小肠运动的调节

1. 壁内神经丛的作用　壁内神经丛对小肠运动起主要调节作用。当机械性和化学性刺激作用于肠壁感受器时，通过局部反射可引起平滑肌的蠕动。

2. 外来神经的作用　一般来说，副交感神经兴奋能加强肠运动，而交感神经兴奋则对肠运动起抑制作用。上述效果还与肠肌当时的状态有关。如果肠肌的紧张性高，则无论交感神经还是副交感神经兴奋，都使之抑制；反之，如果肠肌的紧张性低，则二者兴奋都能增强其活动。

3. 体液因素的作用　除乙酰胆碱和去甲肾上腺素外，还有一些肽类和胺类激素，如P物质、脑啡肽和5-羟色胺，都有促进肠运动的作用。

【案例分析】

1. 为什么说胰液是最重要的消化液？

胰液中含有能够水解三大营养物质的消化酶，是所有消化液中作用最全面、消化能力最强的一种。因此，胰液是最重要的消化液。如果胰液分泌不足或障碍，即使其他消化液分泌正常，也会影响脂肪和蛋白质的消化吸收。

2. 胰液中蛋白消化酶以酶原形式储存和分泌，有何意义？

可以防止胰液中的蛋白酶对胰腺自身进行消化。

3. 为什么急性胰腺炎发病与胆道疾患、酗酒和暴饮暴食等因素有关？

暴饮暴食等行为能够刺激胰液大量分泌；胆结石和胆囊炎可至胰液排出不畅或受阻，造成大量胰液淤积在胰腺组织中。

▌ 任务五　大肠内消化

案例导入 ◆

　　陈某，女，29 岁，教师。大便干结，形状或像栗子，或像羊屎，四五天才有一次，艰涩难下，已经有 10 年时间。严重时用开塞露通便，甚至有时大便带血，医院诊断为痔疮。

　　思　考

　　陈某便秘的生理学基础是什么？

　　人体的大肠内没有重要的消化活动，大肠的主要功能是吸收水和电解质，参与机体对水、电解质平衡的调节，吸收由结肠内细菌合成的 B 族维生素和维生素 K；完成对食物残渣的加工，形成并暂时储存粪便。

一、大肠液的分泌和大肠内细菌的作用

　　大肠液是由大肠黏膜的柱状上皮细胞和杯状细胞分泌的，其主要成分是黏液和碳酸氢盐，pH 为 8.3 ～ 8.4。大肠液的主要作用是保护肠黏膜免受机械损伤和润滑粪便。大肠液的分泌主要由食物残渣对肠壁的机械性刺激所引起。

　　大肠内有很多细菌，其中最主要的是大肠埃希菌、葡萄球菌等。这些细菌来自空气和食物，在大肠内适宜的酸碱度和温度环境下，得以大量繁殖。细菌对糖和脂肪的分解称为发酵，能产生乳酸、醋酸、二氧化碳和沼气等；细菌对蛋白质的分解称为腐败，能产生氨、硫化氢、组胺等。这些分解产物大部分是有害的，大部分随粪便和气体排出体外。当消化不良或便秘时，机体不能及时清除这些有害物质，则会被吸收入血，损害肝脏的功能。

　　大肠内的细菌还能利用食物残渣合成 B 族维生素和维生素 K，被人体吸收后有一定的营养作用。因此长期使用肠道抗生素的人，会有上述维生素的缺乏，应注意补充。

二、大肠的运动和排便

（一）大肠运动的形式

　　大肠的运动少而慢，对刺激的反应也迟钝，这种特质有利于形成和储存粪便。

　　1. 袋状往返运动　这种形式的运动在空腹时最多见，类似于小肠的分节运动，是由环形肌的不规则收缩引起的。它能使结肠袋中的内容物向两个方向做短距离的位移，但并不向前推进。作用是促进水分的充分吸收。

　　2. 分节推进或多袋推进运动　是一个结肠袋或一段结肠收缩，将内容物推移到下一肠段的运动。进食后或给予拟副交感药物时，该运动加强。

3. 蠕动　大肠的蠕动是由一些稳定向前的收缩波组成，它的推动力较强，尤其在降结肠。大肠还有一种速度很快且向前推进很远的蠕动，称为集团蠕动。该运动多在早餐或进食后产生，每日可发生 3～4 次，通常开始于横结肠，可将一部分内容物推送至降结肠或乙状结肠，从而产生便意。

（二）排便

食物残渣在大肠内停留的时间一般在 10 h 以上，因绝大部分水分、无机盐和维生素被大肠黏膜吸收而浓缩成粪便。一般情况下人的直肠内没有粪便，当肠的蠕动将粪便推入直肠时，可刺激直肠内的感受器，冲动经盆神经和腹下神经传入脊髓腰骶部的初级排便中枢，同时上传至大脑皮层的高级排便中枢引起便意。如果条件不许可，大脑皮层高级中枢将发出抑制性的传出冲动，抑制排便；如果条件许可，大脑皮质发出兴奋性的传出冲动，使初级中枢兴奋，冲动沿盆神经传出，使降结肠、乙状结肠和直肠收缩，肛门内括约肌舒张，同时，阴部神经的传出冲动减少，肛门外括约肌也舒张，粪便排出体外。此外，排便时，腹肌和膈肌收缩以增加腹压，促进排便。

正常人的直肠黏膜对粪便的压力刺激有一定的阈值，当达到此阈值时，会引起便意而排便。如果经常有意识地抑制排便，则直肠黏膜感受器对粪便的刺激逐渐变得不敏感，阈值会升高，这样粪便在肠腔内的停留时间会延长，造成水分吸收过多而粪便干结，不易排出，这是产生便秘的常见原因之一。

粪便胶囊

大便做"药"：粪便菌群移植

[知识链接]

粪便菌群移植（FMT），顾名思义，就是将健康人粪便中的功能菌群，移植到患者胃肠道内，重建具有正常功能的肠道菌群，实现肠道及肠道外疾病的治疗。迄今，全世界已有数千例患者接受 FMT 治疗，这种新型疗法的迅速崛起使越来越多的患者受益。随着临床逐步认可了 FMT 的治疗效能，研究人员也同时开始寻找家庭搅拌机式灌肠 FMT 的替代方式，包括生产制造 FMT 成品、粪便银行、使用冷冻粪便代替新鲜粪便以及探索人工合成的替代品。

【案例分析】

陈某便秘的生理学基础是什么？

正常人直肠内没有粪便，当粪便被推入直肠，可刺激直肠壁内的感受器，冲动沿盆神经和腹下神经传至脊髓腰骶部的初级排便中枢，同时传到大脑皮层引起便意，如条件允许，肛门括约肌舒张，粪便排出体外；如果条件不允许，皮质发出冲动，抑制初级排便中枢，括约肌紧张性增加，便意消失。如果经常抑制便意，直肠对粪便压力刺激的阈值增加，使大便在大肠内停留过久，水分吸收过多而干硬，造成排便困难，经常便秘，还可引起痔疮、肛裂等疾病。

▌任务六 吸收

案例导入 ◆

　　王某，男，16岁。某日下午5时许，因急性绞窄性肠梗阻、肠坏死、中毒性休克，行手术切除坏死小肠约4.09 m，测量剩余小肠67 cm，残余小肠无回盲瓣。术后营养状态较差，经检验血钾、钙、镁低于正常值。目前，王某用营养液维持营养，如将服用量减少，不到半月即出现明显不适。

思　考 ....

从消化系统吸收的方面来看，切除小肠对人体健康有影响吗？

一、吸收的部位和途径

　　食物的消化产物、无机盐、水分和维生素等通过消化道黏膜进入血液和淋巴液的过程称为吸收。消化道不同部位的吸收能力差异很大（图6-2）。口腔和食管基本上没有吸收功能，但有些药物，如硝酸甘油舌下含服能被口腔黏膜吸收；胃仅能吸收乙醇、少量水分和某些药物（如阿司匹林）等；大肠主要吸收水分、无机盐和少量维生素。绝大部分的营养物质都在小肠进行吸收，小肠是吸收的主要部位。这与小肠的形态结构和组织特点息息相关：①小肠的吸收面积巨大。经过小肠黏膜上的环形皱襞、皱襞上的绒毛、绒毛上柱状上皮细胞的微绒毛等结构多级放大，使大约6 m长的小肠吸收面积增大约600倍，达到200 m² 左右。②小肠具有吸收的结构。绒毛内平滑肌、神经、毛细血管和毛细淋巴管十分丰富，平滑肌运动可使绒毛作有节律的舒缩活动，促进食糜与黏膜的接触，加速血液和淋巴液的流动，从而有利于吸收。③食物在小肠内停留的时间长，为3～8 h。④小肠内食物已被充分消化成可吸收的小分子物质。因此，食物经过小肠后，吸收已基本完成。除吸收营养物质外，人体消化道每日分泌多达6～7 L的各种消化液水分，绝大部分也在小肠内被重吸收。

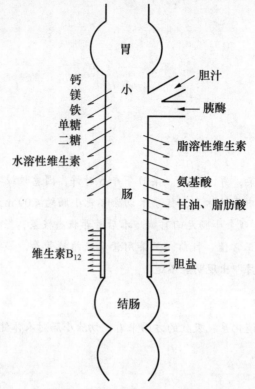

图 6-2　各种营养物质在消化管中的吸收部位模式图

　　营养物质和水的吸收可通过跨细胞途径和旁细胞途径来完成。跨细胞途径即通过绒毛柱状上皮细胞的腔面膜进入细胞内，再通过细胞底侧膜到达细胞间液进而入血液或淋巴液；旁细胞途径为通过细胞间的紧密连接，进入细胞间隙，然后再转入血液或淋巴液。营养物质的跨膜机制包括单纯扩散、易化扩散、主动转运和入胞作用等。

二、主要营养物质的吸收

（一）糖类的吸收

　　多糖类物质只有经胃肠道中的各类淀粉酶分解为单糖后才能被吸收。单糖的吸收是逆浓度差进行的与 Na^+ 偶联的继发性主动转运。在小肠黏膜上皮细胞的管腔面上存在一种 Na^+ 依赖载体，当肠腔中 Na^+ 浓度较高时，载体便与 Na^+ 结合，结合后的载体对葡萄糖的亲和力最大，于是载体便又与葡萄糖结合，形成 Na^+- 载体 - 葡萄糖复合物转运入细胞内，葡萄糖在细胞内与复合物分离，以易化扩散方式通过细胞底侧膜入血。由于各种单糖与载体的亲和力不同，因而吸收率也各异。

（二）蛋白质的吸收

　　食物中的蛋白质经各种蛋白酶水解消化为小分子肽和氨基酸后，几乎全被小肠黏膜吸收。其吸收机制与葡萄糖类似，也是 Na^+ 依赖载体的继发性主动转运。目前已证明有三种不同氨基酸的特殊运载系统，分别转运中性、碱性和酸性的氨基酸。另外，还存在二肽和三肽转运系统，也属于继发性主动转运，动力来自 H^+ 跨膜转运。进入细胞的二肽和三肽可被细胞内的二肽酶和三肽酶分解为氨基酸，然后进入血液循环。

（三）脂肪的吸收

脂肪吸收的主要形式是甘油、甘油一酯、游离脂肪酸和胆固醇等。甘油溶于水，可与单糖一起被吸收。脂肪酸、甘油一酯不能溶于水，必须先与胆盐结合形成可溶于水的混合微胶粒，才能透过肠黏膜表面的水层到达微绒毛。随后，甘油一酯、脂肪酸和胆固醇溶于细胞膜的脂质双分子层内而进入细胞内，而胆盐不溶于脂质膜，一部分留在肠腔继续发挥作用，另一部分进入胆盐的肝－肠循环。长链脂肪酸和甘油一酯进入细胞后，在小肠上皮细胞的内质网中被加工成三酰甘油，并与细胞中的载脂蛋白形成乳糜微粒，乳糜微粒在高尔基体中包裹在囊泡内，然后以胞吐方式离开上皮细胞，进入淋巴。中、短链脂肪酸可直接进入血液循环。由于食物中的动、植物油中含长链脂肪酸多，故脂肪分解产物多被吸收入淋巴。

（四）维生素的吸收

维生素分为水溶性维生素和脂溶性维生素。脂溶性维生素 A、D、E、K 的吸收机制与脂肪的吸收类似。水溶性维生素主要以易化扩散的方式在小肠上段被吸收，但维生素 B_{12} 必须与胃黏膜壁细胞分泌的内因子结合形成复合物，才能在回肠被吸收。

（五）无机盐和水的吸收

1. 钠离子和水的吸收　正常成年人每天摄入的钠和消化腺分泌的钠，95% ～ 99% 都被胃肠道吸收了，从粪便排出的钠不到 4 mmol。钠的吸收是主动的，肠上皮细胞的底侧膜上的钠泵将胞内的 Na^+ 主动转运入血，造成胞内 Na^+ 浓度降低，肠腔内 Na^+ 借助于刷状缘上的载体，以易化扩散的形式进入细胞内。由于这种载体往往和单糖和氨基酸共用，所以钠的主动吸收为单糖和氨基酸提供动力。

水的吸收是被动的，各种溶质，特别是钠离子的主动吸收所产生的渗透压梯度是水吸收的主要动力。由于钠离子的主动吸收，肠壁细胞间隙与组织间隙中钠离子浓度升高，导致渗透压的上升，吸引管腔内的水分通过细胞膜和细胞之间的紧密连接进入细胞间隙和组织间隙，最后由于细胞和组织间隙静水压的升高，使得钠和水一起进入毛细血管融进血液。

在小肠内吸收的负离子主要是 Cl^- 和 HCO_3^-。由 Na^+ 主动转运产生的电位差可促使肠腔内的负离子向细胞内移动。

2. 铁的吸收　正常人体每日吸收约 1 mg 的铁，仅为食物含铁量的 10 %。胃酸有利于铁的溶解，能促进铁的吸收。维生素 C 能使食物中的三价铁还原成亚铁而促进铁的吸收。铁吸收的主要部位在十二指肠和空肠上段。这些部位的肠上皮细胞能向肠腔中释放转铁蛋白，转铁蛋白能与铁离子形成复合物，进而以受体介导式的胞饮作用入胞。转铁蛋白在胞内释放出铁离子后，再被重新释放入肠腔。

3. 钙的吸收　食物中的钙仅有一小部分被吸收，大部分随粪便排出。影响钙吸收的主要因素是维生素 D 和机体对钙的需要量。维生素 D 有促进小肠上皮细胞对钙吸收的作用。儿童、孕妇和乳母对钙的需求量大，钙的吸收增多。此外，钙只有在水溶液状态下，如氯化钙、葡萄糖酸钙溶液等，而且在不被肠腔中任何其他物质沉淀的情况下，才能被吸收。肠内容物的酸度对钙的吸收有重要影响，在 pH 为 3 左右时，钙的吸收最好。肠内容物的磷酸盐过多，会形成不溶解的磷酸钙，不能被吸收。此外，脂肪性食物对钙的吸收有促进作用，脂肪分解释放脂肪酸，后者可与钙结合形成钙皂，与胆汁酸结合后形成水溶性复合物而被吸收。

【案例分析】

从消化系统吸收的方面来看，切除小肠对人体健康有影响吗？

小肠是人体消化吸收的主要场所。正常人的小肠长度大多在 4～7 m，如果少于 2 m 即被称为"短肠"，而王某的小肠已属于"短肠"，叫做"短肠综合征"。多由广泛小肠切除、小肠短路手术造成保留肠管过少，营养物质的吸收障碍、腹泻和营养障碍。严重者可危及病人生命。除保守治疗，目前已经可以采取外科治疗手段进行纠正。如小肠移植，1999 年成功施行国内首例亲属供肠的活体小肠移植，目前共完成此类手术 16 例，患者最长存活时间已经接近 20 年，成为国际上存活时间最长的"换肠人"之一。所以，切除大量小肠肯定对健康有严重影响。

学习检测

1. 食物消化和吸收的主要部位在哪里？为什么？
2. 简述人体对食物中糖、蛋白质、脂肪的消化和吸收过程。

项目七
肾脏的排泄 ————————————————————————

学习目标

　　1. 掌握尿液生成的基本过程和影响因素。

　　2. 熟悉肾脏的泌尿功能及其在维持机体内环境相对稳定中的作用。

　　3. 了解肾脏的内分泌功能及解剖生理特点；了解尿的排放。

　　排泄是机体新陈代谢的过程中，将所产生的代谢终产物以及不需要或过剩的物质，由排泄器官向体外输送的生理过程。机体的排泄器官和途径有：①由呼吸器官排泄，主要是二氧化碳和一部分水；②由肠道排泄，主要是胆色素以及一些无机盐类；③由皮肤的汗腺排泄．主要是以汗液的形式排泄一定量的水、氯化钠、尿素、尿酸等；④由肾脏排泄，主要以尿液形式排泄水和各种溶于水的代谢废物。其中，肾脏排泄物质种类最多，量也最大。因此，肾脏是机体排泄的主要器官，在排泄过程中发挥重要作用。除排泄功能外，肾脏还具有内分泌功能，分泌肾素、促红细胞生成素等多种生物活性物质。本章将重点了解肾脏的排泄功能。

■ 任务一　概述

案例导入　◆────

　　患者，女，已婚，35 岁。拟行妇科 B 超检查，为方便观察，需增加膀胱内尿量。医生嘱患者尽快大量饮水，以增加尿液。

思　考 ⋯⋯⋯⋯⋯⋯⋯⋯⋯⋯⋯⋯⋯⋯⋯⋯⋯⋯⋯⋯⋯⋯⋯⋯⋯⋯⋯⋯⋯⋯⋯

饮用清水增加尿量的原理是什么？

一、肾脏结构特点

　　正常人体有两颗肾脏，在脊柱两侧左右各一。肾实质由位于表层、富有血管的皮质和位于深部的髓质两部分构成。

（一）肾的解剖特点

　　1. 肾单位和集合管　产生尿液的基本功能单位是肾单位。肾单位由肾小体和与之相连的肾小管构成（图 7-1）。其中，肾小体由肾小球（肾小球是入球小动脉和出球小动脉之间的毛细血管网）和肾小囊构成。肾小管由远端小管、髓袢和近端小管构成。其中，髓袢按照走向又可以分为升支和降支两部分，每部分均包括粗段和细段。远端小管经连接小管与集合管相连。尽管集合管不属于肾单位，但是其功能与肾单位中的远端小管相似，均在尿液浓缩过程中起关键作用。

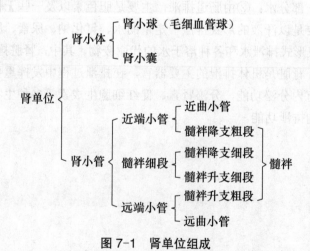

图 7-1　肾单位组成

　　前边提到肾脏分为皮质和髓质两部分，肾单位根据其所在的部分可分为皮质肾单位和近髓肾单位。皮质肾单位占肾单位总数的 85% ～ 90%，其肾小体位于外皮质和中皮质层，且肾小体相对较小，髓袢较短，其出球小动脉在肾小管外形成毛细血管网。近髓肾单位占肾单位总数的 10%～15%，其肾小体位于靠近髓质的内皮质层，且肾小球较大，髓袢较长，其出球小动脉有两种：一种在肾小管周围形成毛细血管网；另一种是细而长的 U 形直小血管。

2. 球旁器　球旁器包括球旁细胞、致密斑和球外系膜细胞三部分。球旁细胞也称为颗粒细胞，是由位于入球小动脉的平滑肌细胞特殊分化而来，细胞中有分泌颗粒，能够合成、储存和分泌肾素。致密斑是由位于髓袢升支粗段远端部的高柱状上皮细胞组成，它能通过感受 NaCl 浓度传递信息，调节肾素的分泌和该肾单位肾小球的滤过率。球外系膜细胞是位于入球小动脉、出球小动脉和致密斑之间的一群细胞，具有吞噬和收缩等功能。

（二）肾的神经支配

肾脏分布的神经主要是交感神经，可支配肾动脉（尤其是入球和出球小动脉的平滑肌）、肾小管和球旁细胞。其节后末梢释放的递质为去甲肾上腺素，可调节肾血流量、肾小球滤过率、肾小管重吸收和肾素释放。

二、肾脏血液循环特点及调节

（一）肾脏血液循环特点

肾脏血液循环主要有两大特点。首先，肾血流量大，且不同部位供血不均。尽管肾脏仅占体重的 0.5%，但是安静时的血流量可以占到心输出量的 20%～25%，因此是机体供血量最丰富的器官。肾脏的血流主要分布在肾皮质，约占总血供的 94%。另外，肾脏具有两套毛细血管网。入球小动脉分支相互吻合形成肾小球毛细血管网，其血压较高，有利于肾小球毛细血管中血浆的滤过。肾小球毛细血管网汇集形成出球小动脉，离开肾小体后分支吻合形成肾小管周围毛细血管网或小血管。肾小管周围毛细血管网主要位于皮质肾单位，其血管内压力低，但是胶体渗透压高，有利于肾小管的重吸收。近髓肾单位出球小动脉分支主要形成两种小血管，其中网状小血管缠绕在邻近近曲小管和远曲小管周围，U 形的直小血管与髓袢并行，对髓质高渗状态维持起重要作用。

（二）肾血液循环调节

1. 自身调节　在安静时，当肾动脉血压在 80～160 mmHg 之间变动时，肾血流能维持相对稳定，这对于肾排泄功能的正常进行具有重要意义。

关于肾血流量自身调节的机制，目前有肌源性机制和管 - 球反馈两种学说。

（1）肌源性学说：目前关于肾血流量的调节以肌源性学说较受重视。肌源性学说认为，当灌注压升高时，肾入球小动脉血管平滑肌因压力升高而受牵张刺激加大，有更多的 Ca^{2+} 从胞外进入胞内，使平滑肌的收缩加强，血管口径变小，血流阻力加大。反之，当动脉血压降低时，肾入球小动脉平滑肌受牵张刺激减小，血管平滑肌舒张，血管口径增大，血流阻力减小。当动脉血压低于 80 mmHg 时，平滑肌舒张达到极限；而当动脉血压高于 160 mmHg，平滑肌达收缩极限，故肾血流量随血压改变而变化。

（2）管－球反馈学说：管－球反馈是自身调节的另一种机制。当肾血流量和肾小球滤过率增加时，到达远曲小管致密斑的小管液的流量增加，Na^+、K^+、Cl^- 的转运速率也增加，致密斑将信息反馈至肾小球，使入球小动脉和出球小动脉收缩，结果是使肾血流量和肾小球滤过率相应减少而恢复正常。相反，当肾血流量和肾小球滤过率下降时，小管液在髓袢的流速变慢，使 NaCl 在髓袢升支的重吸收增加，结果导致流经致密斑处的NaCl 浓度降低，致密斑的信号传递引发相应效应，最终使肾小球滤过压恢复正常。这种小管液流量变化影响肾小球滤过率和肾血流量的现象称为管－球反馈，目前详细机制尚不十分清晰。

2.神经和体液调节　入球小动脉和出球小动脉的血管平滑肌受到肾交感神经支配。其兴奋时，可引起肾血管强烈收缩，肾血流量减少。体液因素中，去甲肾上腺素、肾上腺素、血管升压素、血管紧张素 II 和内皮素等，均可引起血管收缩，使肾血流量减少。肾组织中生成的 PCI_2、PGE_2、NO 和缓激肽等，可引起肾血管舒张，使肾血流量增加；而腺苷则引起入球小动脉收缩，肾血流量减少。

【案例分析】

饮用清水增加尿量的原理是什么？

静脉快速输入大量生理盐水或大量饮用清水时，尿量都会发生增多的现象，但增多的原因却不同。静脉快速输入大量生理盐水时，尿量增多的原因有三个：

一是血浆胶体渗透压由于血浆蛋白浓度的下降而降低，使有效滤过压增高，肾小球滤过率增高；

二是肾血浆流量增加，也可使肾小球滤过率增高；

三是血容量增加，可使血管升压素分泌减少，水的重吸收减少。大量饮清水后，尿量增加的原因是：血浆晶体渗透压下降，对渗透压感受器的刺激减弱，使下丘脑视上核、室旁核神经元合成血管升压素减少，神经垂体释放血管升压素减少，远曲小管和集合管对水通透性减低，水的重吸收减少，尿量增多。

任务二　尿的生成过程

案例导入 ◆

老张，男，55岁，已婚。近2个月以来一直有多饮、多食、多尿的表现，到医院内分泌科门诊就诊，检查体重下降4 kg，空腹血糖12.5 mmol/L，医生怀疑为糖尿病，嘱老张做口服糖耐量试验（OGTT）。

思　考 ....

糖尿病患者为何多尿？

尿液源于血浆，在肾单位和集合管的共同作用下，经过肾小球的滤过、肾小管和集合管的重吸收与分泌生成。

一、肾小球的滤过

当血液经过肾小球毛细血管网时，除蛋白质分子外几乎所有的成分均可被滤过进入肾小囊腔，形成超滤液，也称为原尿，这是尿生成的第一步。

（一）滤过膜的构成及通透性

肾小球毛细血管内的血浆经过滤进入肾小囊，毛细血管与肾小囊之间的结构为滤过膜。它由毛细血管内皮细胞、基膜和肾小囊上皮细胞三层构成。最里层是毛细血管内皮细胞，细胞上有许多直径为70～90 mm的窗孔，小分子溶质和小分子蛋白质可自由通过，但血细胞不能通过；内皮细胞表面有带负电荷的糖蛋白，可阻碍带负电荷的蛋白质通过。中层的基膜为非结构性细胞，由基质和带负电荷的蛋白质构成。膜上的多角形网孔直径为2～8 nm，其大小决定了不同溶质是否可以通过，同时其也是阻碍血浆蛋白质滤过的重要屏障。外层为肾小囊上皮细胞，其突起相互交错，之间形成滤过裂隙膜，膜上的小孔直径为4～11 nm，是滤过膜的最后一道屏障。

正常人双肾全部肾小球总滤过面积达1.5 m² 左右，且保持相对稳定。不同物质通过滤过膜的能力取决于物质分子大小及所带的电荷。一般来说，分子有效半径小于2 nm的物质（如葡萄糖）可自由滤过，有效半径大于4.2 nm的物质不能滤过。有效半径相同时，带正电荷的比带负电荷的容易通透。在病理情况下，滤过膜的面积和通透性均可发生变化，从而影响肾小球的滤过。

（二）肾小球的有效滤过

1. 肾小球滤过率　单位时间内（每分钟）两侧肾生成的超滤液量，称为肾小球滤过率（GFR, glomerular filtration rate），是衡量肾功能的重要指标之一。正常成人的肾小球滤过率均值为 125 mL/min，即每天滤过总量可达 180 L。

2. 有效滤过压　有效滤过压可用来表示肾小球毛细血管上任何一点的滤过动力，是指促进超滤的动力和阻碍超滤的阻力之间差值。其中，超滤的动力包括肾小球毛细血管静水压和肾小囊内超滤液胶体渗透压，超滤的阻力包括肾小球毛细血管血浆胶体渗透压和肾小囊内的静水压。用公式表示为肾小球有效滤过压 =（肾小球毛细血管静水压 + 肾小囊内超滤液胶体渗透压）-（血浆胶体渗透压 + 肾小囊内静水压）。在肾小球毛细血管的不同部位，其渗透压是不同的。这主要是由于肾小球毛细血管内的血浆胶体渗透压是变化的。因为正常情况下血浆中的蛋白质不能通过滤过膜，因此血液在从入球小动脉流向出球小动脉的过程中，蛋白质浓度不断增加，滤过阻力逐渐增加。因此，越靠近出球小动脉，有效滤过压越小。当滤过阻力等于滤过动力时，有效滤过压为零，称为滤过平衡，此时滤过停止。

（三）肾小球滤过的影响因素

肾小球的滤过主要受三方面的因素影响，包括滤过膜因素、有效滤过压因素和肾血浆流量因素。

1. 滤过膜因素　滤过膜的通透性和滤过面积会影响肾小球的滤过。正常情况下滤过膜的通透性比较稳定，但是某些病理情况下通透性会发生很大变化，例如肾小球肾炎会导致滤过膜通透性增大，导致蛋白尿。有效滤过面积减少也会导致滤过率降低。例如急性肾小球肾炎可能导致毛细血管阻塞，活动的肾小球数量减少，可出现少尿甚至无尿。

2. 有效滤过压因素

（1）肾小球毛细血管压：肾小球毛细血管压较高。如前所述，在安静状态下，当血压在 80 ~ 160 mmHg 之间变动时，肾血流能通过自身调节维持相对稳定，肾小球滤过率基本不变。在此调节范围之外，肾小球毛细血管压、有效滤过压和肾小球滤过率均会发生相应变化。例如剧烈运动、血容量减少、情绪激动等情况下，会使交感神经活动加强，入球小动脉强烈收缩，使肾血流量和肾小球毛细血管压下降，从而影响肾小球的滤过率。

（2）囊内压：正常情况下囊内压稳定在 10 mmHg 左右。当输尿管结石、肿瘤压迫或其他原因导致输尿管阻塞时，可引起逆行性压力升高，进一步引起囊内压升高，最终使有效滤过压和肾小球滤过率降低。

（3）血浆胶体渗透压：正常情况下，血浆胶体渗透压不会发生大幅度变化。但是，当快速静脉注射大量生理盐水稀释了血浆蛋白、肝功能严重受损血浆蛋白合成减少或者肾毛细血管通透性增加使血浆蛋白大量丢失，均会导致血浆蛋白减少，使血浆胶体渗透压下降，最终使有效滤过压和肾小球滤过率增加。

3. 肾血浆流量因素　肾血浆流量可通过改变滤过平衡点影响肾小球滤过率。当肾血浆流量增大时，肾小球毛细血管血浆胶体渗透压上升速度减缓，滤过平衡点向出球微动脉端移动，甚至不出现滤过平衡，因此增加了滤过面积，肾小球滤过增加；反之，滤过平衡点向入球微动脉端移动，滤过面积减少，肾小球滤过减少。

二、肾小管和集合管的重吸收

原尿进入肾小管后称为小管液。小管液流经肾小管和集合管后，某些成分被上皮细胞转运返回血液的过程，称为肾小管和集合管的重吸收。在重吸收的过程中，葡萄糖和氨基酸全部被重吸收，Na^+、Ca^+ 和尿素等可不同程度地重吸收，而肌酐、K^+ 和 H^+ 等则可被分泌到小管液中而排出体外，因此肾小管和集合管的重吸收、分泌和排泄是具有选择性的。

肾小管和集合管物质转运的方式分为主动转运和被动转运两种。被动转运包括扩散、渗透和易化扩散。另外，当水分子通过渗透被重吸收时，一些溶质随着水分子被重吸收，这种方式称为溶剂拖曳。

主动转运是指小管上皮细胞逆电化学梯度，将小管内的溶质主动转运到小管外组织间隙或血液的过程，包括原发性主动转运和继发性主动转运。前者包括质子泵、Na^+-K^+ 泵和钙泵等；后者包括 Na^+-葡萄糖、Na^+-氨基酸、Na^+-K^+-$2Cl^-$ 同向转运以及 Na^+-H^+ 和 Na^+-K^+ 等的逆向转运。

由于肾小管和集合管各段结构和功能以及小管液成分的不同，因此各段的物质转运方式、转运量和转运机制也具有差异。下边将讨论肾小管和集合管各段对于集中重要物质的转运。

（一）近端小管

总的来看，近端小管重吸收的物质种类最多，量也最大。

1. Na^+、Cl^- 和水的重吸收　近端小管是 Na^+、Cl^- 和水重吸收最重要的部位，其中在近端小管的前半段主要靠跨膜途径重吸收，约吸收其中的 2/3；后半段主要靠细胞旁途径重吸收，约吸收其中的 1/3。

在近端小管的前半段，Na^+ 进入上皮细胞的过程与葡萄糖、氨基酸同向偶联转运，与 H^+ 逆向偶联转运。由于上皮细胞基底膜钠泵的作用，细胞内的 Na^+ 被泵出至细胞间隙，细胞内 Na^+ 浓度低，小管液中的 Na^+ 和细胞内的 H^+ 由顶端膜的 Na^+-H^+ 交换体逆向转运，Na^+ 顺化学梯度进入上皮细胞内，H^+ 被分泌到小管液中。进入上皮细胞的 Na^+ 被上皮细胞基底膜钠泵作用，泵出至细胞间隙。

在近端小管前半段，因 Na^+-H^+ 交换使细胞内的 H^+ 进入小管液，而 HCO_3^- 可以被重吸收，而 Cl^- 不被重吸收，因此导致小管液中 Cl^- 浓度高于管周组织间液。最终在近端小管后半段，小管液中 Cl^- 浓度较细胞间液中 Cl^- 浓度高 20% ～ 40%。因此 Cl^- 顺浓度梯度经紧密连接进入细胞间液（即细胞旁途径）而被重吸收。由于 Cl^- 被动扩散进入间隙后，造成小管液中正离子增加，造成内外电势差，使小管液中的 Na^+ 顺电位梯度通过细胞旁途径被动重吸收。

近端小管对水的重吸收是通过渗透作用进行的。由于上皮细胞主动和被动重吸收

Na^+、HCO_3^-、Cl^-、葡萄糖和氨基酸进入细胞间隙，导致小管液的渗透压降低，细胞间液渗透压升高。水在该渗透压作用下，经跨细胞途径和细胞旁途径进入细胞间液，然后进入管周毛细血管而被重吸收。因此，近端小管中物质的重吸收是等渗性重吸收，小管液为等渗液。

2. HCO_3^- 的重吸收　正常情况下，肾小球滤过的 HCO_3^- 几乎全部被肾小管和集合管重吸收，其中约80%是被近端小管重吸收的。血液中 HCO_3^- 以 $NaHCO_3$ 的形式存在，进入肾小囊后解离为 Na^+ 和 HCO_3^-，HCO_3^- 不易通过管腔膜，但是可以和 Na^+-H^+ 交换进入小管液的 H^+ 结合形成 H_2CO_3，然后很快解离成 CO_2 和水。CO_2 通过单纯扩散进入上皮细胞，在上皮细胞碳酸酐酶的作用下形成 H_2CO_3，并进一步解离为 H^+ 和 HCO_3^-。大部分 HCO_3^- 与其他离子以同向转运方式进入细胞间液。可见，HCO_3^- 重吸收主要是通过与 H^+ 结合以 CO_2 的形式进行的，碳酸酐酶在其中发挥重要作用。正常人尿液中一般不含有 HCO_3^-，因为肾小管分泌的 H^+ 较为丰富，可与 HCO_3^- 充分结合后解离。但是当 HCO_3^- 超过 H^+ 分泌量时，或者碳酸酐酶作用被抑制时，尿液中会出现 HCO_3^-。

3. K^+ 的重吸收　小管液中 K^+ 有65%～70%是在近端小管被重吸收的，该重吸收比例较为固定。近端小管对 K^+ 的重吸收是逆浓度差的主动转运。

4. 葡萄糖和氨基酸的重吸收　在正常情况下，尿液中几乎不含葡萄糖，说明其被全部重吸收。其重吸收的主要部位在近端小管，特别是近端小管的前半段。前边提到，在近端小管的前半段，Na^+ 进入上皮细胞的过程与葡萄糖、氨基酸同向偶联转运。因此，葡萄糖主要是以该方式被动转运进入细胞的。进入后通过基底侧膜中的葡萄糖转运体以易化扩散方式转运进入细胞间液。

当血中的葡萄糖浓度超过 180 mg/100 mL 时，一部分近球小管上皮细胞吸收葡萄糖已达极限，葡萄糖就不能被全部重吸收，尿中开始出现葡萄糖。此时的血浆葡萄糖浓度称为肾糖阈。每一肾单位的肾糖阈不完全相同。当血糖浓度进一步升高，尿中葡萄糖浓度也随之升高；当血糖浓度达到 300 mg/100 mL 时，近球小管上皮细胞吸收葡萄糖均达到或超过了对葡萄糖的最大转运率，此时每分钟对葡萄糖的滤过量达到了两肾重吸收的极限，尿糖浓度随血糖浓度的升高平行升高。正常两肾葡萄糖重吸收的极限值，男性平均约为 375 mg/min，女性平均约为 300 mg/min。

氨基酸的重吸收的部位同样主要在近端小管，且吸收方式也是继发性主动吸收，且需要 Na^+ 的存在，但是有多种类型的氨基酸转运体。

5. Ca^{2+} 的重吸收　肾小球滤过的 Ca^{2+} 约有70%是在近端小管被重吸收。近端小管对 Ca^{2+} 的重吸收，80%是以溶剂拖曳的方式经细胞旁途径实现，20%是由跨细胞途径实现。

（二）髓袢

髓袢降支细段对 Na^+ 不易通透，但是对水通透性较高。因此小管液在该段流动过程中，渗透压逐渐升高。而髓袢升支细段与降支细段相反，对水不易通透，但是对 Na^+、Cl^- 通透性较高，因此小管液在该段流动时，渗透压逐渐降低。髓袢升支粗段是髓袢对

NaCl 进行主动重吸收的主要部位，但是对水不通透，因此小管液在该段流动时，渗透压逐渐降低，但是管外渗透压逐渐升高。该段顶端膜中有 Na^+-K^+-2Cl^- 同向转运体，可同时使 1 个 Na^+、1 个 K^+ 和 2 个 Cl^- 进入上皮细胞。进入细胞后 Na^+ 和 Cl^- 进入细胞间液，而 K^+ 则顺浓度梯度返回小管液，造成小管液正电位，形成的电位差可使 Na^+、K^+、Ca_2^+ 等正离子经细胞旁途径被动重吸收。使用哇巴因抑制钠泵可使 Na^+ 和 Cl^- 重吸收减少；而使用呋塞米可抑制 Na^+-K^+-2Cl^- 同向转运，也会使 Na^+ 和 Cl^- 重吸收减少。

另外，髓袢升支粗段还可以对 HCO_3^- 的进行重吸收，吸收方式与近端小管相同。

（三）远端小管和集合管

远端小管和集合管对 Na^+、Cl^- 和水的重吸收会根据机体水盐平衡的状态进行调节。Na^+ 的重吸收主要受醛固酮的调节，水的重吸收主要受血管升压素的调节。

在远端小管的始段与髓袢升支粗段类似，对水不通透，对 NaCl 进行主动重吸收，这就导致小管液的渗透压进一步降低。Na^+ 在远端小管和集合管的重吸收是逆化学梯度的主动转运。远端小管始段的顶端膜中有 Na^+-Cl^- 同向转运体，转运 Na^+、Cl^- 进入细胞内，Na^+ 通过钠泵泵出。噻嗪类利尿剂就是通过抑制该处的 Na^+-Cl^- 转运而发挥利尿作用的。

远端小管后段和集合管上皮含有主细胞和闰细胞两类细胞。其中集合管对水的重吸收量取决于主细胞对水的通透性。主细胞管腔膜侧胞质的囊泡内，含有水孔蛋白（AQP-2）。插入上皮细胞管腔膜 AQP-2 的多少决定了上皮对水的通透性，而 AQP-2 受到血管升压素的控制。

三、肾小管和集合管的分泌和排泄

肾小管集合管除了重吸收小管液中的物质外，还会将某些物质转运入管腔，该过程称为肾小管和集合管的分泌或排泄作用。

（一）H^+ 的分泌

H^+ 的分泌在肾小管各段均有，但主要集中在近端小管。H^+ 的分泌与之前提到的 HCO_3^- 的重吸收密切相关。

远端小管和集合管的闰细胞可通过质子泵（H^+-ATP 泵）和 H^+-K^+-ATP 酶两种机制主动分泌 H^+ 到小管液中。小管液中的 H^+ 除了和 HCO_3^- 结合分解为 CO_2 和水之外，也可以与 HPO_4^{2-} 反应生成 $H_2PO_4^-$，还可以与 NH_3 反应生成 NH_4^+。远端小管和集合管对 H^+ 的分泌受到小管液酸碱度的影响。当小管液 pH 降低时，H^+ 的分泌减少。闰细胞的质子泵可逆 1 000 倍浓度差主动转运，因此当小管液 pH 降低到 4.5 时，质子泵停止转运，H^+ 的分泌停止。

肾小管和集合管碳酸酐酶的活性受到 pH 的影响，当 pH 降低时，酶活性增加，生成更多的 H^+，有利于肾脏排 H^+ 保碱。

（二）NH_3 和 NH_4^+ 的分泌

近端小管、髓袢升支粗段和远端小管上皮细胞的谷氨酰胺，在谷氨酰胺酶的作用下

脱氨生成 NH_4^+ 和谷氨酸根，谷氨酸根继续在谷氨酸脱氢酶的作用下生成 α-酮戊二酸和 NH_4^+，α-酮戊二酸生成 2 个分子的 HCO_3^-。该反应过程的限速酶是谷氨酰胺酶。细胞内的 NH_4^+ 与 $NH_3^+H^+$ 两种形式处于一定的平衡状态。NH_4^+ 代替 H^+ 通过上皮细胞管腔膜的逆向转运体（Na^+-H^+ 转运体）进入小管液。而 NH_3 是脂溶性分子，可以通过单纯扩散进入小管腔，也可以通过基底侧膜进入细胞间隙。而 HCO_3^- 则与 Na^+ 一同跨过基底膜侧膜进入细胞间液。因此，每个谷氨酰胺被代谢，会生成 2 个 NH_4^+ 进入小管液，同时生成 3 个 HCO_3^-。该反应主要发生在近端小管。

在集合管中，细胞膜对 NH_3 通透性高，但是对 NH_4^+ 通透性低，因此生成的 NH_3 依靠扩散方式进入小管液，与其中的 H^+ 结合形成 NH_4^+，随尿液排出体外。该反应过程中，每个 NH_4^+ 的排出伴随着 1 个 HCO_3^- 被重吸收回血液。

从上述过程中不难看出，NH_3 的分泌与 H^+ 密切相关。生理条件下，约有 50% 由肾脏分泌的 H^+ 是通过 NH_3 缓冲的。

（三）K^+ 的分泌

远端小管和集合管上皮细胞内的 K^+ 浓度较高，可使 K^+ 顺化学梯度进入小管液。同时，小管液内 Na^+ 顺电-化学梯度进入细胞内，还可以为 K^+ 的分泌提供电位梯度。

远端小管后半段和集合管约有 90% 的上皮细胞是主细胞，可以分泌 K^+。肾脏对 K^+ 的排出量主要取决于主细胞的分泌量。因此影响主细胞 Na^+-K^+-ATP 酶活性以及管腔膜对 Na^+、K^+ 通透性的因素，均可以影响 K^+ 的分泌量。

（四）其他物质的排泄

肾小管和集合管还可以将机体的代谢产物（如肌酐等）及进入机体的药物（如青霉素、酚红等）转运入管腔，排出体外。临床上常用酚红排泄实验来粗略地检查肾小管的排泄功能。

四、肾小管和集合管重吸收和分泌的影响因素

（一）小管液中溶质的浓度

小管液和上皮细胞之间的浓度梯度是水重吸收的动力，因此小管液中溶质浓度升高会阻碍肾小管和集合管对水的重吸收。当小管液中某些物质因为某些因素未被重吸收时，会导致小管液溶质浓度升高，从而由于渗透作用保留一部分水，该部分水会降低 Na^+ 浓度，使小管液和上皮细胞 Na^+ 浓度梯度减小，Na^+ 重吸收减少，进一步使小管液中保留较多的水，使水重吸收减少，尿量和 NaCl 排出增加。这种现象称为渗透性利尿。糖尿病患者血糖浓度过高导致小管液中溶质浓度升高，最终尿量增加的现象就是渗透性利尿的表现。

利用渗透性利尿的原理，注射可以被肾小球自由滤过，但是不被肾小管重吸收的物质（如甘露醇），可以产生利尿进而脱水作用，可用于治疗脑水肿等疾病。

（二）球–管平衡

近端小管对溶质（特别是 Na^+）和水的重吸收会随着肾小球的滤过而变化。当肾小球滤过增加时，近端小管对 Na^+ 和水的重吸收增加；当肾小球滤过降低时，近端小管对 Na^+ 和水的重吸收减少。近端小管对 Na^+ 和水的重吸收占肾小球滤过率的 $65\% \sim 70\%$，这种现象称为球–管平衡。球–管平衡的生理意义在于保持尿钠和尿量的相对稳定。

五、尿液的浓缩和稀释

（一）尿液的渗透压

相比于血浆，尿渗透压变化很大，可低至 $50 \, mOsm/（kg \cdot H_2O）$，也可以高达 $1 \, 200 \, mOsm/（kg \cdot H_2O）$。终尿的渗透压与血浆渗透压接近时，称为等渗尿。终尿的渗透压如果低于血浆渗透压时，称为低渗尿，表明尿液被稀释。终尿的渗透压如果高于血浆渗透压时，称为高渗尿，表明尿液被浓缩。

小管液在肾小管和集合管不同部位时，渗透压可以有很大变化。在近端小管和髓袢中，渗透压的变化是固定的，但是在远端小管后段和集合管中，渗透压和随体内缺水或多水等情况出现大幅变化。近端小管为等渗性重吸收，因此在其末端，小管液渗透压等于血浆渗透压。髓袢降支细段对水高度通透，对 NaCl 和尿素不易通透，因此小管液流经该段渗透浓度逐渐升高，直至与髓质组织液渗透浓度接近。髓袢升支细段对水不通透，对 NaCl 和尿素能通透。小管液 NaCl 浓度高于髓质间液浓度，NaCl 被重吸收；但是尿素浓度低于髓质间液，因此尿素进入小管。最终在流经该段时，小管液渗透浓度逐渐降低。髓袢升支粗段对水和尿素不易通透，但可主动重吸收 NaCl，因此流经该段时，NaCl 不断被重吸收，渗透浓度进一步逐渐下降，至升支粗段末端，小管液相比于血浆渗透浓度为低渗。尿的渗透浓度受到多种因素的影响。

（二）尿液的稀释

尿液的稀释主要发生在远端小管和集合管，主要是由于小管液的溶质被重吸收而水不易被重吸收造成的。在髓袢升支粗段形成的小管液为低渗液。如果体内水过多会使血浆晶体渗透压降低，抑制血管升压素释放，进一步降低了远曲小管和集合管对水的通透性，水不能被重吸收，而 NaCl 仍旧被主动重吸收，导致小管内渗透浓度进一步下降。因此，在饮用大量清水后，最终会导致尿量增加，尿液被稀释。若血管升压素完全缺乏或肾小管和集合管受体缺乏时，可出现尿崩症，每日排出高达 20 L 的尿液。

（三）尿液的浓缩

尿液的浓缩也发生在远端小管和集合管，主要是由于小管液中水的重吸收比率大于溶质被重吸收的比率造成的。其中，肾髓质渗透浓度梯度对尿浓缩至关重要。

1. 肾髓质浓度梯度的形成及机制　髓袢的形态和功能特性是形成肾髓质浓度梯度的重要条件。超滤液从近端小管经髓袢降支由皮质经外髓向内髓流动，然后折返经髓袢升支由内髓经外髓向皮质流动，再经集合管由皮质向内髓流动。这样的排列结构和流动方式使两个并列管道中流动方向相反，出现渗透浓度倍增即逆流倍增现象，从而建立从外髓部到内髓部的渗透浓度梯度。下边将详细讨论肾髓质浓度梯度的形成及机制。

（1）升支粗段：小管液在升支粗段向皮质方向流动过程中，因其上皮细胞主动重吸收 NaCl，但是对水不通透，因此沿流动方向小管液渗透浓度逐渐降低，而小管周围组织渗透浓度升高，形成髓质高渗。因此外髓部组织间隙高渗主要是 NaCl 主动重吸收形成的，该段膜对水的不通透对高渗形成起辅助作用。呋塞米的利尿作用，就是通过抑制该段 Na^+-K^+-$2Cl^-$ 同向转运，降低外髓质的高渗程度，减少水的重吸收产生的。

（2）降支细段：该段对水通透，但对 NaCl 和尿素不通透。由于外髓部到内髓部浓度梯度的存在，小管中的水不断进入组织间隙，因此管内浓度逐渐升高，至髓袢折返处达到峰值。

（3）升支细段：该段对水不通透，对 NaCl 通透，对尿素中等通透。因此小管液从内髓向皮质流动时，NaCl 向组织间隙扩散，导致小管液 NaCl 浓度逐渐降低，组织间液 NaCl 浓度升高。

（4）髓质集合管：尿素对于内髓部组织高渗的形成也具有重要作用。近端小管可吸收尿素，髓袢升支对尿素具有中等程度通透性，内髓部集合管对尿素具有高通透性，其他部位对尿素均不通透或通透很低。因此，小管液流经远端小管时，随着水的重吸收，小管内尿素浓度逐渐升高，到达内髓部集合管时，由于该段对尿素高通透性，尿素向内髓部组织液扩散，增加了内髓部的渗透浓度。由此可见，内髓部组织高渗的形成不仅是由于 NaCl，尿素也参与其中，起到重要作用。另外，由于升支细段对尿素有一定的通透性，故髓质中高浓度的尿素可有一部分进入升支细段，并随着小管液重新进入内髓部集合管，再扩散入髓质的组织液，这一过程称为尿素循环。

2. 直小血管在维持肾髓质高渗中的作用　髓质部的高渗主要是由于 NaCl 和尿素在组织间隙的积聚。而这些物质能够积聚而不被血液循环带走，主要是依赖于直小血管的逆流交换作用。直小血管结构与髓袢类似，是升支和降支并行的血管，其血管壁对水和溶质均具有高通透性。当血液经直小血管降支向髓质深部流动时，组织间液溶质浓度高于直小血管内血浆浓度，因此溶质由组织间隙向直小血管扩散，水由直小血管向组织间隙扩散，从而使直小血管血浆渗透浓度逐渐升高，在折返处达到最高。当直小血管内血液沿升支向皮质方向流动时，溶质和水的扩散方向与降支中恰好相反，血液中的溶质向组织液扩散，水由组织液进入直小血管。这一逆流交换过程使肾髓质的渗透梯度得以保持。直小血管的作用和血流量相关。血流量增加时，直小血管带走的溶质增加，渗透梯度变小；而血流量降低时，会降低肾髓质的供氧量，肾小管主动重吸收 NaCl 的能力降低，髓质部渗透梯度也不能维持。

如前所述，终尿的渗透压随着机体内水和溶质的情况会产生大幅变化，这种变化主要取决于小管中水和溶质重吸收的比例，由远端小管和集合管对水的通透性控制。远端小管和集合管对水的通透性增加时，水的重吸收增加，尿液被浓缩。反之，对水的通透性降低，尿液得不到浓缩，为低渗尿。影响肾髓质高渗形成与维持和影响集合管对水的通透性的因素，均可影响尿液的浓缩，使尿量和渗透浓度发生变化。

六、清除率

（一）概念及计算方法

在单位时间内，两肾能将多少毫升血浆中某种物质完全清除出去，此物质血浆毫升数称为该物质的血浆清除率（clearance rate，C）。以 X 代表该物质，尿液中该物质的浓度以 U_X 表示（mg/100 mL），每分钟尿量以 V 表示（mL/min），血浆中该物质浓度以 P_X 表示（mg/100 mL），那么使用公式表示清除率 C_X，公式为：

$$C_X = \frac{U_X \times V}{P_X}$$

实际上肾脏不可能将一部分血浆中的物质完全清除出去，因此清除率是一个推算的数值。但是清除率可以反映肾对不同物质的排泄能力，是测量肾功能较好的方法。

（二）测定清除率的意义

测定肾小球滤过率　肾每分钟排出某物质（X）的量（$U_X \times V$）应为每分钟肾小球滤过量与肾小管、集合管的重吸收量（R_X）和分泌量（S_X）的代数和。每分钟内肾小球滤过该物质的量，应为肾小球的滤过率（GFR）与该物质血浆浓度（P_X）的乘积，因此 $U_X \times V = GFR \times P_X - R_X + S_X$。

（1）菊粉清除率：如果某物质可以自由滤过，而且既不被重吸收（$R_X = 0$）也不被分泌（$S_X = 0$），则 $U_X \times V = GFR \times P_X$，就可算出肾小球滤过率 GFR。菊粉为外源性植物多糖，在体内不参加代谢，能自由通过肾小球，全部经肾小球滤过，肾小管不分泌也不重吸收，因此是测定肾小球滤过功能理想的外源性物质。在测定过程中，给受试者静脉滴注一定量菊粉使其血浆浓度恒定，之后测定单位时间内尿量和尿中的菊粉浓度，可计算出菊粉的清除率，即肾小球的滤过率。

（2）内生肌酐清除率：使用菊粉测定具有操作不便的缺点，因此临床中常使用内生肌酐清除率代替菊粉清除率来大致推测肾小球的滤过率。内生肌酐是机体代谢产生的肌酐，肾小管和集合管可少量分泌肌酐，也可进行少量重吸收，因此内生肌酐清除率不能完全准确测定肾小球的滤过率，但是在数值上较为接近。在使用内生肌酐清除率进行计算时，应在检测前禁食肉类和避免运动，防止产生肌酐影响结果的准确性。

（三）测定肾血流量

如果血浆中某一物质（X），在经过肾循环后在肾静脉中其浓度接近于 0，则表示血浆中该物质经过肾脏后从血浆中全部被清除。因此该物质每分钟的尿中排出量（$U_X \times V$），应等于每分钟通过肾血浆流量（RPF）与血浆中该物质浓度（P_X）的乘积，即 $U_X \times V = RPF \times P_X$，实际上该物质的清除率即为每分钟通过肾的血浆量。

如果在静脉滴注碘锐特或对氨基马尿酸（PAH）的钠盐后，维持其血浆浓度较低时（1-3mg/100 ml），其流经肾脏时，可一次接近完全清除（超过90%），因此可使用碘锐特或 PAH 的清除率计算肾血浆流量，即每分钟流经两肾全部肾单位的血浆量。因为肾动脉的血液有一部分供应肾单位以外的组织不经过肾小球的滤过和肾小管的分泌，因此肾静脉中碘锐特或 PAH 并不是零。

通过测定 PAH 清除率可计算肾血浆流量（*RPF*）。如果测定 PAH 清除率是 594 mL/min，假定肾动脉中 90% 的 PAH 被肾脏清除，那么 *RPF*=594 mL/min÷90%=660 mL/min，若已知 *GFR*=125 mL/min，可以计算滤过分数（*FF*），即 *FF*=125 mL/min÷660mL/min=19%。

根据肾血浆流量和血细胞比容，还可以进一步计算出肾血流量（*RBF*）。若受试者血细胞比容为 45%，肾血浆流量是 660 mL/min，那么 *RBF*=660 mL/min÷（1-45%）=1 200 mL/min。

肾脏替代治疗 - 肾移植示意图

（四）推测肾小管功能

通过各种物质清除率的测定，可以推测哪些物质能被肾小管净重吸收，哪些物质能被肾小管净分泌，从而推断肾小管的物质转运功能。假如某一物质的清除率小于肾小球滤过率，可以肯定该物质必定在肾小管被重吸收，但不能排除它也能被肾小管分泌的可能性，因为当重吸收量大于分泌量时，其清除率仍小于肾小球滤过率；如果某种物质的清除率大于肾小球滤过率，则表明肾小管必定能分泌该物质，但不能排除该物质也可被肾小管重吸收的可能性，因为当其分泌量大于重吸收量时，清除率仍高于肾小球滤过率。

【知识链接】◆

血液透析

血液透析（Hemodialysis，HD）是急慢性肾功能衰竭患者肾脏替代治疗方式之一。它通过将体内血液引流至体外，经一个由无数根空心纤维组成的透析器中，血液与含机体浓度相似的电解质溶液（透析液）在一根根空心纤维内外，通过弥散、超滤、吸附和对流原理进行物质交换，清除体内的代谢废物、维持电解质和酸碱平衡；同时清除体内过多的水分，并将经过净化的血液回输的整个过程称为血液透析。

【案例分析】

糖尿病患者为何多尿？

糖尿病患者因为血糖偏高，致肾小球滤过液中的葡萄糖浓度超过了近端小管对葡萄糖重吸收的极限，所以尿葡萄糖排除率随血糖浓度的升高而平行增加。肾小管对水的重吸收是被动的，是靠渗透

肾脏替代治疗 - 血液透析示意图

作用而进行的。水重吸收的渗透梯度存在于小管液和细胞间隙之间，这是由于钠离子、碳酸氢根离子、葡萄糖、氨基酸和氯离子等被重吸收进入细胞间隙后，提高了细胞间隙的渗透性，在渗透作用下，水便从小管液不断进入细胞间隙，造成细胞间隙静水压升高，而管周毛细血管静水压较低，胶体渗透压较高，水再从细胞间隙进入管周毛细血管而被

重吸收。糖尿病患者因肾小管不能将葡萄糖完全重吸收回血，使小管液中葡萄糖浓度升高，造成小管液的渗透压升高，水的重吸收减少，故尿量增加。

任务三 尿生成的调节

肾脏替代治疗 –腹膜透析示意图

案例导入 ◆

　　患儿，男，2岁。腹泻2天伴呕吐入院。患儿昨日起开始腹泻，排水样、蛋花汤样大便，10次/日左右，伴呕吐。昨天至今进食极少，6小时前起无尿。精神萎靡，哭无泪，唇干燥，腹软稍胀，皮肤弹性差，四肢冷。

　　思　　考 ………………………………………………………………………

　　患儿无尿的原因是什么？体内有哪些调节尿生成的途径？

　　尿生成包括肾小球的滤过、肾小管的重吸收和分泌，其全过程均受到神经和体液因素的调节。

一、神经调节

　　肾交感神经在调节肾血管的同时，对肾小管上皮细胞（主要是近端小管、髓袢升支粗段和远端小管）和球旁器起支配作用。

　　肾交感神经受到很多因素的影响，例如循环血量改变等因素均可引起肾交感活动的改变，从而调节肾脏活动。肾交感神经在兴奋时主要释放去甲肾上腺素。其兴奋时主要通过三种途径发挥作用：①通过肾脏血管平滑肌的 α 受体，引起肾血管收缩减少肾血流量。由于入球小动脉收缩较出球小动脉更明显，导致肾小球毛细血管血浆流量减少，毛细血管压下降，最终导致肾小球滤过率下降。②通过激活 β 受体，促使球旁器颗粒细胞释放肾素，导致血液循环中血管紧张素Ⅱ和醛固酮浓度增加，进一步通过体液调节发挥作用。③还可以直接刺激近端小管（起主要作用）和髓袢对 Na^+、Cl^- 和水的重吸收。

二、体液调节

　　尿液的生成受到多种体液因素的调节，包括抗利尿激素、醛固酮、心房钠尿肽、缓激肽等，其中最为重要的体液调节因素包括抗利尿激素和醛固酮。

（一）抗利尿激素

　　1. 抗利尿激素的分泌和作用　抗利尿激素（ADH）也称为血管升压素（VP），主要在下丘脑视上核和室旁核神经元胞体合成，在该部位合成的前体被包装进分泌颗粒中，通过下丘脑 – 垂体束轴突被运输到神经垂体储存。在运输到末梢的过程中，ADH 与运载蛋白分离并储存在颗粒中，直到释放入血液。

ADH 主要通过调节远端小管和集合管上皮细胞膜上的水通道而调节管腔膜对水的通透性，从而对尿量产生巨大影响。ADH 影响尿量具体的机制，主要是通过与主要分布在肾远端小管末段和集合管上皮细胞的 V2 受体结合，使上皮内含有水孔蛋白（AQP-2）的小泡镶嵌到上皮细胞顶端膜上，形成水通道，增加了对水的通透性。当 ADH 缺乏或者 V2 受体功能受损时，均会导致对水的重吸收减少，尿量明显增加。

2. 抗利尿激素分泌的调节　ADH 释放受多种因素影响，其中最重要影响因素是血浆晶体渗透压和循环血量。

（1）血浆晶体渗透压：细胞外液晶体渗透压改变是影响 ADH 释放的最重要因素。渗透压感受器（所在的部位目前尚无定论）可以感受血浆晶体渗透压的改变，介导一系列反射活动从而影响 ADH 的释放。正常人血浆渗透压浓度为 $280 \sim 290$ mOsm/(kg·H_2O)，引起 ADH 释放的血浆渗透压浓度范围为 $275 \sim 290$ mOsm/(kg·H_2O)。当低于此范围时，ADH 分泌停止，血浆中 ADH 浓度可接近于 0。当高于此范围时，血浆晶体渗透压每升高 1%，ADH 浓度可升高 1 pg/mL。血浆胶体渗透压升高还可以引起渴觉，正常人血浆胶体渗透压在 $289 \sim 307$ mOsm/(kg·H_2O) 可产生渴觉，ADH 浓度达 5 pg/mL 也可引起渴觉。

大量饮用清水后会导致体液被稀释，尿量增加，尿液稀释，这种现象被称为水利尿。饮用生理盐水不会出现这种变化。

（2）循环血量：循环血量的变化可以作用于心肺感受器，反射性地调节 ADH 的释放。当体内循环血量减少时，心肺感受器的刺激减弱，对 ADH 释放的抑制减弱，导致 ADH 释放量增加，水的重吸收量增加，有利于循环血量的恢复。反之，循环血量增加时，心肺感受器的刺激减弱增强，ADH 释放量受到抑制。动脉压也可以通过压力感受器调节 ADH 的释放。动脉血压的正常平均压力约为 100 mmHg，当低于该值时，压力感受器传入冲动对 ADH 释放起到的抑制作用减少，ADH 的释放增加。

心肺感受器和压力感受器的敏感性比渗透压感受器要低，一般需要血容量或者动脉血压降低 5% $\sim$ 10% 时才可以促进 ADH 释放。但是循环血量或动脉压力的改变，会改变引起 ADH 释放的血浆晶体渗透浓度阈值。当循环血量或动脉压力降低时，会降低引起 ADH 释放的血浆晶体渗透浓度阈值，即提高了渗透压感受器敏感性；反之，循环血量或动脉压力升高会降低渗透压感受器敏感性。

（3）其他因素：恶心、疼痛、窒息、应激刺激、低血糖、某些药物（如吗啡）等因素可刺激 ADH 释放；乙醇可抑制 ADH 分泌。

（二）醛固酮

1. 醛固酮的分泌和作用　醛固酮是肾上腺皮质球状带分泌的一种激素，其主要作用于肾远端小管和集合管的上皮细胞，增加 K^+ 的排泄和 Na^+、水的重吸收。醛固酮影响尿生成具体的机制，主要是通过其进入远曲小管和集合管上皮细胞胞质后，与受体结合形成激素－受体复合体，复合体进入细胞核内，会生成多种醛固酮诱导蛋白，发挥生物学作用，从而发挥了保钠排钾的作用。

2. 醛固酮的分泌　醛固酮的分泌主要受肾素－血管紧张素－醛固酮系统调节，也受到血 K^+、血 Na^+ 浓度的调节。

（1）肾素－血管紧张素－醛固酮系统：肾脏颗粒细胞可合成、储存和分泌肾素。肾素作用于血浆中的血管紧张素原生成血管紧张素 Ⅰ（ANG Ⅰ），ANG Ⅰ 可进一步生成为血管紧张素 Ⅱ（ANG Ⅱ）。ANG Ⅱ 除有较强的缩血管作用外，还可刺激肾上腺皮质球状带细胞分泌醛固酮。

因此，很多因素对醛固酮的调节使用过对肾素的调节实现的。当血容量减少和动脉血压降低时，肾内的牵张感受器和致密斑会受到影响，具体来看，肾动脉灌注压的下降会对入球小动脉壁的牵张感受器刺激减弱，同时流经致密斑的 Na^+ 减少，二者均会导致肾素的释放。同时，血循环中的肾上腺素和去甲肾上腺素、肾内生成的 PGE2 和 PGI2 也会促进肾素的释放。

（2）血 K^+ 和血 Na^+ 浓度：血 K^+ 浓度升高和血 Na^+ 浓度降低，均可促使肾上腺皮质球状带分泌醛固酮，通过保钠排钾，使血 K^+ 和血 Na^+ 浓度维持恒定；反之，血 K^+ 浓度降低，血 Na^+ 浓度升高时，会使醛固酮分泌减少。

三、尿生成调节的意义

（一）保持机体水平衡

人体内的细胞须在理化性质相对稳定的体液环境中才能正常活动，因此维持细胞外液的稳态对于人体功能活动的正常进行至关重要。为了维持细胞外液量的稳定，肾脏与细胞外液之间的液体转移，即尿生成过程中的肾小球滤过、肾小管和集合管的重吸收和排泄等活动，通过肾脏自身调节、神经调节和体液调节等机制的调节，处于人体精密的调控之中，最终使得人体内液体容量处于动态平衡。因此人体内液体的容量调节主要是通过对于尿生成的调节来实现。

（二）保持机体电解质平衡

体内重要的盐类均以电解质的形式存在于体液中，其中最重要的是 Na^+ 和 K^+。在尿生成的调节中，醛固酮因素是调节着肾脏对于 Na^+ 和 K^+ 排出最重要的因素，通过醛固酮的调节，使尿中 Na^+ 和 K^+ 的排出随着食物中 Na^+ 和 K^+ 摄入量增加或减少也相应地增加或减少，从而保持着重要电解质的平衡。

（三）保持机体酸碱平衡

保持机体内环境的酸碱平衡是正常生命活动必备的重要条件。正常人在普通饮食情况下，机体在代谢活动中不断产生酸性或碱性物质，且酸性物质的产生量远多于碱性物质。体内缓冲酸碱最重要、作用最持久的是肾，它可将体内除 CO_2 外的所有酸性物质即固定酸排出体外，从而保持细胞外液中的 pH 于正常范围内。

【案例分析】

患儿无尿的原因是什么？体内有哪些调节尿生成的途径？

本案例中患儿由于体液丢失过多，导致循环血量和肾血流量减少，肾小球滤过率降低，流经肾小管的原尿量减少，速度减慢，肾小管对水重吸收增加，伴有醛固酮和抗利尿激素增多，使肾小管重吸收进一步加强，导致少尿或无尿。

机体对尿生成的调节除了循环血量以外，还有神经和体液调节两个路径。

一是神经调节，对于肾脏来说，当其受到交感神经的支配时，由于其末梢释放去甲肾上腺素，所以会直接产生以下几个作用：（1）交感神经使得小动脉收缩，对于肾小球来说，入球小动脉收缩较出球小动脉明显，所以进入的血量减少，血压变小，有效滤过压下降，最后导致肾小球滤过率减少；（2）刺激颗粒细胞释放肾素，导致醛固酮含量增加，而醛固酮的最直接作用就是保钠保水排钾。综上两大结果，使得尿液生成含量减少。

二是体液调节，尿液生成的调节还受到抗利尿激素、肾素–血管紧张素–醛固酮系统、心房钠尿肽这几大体液因素的调节。（1）抗利尿激素，是由丘脑视上核和室旁核神经元分泌的，其作用部位是远端小管和集合管上皮细胞，可以增强其对水的通透性，增加水的重吸收，使尿量减少；（2）肾素–血管紧张素–醛固酮系统，当刺激肾素–血管紧张素–醛固酮系统时，其最终产物醛固酮由肾上腺皮质球状带释放后，可促进远曲小管和集合管主动重吸收 Na^+ 和排出 K^+，因此具有保钠保水排钾的作用；（3）心房钠尿肽，心房钠尿肽的合成部位是心房肌，其与醛固酮作用相反，有明显的促进 NaCl、水排出作用。

慢性肾脏病

任务四　尿的排放

案例导入 ◆

患者，男，65岁，脑卒中后2年，右侧肢体活动不利，家属称伴随"尿失禁"。

思　考

卒中后"尿失禁"的原因是什么？

尿液的产生是一个连续的不间断的过程。产生的尿液由集合管、肾盏、肾盂经输尿管进入膀胱。膀胱对尿液的排放则是间断进行的，当尿液储存达一定量时，即可引起反射性排尿，使尿液经尿道排出体外。

一、膀胱和尿道的神经支配

膀胱逼尿肌和括约肌受副交感和交感神经双重支配。副交感神经节前纤维行走于盆神经，节后纤维释放乙酰胆碱，可激活逼尿肌的胆碱能 M 型受体，使逼尿肌收缩，促进排尿。盆神经中的感觉纤维可感受到膀胱壁被牵拉的程度。交感神经纤维经腹下神经到达膀胱，其末梢释放去甲肾上腺素，它的兴奋则使逼尿肌松弛、内括约肌收缩，阻抑排尿。交感神经也可以通过其感觉传入纤维将痛觉信号传入大脑。阴部神经可支配膀胱外括约肌，它的兴奋可使外括约肌收缩，这一作用可以受到意识的控制。排尿反射可反射性抑制阴部神经活动。

二、排尿反射

排尿是一种简单的反射过程，称为排尿反射。其是一种脊髓反射，受高级中枢的调控，可有意识地加强或减弱。

引起排尿反射的主要因素是膀胱内压的升高，但是膀胱具有较大的收缩性，因此当充盈到一定程度时才会引起排尿反射。当尿量达到一定充盈度（400 ~ 500 mL）时，膀胱壁的牵张感受器会受到刺激而兴奋。冲动经盆神经骶髓初级排尿中枢，也同时上传到达脑干和大脑皮层的排尿反射中枢，从而产生尿意。

排尿反射进行时，初级排尿中枢的冲动沿盆神经传出，引起逼尿肌收缩后，尿道括约肌舒张，尿液进入后尿道。此时尿液可以刺激后尿道感受器传递冲动到脊髓排尿中枢，形成正反馈，进一步加强其活动，逼尿肌收缩加强，尿道外括约肌开放，尿液被强大的膀胱内压逼出。该正反馈过程反复进行，直到尿液被完全排出。

三、排尿异常

排尿是一个反射过程，受到高级中枢的控制。反射弧的任一部位受损，或初级排尿中枢和高位中枢失去联系，均会导致排尿异常。

如果膀胱的传入神经受损，膀胱充盈的传入信号不能传入骶段脊髓，则膀胱充盈的传入信号不能反射性引起张力增加，故膀胱充盈膨胀，膀胱壁张力下降，称无张力膀胱。当膀胱过度充盈时，会从尿道溢出数滴尿液，称为溢流性尿失禁。如果支配膀胱的传出神经（盆神经）或骶段脊髓受损，排尿反射也不能发生，膀胱变得松弛扩张，大量尿液滞留在膀胱内，称为尿潴留。若高位脊髓受损，骶部排尿中枢的活动不能得到高位中枢的控制，虽然排尿反射的反射弧完好，此时可出现尿失禁。

尿潴留了怎么办?

【知识链接】◆ ┊

1. 引流尿液：方法有留置导尿管或耻骨上膀胱穿刺造瘘或膀胱穿刺抽尿。

2. 解除病因：如取出尿道结石或血块等。

3. 药物治疗：仅作为尿液引流的辅助治疗。在患者拒绝导尿或不配合导尿的情况下使用。药物有拟副交感神经类药物，增强膀胱逼尿肌收缩；α 受体阻滞剂类药物，松弛尿道括约肌。

4. 针灸：对产后或术后麻醉所致逼尿肌收缩乏力的急性尿潴留有一定治疗效果。

【案例分析】

卒中后"尿失禁"的原因是什么?

排尿是复杂的神经反射活动，由大脑高级中枢、脊髓低级中枢和膀胱壁本身的感觉末梢神经共同支配。正常情况下，膀胱内尿量200 mL时，会向大脑发放信号，产生尿意。此时，由大脑发出指令，产生反射性排尿，若环境不合适排尿时，大脑会发出抑制指令不能排尿，就有憋尿感。脑卒中发生时，大脑的高级排尿中枢可能受到波及，而脊髓以下的低级中枢完好。因此，排尿的反射活动仍然存在，只是由于急性期患者有不同程度的意识障碍，对于膀胱胀满后的信号反应不够灵敏，即大脑的抑制过程减弱，而患者发生尿床，所以严格说脑卒中后的"尿失禁"不够恰当，说成排尿急迫或尿急更为确切。

学习检测

1. 大量饮清水后，尿量有何变化? 说明机理。

2. 肾脏有哪些生理功能? 肾脏排泄有何重要生理意义?

项目八
感觉器官的功能 ———————————————

学习目标

    1. 掌握眼的调节及瞳孔对光反射；眼的折光异常；

    2. 熟悉眼的感光功能"视杆细胞"；中耳的传音功能、增压效应及基底膜的振动；前庭器官的适宜刺激和机能。

    3. 了解感受器及感觉器官的概念及感受器的一般生理特性；耳蜗的感音换能作用。

    人类怎样认识世界？人类认识世界是从感觉开始。通过某些特殊感受器结构的能量转换，动物将机体的内外刺激信息传递到脑内的过程称为感觉。感觉提供内外环境的信息，保持着机体与环境的信息平衡。在自然竞争中，动物之所以能够幸存，主要得益于其祖先遗传下来的敏锐的感觉能力。敏锐的感觉有助于它们发现食物、防范天敌或回避危险。从多细胞动物起，机体就出现了感受周围环境刺激的专门感受器，如对光、声音、温度、化学等刺激敏感的细胞。为了适应生存环境，不同物种的感觉器官会逐渐被专门化。专门化的器官可以探测到环境中不同的能量变化，并通过能量转换的方式将特殊的能量信号转换成化学或电信号，进而在中枢神经系统进行加工与整合。

■ 任务一　概述

案例导入　◆

　　一天下午放学，小明走在回家的路上，突然间狂风大作，电光闪闪，小明急忙寻找避雨地点，并迅速跑过去。

　　思　考 ···

　　小明是靠着哪些感觉、什么器官发现天气突然变化的？

一、感受器的类型及适宜刺激

　　感受器是指分布在体表或组织内部，专门感受机体内、外环境变化的结构或装置。根据所感受刺激的性质可分为机械、光、化学和温度感受器。根据所感受刺激的来源可分为外感受器、内感受器。感觉器官是指感受器和与之相连的非神经附属结构所构成的感受装置。根据感觉器官的结构、功能和所处的部位可分为视觉器官、听觉器官、前庭器官、嗅觉器官和味觉器官。

二、感受器的一般生理特性

（一）适宜刺激

　　各种感受器的一个共同功能特点是它们各有自己最敏感、最容易接受的刺激形式，也就是说，只需要极小的强度（即感觉阈值）就能引起相应的感觉，这一形式或种类的刺激称为适宜刺激。例如，眼视网膜感光细胞的适宜刺激是一定波长的电磁波。需要注意的是感受器并不是只能感受适宜刺激，非适宜刺激也能感受，但是所需要的刺激强度要大得多，例如，压迫眼球也能产生光感。适宜刺激有助于对内外环境中有意义的变化进行灵敏和精确的分析。

表 8-1　感受器的分类及适宜刺激

刺激的性质	感觉形式	适宜刺激
机械感受器	触	身体被触及或变形
	听	空气或水中的声波
	前庭	头或体位变化
	关节	位置和运动
	肌肉	压力
光感受器	视	可见光线
化学感受器	嗅	气味分子
	味	刺激味蕾的物质
	一般化学的感觉	pH、渗透压的变化
	犁鼻器感受的特殊气味	外激素
温度感受器	暖、冷	皮肤温度的变化

（二）换能作用

感觉信息始于感受器。感受器可以把作用于它们的各种形式的刺激能量转换为传入神经上的动作电位，这种能量转换称为感受器的换能作用。不同类型的感受器可以将不同的能量转换为神经动作电位的形式传导至大脑。因此，感受器也被称为换能器。当刺激作用于感受器，在引起传入神经发生动作电位之前，首先在感受器或感觉神经末梢出现一种过渡性的电位变化，称为感受器电位。感受器类似于局部电位，大小在一定范围内与刺激的大小成比例；可以总和，无全或无现象。

（三）编码作用

在外界刺激被转换为神经动作电位时，感受器不仅发生了能量的转换，而且把刺激所包含的环境变化的信息转变成为不同序列的神经动作电位。因此，动作电位不仅起到了输送信息的作用，也包含了编码信息的作用。例如，刺激强度信息通过动作电位频率和神经纤维兴奋数量来编码。此外，不同性质的感觉编码还取决于信息所到达的特定的大脑皮层部位及范围。若相应的皮层功能发生障碍，特定的感觉编码也会随之消失。

（四）适应现象

当同样的刺激持续作用于某种感受器时，经过一段时间后，虽然刺激仍在继续，但传入神经上的冲动频率已开始下降，这一现象称为感受器的适应现象。根据适应发生的快慢，通常将感受器分为：①快适应感受器：以皮肤、触觉感受器为代表，例如，"如入芝兰之室，久而不闻其香"即指嗅觉的适应现象。快适应有利于感受器及中枢再接受新的刺激。②慢适应感受器：以肌梭、颈动脉窦－弓压力感受器为代表，它们在刺激持续作用时，一般只是在刺激开始以后不久出现一次冲动频率的某些下降，但以后可以较长时间维持在这一水平，直至刺激撤除为止。而痛感受器、化学感受器也许永远不会产生适应现象。慢适应有利于机体对某些功能状态如姿势、血压等进行长期持续的监测，有利于对它们可能出现的波动进行随时的调整。适应并非疲劳，因为对某一刺激产生适应之后，如增加此刺激的强度，又可以引起传入冲动的增加。

近视原理

【案例分析】

小明是靠着哪些感觉、什么器官发现天气突然变化的？

小明走在回家的路上，依靠触觉感受到狂风大作，视觉看到电光闪闪和避雨地点，运用前庭感受体位变化，依靠关节移动位置和运动。在生活中通过感受器感受大自然的变化，可以达到避险的作用。

■ 任务二　视觉功能

案例导入

近视问题是学生群体中非常普遍的健康问题之一。近视"以视近物清楚，视远物模糊为主要表现的眼病"。主要原因很多，不良的学习姿势和手机造成的娱乐方式，都是造成近视率高的原因。

思　考

1. 从生理学角度看，近视形成的原理是什么？

2. 如何有效预防近视？

人能够看到五彩缤纷的世界，区别不同的物体和形状，主要依赖于视觉。光作用于视觉器官，使其感受细胞兴奋，其信息经视觉神经系统加工后便产生视觉（vision）。通过视觉，人感知外界物体的大小、明暗、颜色、动静，获得对机体生存具有重要意义的各种信息。在人类获得的外界信息中，至少80%来自视觉，视觉是人类最重要的一种感觉。视觉主要是由光刺激作用于眼睛所产生。值得注意的是，相关的视觉欺骗试验提示，人所看到的内容，和其本身想看到的内容有关。

为了解视觉功能，我们先要知道光的特点，光是视觉产生的外部条件；然后要知道视觉器官的结构和功能，以及视觉的传导机制和中枢机制，这是视觉产生的内部条件；最后我们还应该知道视觉的一些基本现象以及它们在人类生活中的意义。

一、视觉系统的刺激

众所周知，我们用眼睛探测光的存在。人眼的适宜刺激是波长为380～760 nm的电磁波，因此，这个范围内的电磁波称为可见光谱（图8-1）。颜色由三个知觉维度决定：色调、饱和度和明度。波长决定了第一个知觉维度——色调。可见光谱显示的是人类眼睛能够看到的色调范围。光也可以有强度上的变化，与之对应的是第二个知觉维度——明度。明度可以简单理解为颜色的亮度。如果电磁波的强度增加，那么颜色的亮度也随之增加。第三个维度是饱和度，也称色彩的纯度。当所有电磁波的波长都相同时，颜色最纯，也就是说，饱和度最高。相反，当电磁波中含有全部波长时，我们看不到任何颜色——看到的只是白色。饱和度介于这两种极端值之间的颜色是由不同波长的光混合而成的（图8-2）。

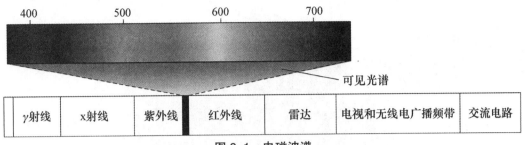

图 8-1 电磁波谱

图 8-2 饱和度和亮度

颜色示例，图中的颜色具有相同的波长（色调相同），但饱和度和亮度不同。

二、眼睛解剖

引起视觉的外周感受器官是眼。在六块眼外肌的支撑下，眼球悬置于眼眶内相对固定的位置上。眼外肌的另一个作用是控制眼球的转动。眼外肌的一端附着在眼球靠外侧的一层白色坚韧结构上，这就是巩膜。巩膜是不透明的，不允许光线通过。结膜是覆盖在眼睑内侧的一层黏膜。眼球前方的外层结构是透明的角膜，允许光线通过。在角膜后面，是一个有色的环形肌肉结构——虹膜。瞳孔是虹膜上的小开口，瞳孔大小的变化可以调节进入眼内的光量。虹膜后面是晶状体，由一组透明的、洋葱样排列的层状结构组成。光线穿过晶状体后，进入眼球的主体部分——玻璃体，意为"玻璃状的液体"。玻璃体是填充在视网膜与晶状体之间的无色透明胶状物质。穿过玻璃体后，光线落在眼球最后面的内层结构视网膜上（图 8-3）。

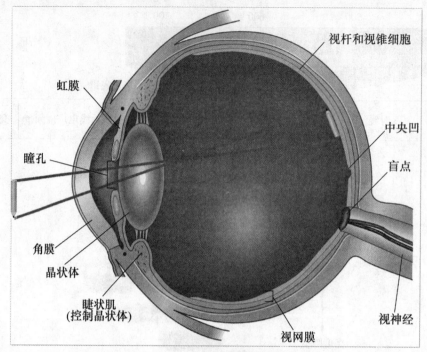

图 8-3 眼睛的横截面

视杆和视锥细胞

虹膜

中央凹

瞳孔

盲点

角膜

晶状体

睫状肌
(控制晶状体)

视神经

视网膜

三、眼的折光系统与调节

（一）眼的折光与成像

　　眼的折光系统包括角膜、房水、晶状体和玻璃体。因为这四个折光体的曲率半径和折光系数不同，为了实际应用上的方便，通常用简化眼来说明其成像原理（图8-4）。简化眼是根据眼的实际光学特性设计的一种简单的等效光学模型。利用简化眼可大致计算出不同远近的物体在视网膜上成像的大小，计算公式为：像高（ab）/物高（AB）=像距（nb）/物距（Bn）。正常人的视力有一定限度，不是可以无条件地看清任何距离的物体的。例如，人眼可以看清月亮和它表面较大的阴影，但不能看清楚月球表面更小的物体或特征。造成这一限制的原因是如果来自某物体的光线过弱，或它们在传播时被散射或吸收，那么它们到达视网膜时已减弱到不足以兴奋感光细胞的程度，这样就不可能被感知。另外，如果物体过小或它们距离眼太远，则它们在视网膜上形成的大小，将会小到视网膜分辨能力的限度以下，因而也不能被感知。

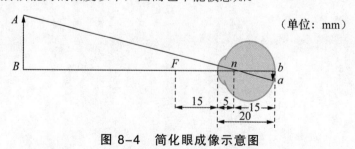

（单位：mm）

图 8-4　简化眼成像示意图

（二）眼的调节

　　眼所观察的物体有各种不同的情况，如物体的远近不同和亮度不同等。为了能看清楚所观察的物体，眼需要根据所视物体的距离和明暗情况进行适当的调节。正常成人眼处于安静而不需要进行调节的状态时，它的折光系统的后主焦点的位置，正好是其视网膜所在的位置。对人眼和一般光学系统来说，来自 6 m 以外物体的各光点的光线在到达眼的折光系统时已近于平行，因而都可以在视网膜上形成基本清晰的像。将人眼不作任何调节时所能看清的物体的最远距离称为远点。视近物时，眼需要进行调节才能使呈现在视网膜上的物像清晰。眼的调节方式包括晶状体的调节、瞳孔的调节和两眼会聚等。

　　1. 晶状体的调节　　眼看 6 m 以内的近物时，近物的光线呈辐射状，物像将落在视网膜的后方，在视网膜上形成模糊的物像。这种信息传到视觉皮层后，由此引起的下行冲动经锥体束中的皮层中脑束到达中脑正中核，再到达发出动眼神经中副交感节前纤维的有关核团，最后再经睫状神经节到达睫状肌，使之收缩，促使晶状体向前内方凸出，使眼的总折光能力较安静时增大，使较辐射的光线提前聚焦，也能清晰地在视网膜上成像。

　　近点是眼作最大调节后所能看清物体的最近距离。近点越近，表示晶状体的弹性越好，即调节能力越强。近点随年龄的增长而逐渐远移。老视即俗称的老花眼，是由于年龄的增长造成晶状体的弹性下降，看远物时正常，看近物时则不清楚，需要佩戴凸透镜，增加折光能力，以弥补晶状体凸起能力的不足。

　　2. 瞳孔的调节　　一般人瞳孔的直径可在 1.5 ～ 8.0 mm 之间进行调节，在生理状态下，引起瞳孔调节的情况有两种，一种是由所视物体的远近引起的调节，另一种是由进入眼内光线的强弱引起的调节。

　　（1）瞳孔近反射：当视近物时，可反射性地引起瞳孔缩小，这种现象称为瞳孔近反射，也称瞳孔调节反射。看近物时瞳孔变小，可减少入眼的光量，并减少折光系统的球面像差和色像差，使视网膜成像更为清晰。

　　（2）瞳孔对光反射：当用不同强度的光线照射眼睛时，瞳孔的大小随光线的强弱而改变，这种现象称为瞳孔对光反射，也称光反射。当强光照射到视网膜时，产生的冲动经视神经传入对光反射中枢，再经动眼神经中的副交感纤维传出，使瞳孔括约肌收缩，瞳孔缩小。瞳孔对光反射的效应是双侧性的，即光照一侧眼睛时，除被照眼出现瞳孔缩小外，未照射的另一侧瞳孔也同时缩小，因此称为互感性对光反射。瞳孔对光反射的生理意义在于按照光照的强度进行一定程度的调节，使进入眼内的光量保持相对恒定，使视网膜上的物像保持适宜的亮度，并能快速地适应急剧的光强变化。瞳孔对光反射的中枢在中脑，其反应灵敏又便于检查，是临床上经常应用的一个检查，可以作为全身麻醉深度和病情危重的判断指标。有时可以见到瞳孔对光反射消失，瞳孔左右不等，互感性瞳孔反射消失等异常情况，常常是由于与这些反射有关的反射弧的某一部分受损而致。因此，可以借瞳孔反应的异常帮助进行神经病变的定位诊断。病理状态下，瞳孔对光反射迟钝或消失，例如，有机磷农药、氯丙嗪、吗啡等药物中毒时，双侧瞳孔小于 2 mm；颅内压升高，颠茄类药物中毒及濒死状态时，双侧瞳孔大于 5 mm；一侧颅内病变或脑疝时，同侧瞳孔散大且固定。

3. 双眼会聚　当双眼注视近物时，发生两眼球内收及视轴向鼻侧集拢的现象，称为双眼球会聚。双眼球会聚是由于两眼球内直肌反射性收缩所致，也称为辐辏反射。这种反射的生理意义是可使双眼看近物时物体成像于两眼视网膜的对称点上，而产生单一的清晰视觉，避免复视。

（三）眼的折光异常

若眼的折光能力异常，或眼球形态异常，在安静状态下，平行光线不能在视网膜上聚焦成像，这种现象称为折光异常或屈光不正，包括近视、远视和散光。

1. 近视　多数由于眼球前后径过长，也可由于折光系统的折光力过强，如角膜或晶状体的球面弯曲度过大等，致使平行光线聚焦在视网膜前面，此后光线分散，到视网膜时形成扩散光点，以致视远物模糊。但近点移近，看近物时无须或轻微调节，就可在视网膜上聚焦成像。少数高度近视与遗传有关，多数近视主要是不良用眼习惯造成。长时间近距离读写、作业、看电视，照明不良、字小不清，姿势不正、歪头、躺卧、乘车走路在看书等，可使睫状肌持续紧张收缩，造成眼球由于眼内压及眼外肌肉的压迫向后扩张，前后径变长，形成近视。纠正不良用眼习惯，劳逸结合，增强体质，注意营养，做眼保健操等，是预防近视的有效办法。对确诊的真性近视，应佩戴合适的凹透镜，使光线适度辐散后再进入眼内，从而矫正近视。

2. 远视　往往由于眼球前后径过短，以至视近物时，物像落在视网膜之后，这样平行光线在到达视网膜时尚未聚焦，造成视物模糊。常见于眼球发育不良，多系遗传因素；也可由于折光系统的折光力过弱引起，如角膜扁平等。佩戴合适的凸透镜可矫正远视。

3. 散光　正常眼内折光系统的各折光面都是正球面，而多数散光是由于角膜不是正球面，而是卵形面，即其经纬线的曲率不一致，致使折射后的光线不能聚焦成单一的焦点，造成物像变形和视物不清。佩戴合适圆柱镜可矫正散光。

四、眼的感光功能

眼的感光系统由视网膜构成。外界物体成像于视网膜上后，被感光细胞感受，转变成生物电信号传入中枢，经视觉中枢分析处理后，形成主观意识上的感觉。

（一）视网膜的感光系统

视网膜上有两种感光细胞，按照其形状分别命名为视杆细胞和视锥细胞，统称为光感受器。人类的视网膜上有 1.2 亿个视杆细胞和 600 万个视锥细胞。尽管视杆细胞在数目上远超视锥细胞，但我们获得的大部分环境信息恰恰来自后者。特别重要的是，视锥细胞负责我们的日间视觉。它们向我们提供环境中细小特征的信息，保证了视觉的清晰度，或称为视敏度。位于视网膜中央的中央凹只含有视锥细胞，我们最敏锐的视觉就源于此处。视锥细胞还与色觉有关，也就是我们分辨不同波长的光线的能力。虽然视杆细胞不能提供色觉，分辨能力也较差，但是它们对光更为敏感。在昏暗的环境中，视觉主要依靠视杆细胞提供。所以我们在暗处都是色盲，而且缺乏中央视觉。不知你有没有注意过这样的现象：在很黑的夜晚出门，如果盯着远处一盏昏暗的灯看（也就是说，将灯的影像投射到中央凹），反而会看不到它。

表 8-2 光感受器的位置和反应特点

视锥细胞	视杆细胞
主要位于视网膜中央区，存在于中央凹处	主要位于视网膜周边区，不存在于中央凹处
对强光敏感	对弱光敏感
提供色调信息	只提供黑白信息
视敏度高	视敏度低

进一步观察视网膜，发现它是由感光细胞、神经元及其轴突和树突构成的层状结构。图是灵长类动物视网膜的横切面图，可以看到，视网膜主要有以下三层构成：感光细胞层，双极细胞和节细胞层（图 8-5）。

感光细胞层：分视杆和视锥两种细胞，含有特殊的感光色素，是真正的光感受器细胞。

双极细胞层：两种感光细胞都通过终足与双极细胞发生突触联系，双极细胞再和节细胞层的神经节细胞联系。

节细胞层：即视神经细胞，接受双极细胞的信息，转换为动作电位，沿其轴突（即视神经）传向中枢。

请注意，感光细胞层位于视网膜的背侧，光线必须穿过其他两层才能达到这一层。幸好，其他两层是透明的。

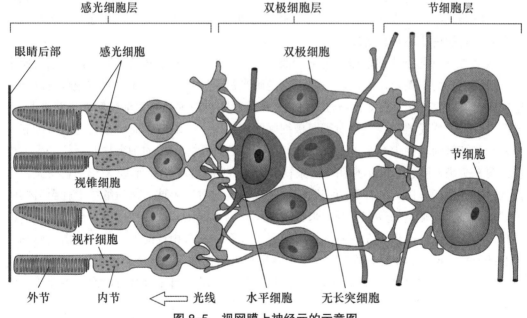

图 8-5 视网膜上神经元的示意图

视网膜上另一个特征性结构是视盘。由于视盘处没有任何感光细胞，于是在我们的视野里形成了一个盲点。正常情况下，我们感觉不到盲点的存在。但如果你按照图 8-6 介绍的方法去做，你就会发现自己的盲点。

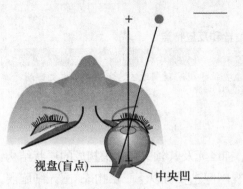

视盘(盲点) ——   —— 中央凹 ——

图 8-6　盲点测试

闭上你的左眼，右眼盯住图上的 +，并前后移动书本，注意圆圈的变化。当画面距脸约 25cm 时，右边的圆圈会突然消失，因为它的像落在了你右眼的盲点上。

（二）眼与大脑的联系

视觉是一系列连锁事件的结果，第一步反应需要叫作感光色素的物质。人类的一个视杆细胞上含有大约 1 000 万个感光色素分子。感光色素分子由两部分组成：视蛋白（一种蛋白质）和视黄醛（一种脂质）。视蛋白可以有多种形式，比如，人类视杆细胞的感光色素视紫红质由视杆视蛋白和视黄醛构成（在被光脱色之前，视紫红质呈现一种玫瑰红色的色调）。维生素 A 是视黄醛的前身，胡萝卜中富含维生素 A，看起来，多吃胡萝卜有益视力的说法还是有道理的。

视紫红质暴露于光线后分解为两种成分：视杆视蛋白和视黄醛。同时，颜色由原来的玫瑰红色变为灰黄色，因此，我们说光是感光色素脱色了。感光色素的分解是感光细胞的膜电位发生变化（感受器电位），感光细胞释放神经递质谷氨酸的频率也随之改变，继而改变了光感受器交换信息所需双极细胞的放电速率。这些信息将被传递给节细胞。视神经节细胞的轴突上行至外侧膝状体背核，然后外膝体背核的轴突投射至初级视觉皮层。图 8-7 是人脑水平面示意图。两条视神经在大脑基部会合，形成 X 形的视交叉。来自视网膜内侧（鼻侧）的神经节细胞轴突经视交叉至对侧半球，然后继续上行至对侧的外膝体背核。与鼻侧的轴突不同，来自视网膜外侧（颞侧）的神经纤维不交叉至对侧的半球。晶状体使外部世界在视网膜上形成上下颠倒、左右相反的像。因此，由于鼻侧的神经纤维交叉至对侧半球，故每侧大脑半球接收到的视觉信息实际上是来自于对侧视野。也就是说，当我们直视前方时，右半球接收的视觉信息来自左侧视野，而左半球接收的视觉信息来自右侧视野。

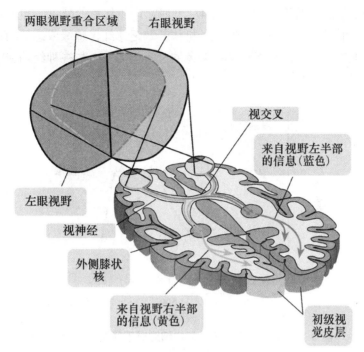

图 8-7 视觉神经传导通路示意图

五、与视觉有关的若干生理现象

（一）暗适应和明适应

当人长时间在明亮环境中而突然进入暗处时，最初看不见任何东西，经过一定时间后，视觉敏感度才逐渐增高，视觉逐渐恢复，能看见在暗处的物体，这种现象称为暗适应（dark adaptation）。整个暗适应过程约需 30 min。相反，当人长时间在暗处而突然进入明亮处时，最初感到一片耀眼的光亮，也不能看清物体，稍待片刻后才能恢复视觉，这种现象称为明适应（light adaptation）。明适应的进程很快，通常在几秒钟内即可完成。其机制是视杆细胞在暗处蓄积了大量的视紫红质，进入亮处遇到强光时迅速分解，因而产生耀眼的光感。只有在较多的视杆色素迅速分解之后，对光较不敏感的视锥色素才能在亮处感光而恢复视觉。

（二）色觉

视锥细胞具有辨别颜色的能力。人眼可以区分波长在 380 ～ 760 nm 之间的约 150 种颜色，但主要是光谱上的红、橙、黄、绿、青、蓝、紫 7 种颜色。根据英国物理学家兼医生 Thomas Young 提出的三原色理论，我们之所以能够看到不同的颜色，是因为视网膜中有三种视锥细胞，分别含有对红、绿、蓝三种色光敏感的感光色素，所以每种视锥细胞会对较大范围的波长反应，但在这一范围会比其他细胞的反应更高。当某一种颜色的光线作用于视网膜上时，会使三种视锥细胞按一定比例产生不同程度的兴奋，这样的信息传到中枢，就会产生某一种颜色的感觉（图 8-8）。例如，用红的单色光刺激，红、绿、蓝三种视锥细胞兴奋程度的比例为 4:1:0 时，产生红色的感觉。当三种视锥细胞的反应相等时，我们看到的是白色或灰色。机体若缺乏感红、感绿或感蓝的视锥细胞可引起色盲，多见于男性。色弱是指对某些颜色的分辨能力差，与视神经功能状态和机体的健康状况有关。

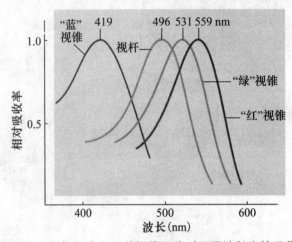

图 8-8　视杆细胞和三种视锥细胞对不同波长光的吸收

（三）视敏度

视敏度（visual acuity）也称视力，是指眼分辨物体细微结构的能力，即对分辨物体上两点间最小距离的能力，通常以视角大小作为衡量标准。视角是物体上两点光线射入眼球，在节点前交叉所形成的夹角。眼能分辨两点所构成的视角越小，表示视力越好。正常眼能分辨两点的最小视角约为 1 分角（圆周为 360°，1 分角即为 1/60°）。在最合适的条件下，最小视角可达 0.5 分角。视力表依据上述视角原理设计而成。正常视力为 1.0（图 8-9）。

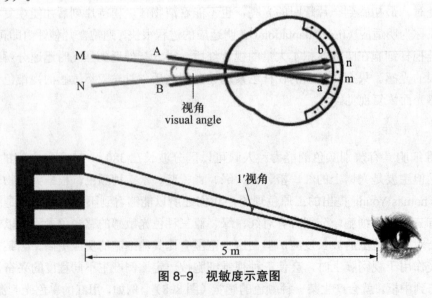

图 8-9　视敏度示意图

（四）视野

当单眼固定注视前方一点时，该眼所能看到的空间范围，称为视野（visual field）。视野的最大界限应以它和视轴形成的夹角的大小来表示。在同一光照条件下，用不同颜色的目标物测得的视野大小不一，白色视野最大，其次为黄蓝色，再次为红色，绿色视野最小。即：白色＞黄蓝色＞红色＞绿色。视野的大小可能与各类感光细胞在视网膜中的分布范围有关。另外，由于面部结构（鼻和额）阻挡视线，也影响视野的大小和形状。如一般人颞侧和下方的视野较大，而鼻侧与上方的视野较小。即：颞侧和下方＞鼻侧和上方。显然，视野的改变和视敏度改变一样，对人的工作和生活会发生很大的影响。临床上检查视野可帮助诊断眼部和脑的一些病变。

（五）双眼视觉和立体视觉

人和灵长类动物的双眼都在头部的前方，两眼的鼻侧视野相互重叠，因此凡落在此范围内的任何物体都能同时被两眼所见，两眼同时看某一物体时产生的视觉称为双眼视觉（binocular vision）。双眼视物时，两眼视网膜上各形成一个完整的物像，由于眼外肌的精细协调运动，可使来自物体同一部分的光线成像于两眼视网膜的对称点上，并在主观上产生单一物体的视觉，称为单视。眼外肌瘫痪或眼球内肿瘤压迫等都可使物像落在两眼视网膜的非对称点上，因而在主观上产生有一定程度互相重叠的两个物体的感觉，称为复视（diplopia）。双眼视觉的优点是可以弥补单眼视野中的盲区缺损，扩大视野，并产生立体视觉。

（六）视觉后像和融合现象

注视一个光源或较亮的物体，然后闭上眼睛，这时可以感觉到一个光斑，其形状和大小均与该光源或物体相似，这种主观的视觉后效应称为视觉后像。视觉后像是由于光刺激作用于视觉器官时，细胞的兴奋并不随着刺激的终止而立即消失，而能再保留短暂的时间。如果给以闪光刺激，则主观上的光亮感觉的持续时间比实际的闪光时间长，这是由于光的后效应所致。后效应的持续时间与光刺激的强度有关。通常情况下，视后像仅持续几秒到几分钟。如果光刺激很强，视后像的持续时间也较长（图 8-10）。

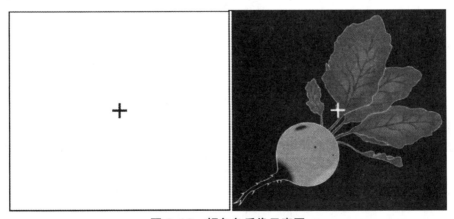

图 8-10　颜色负后像示意图

盯住图 8-10 左图的"+"30 sec，然后快速将你的目光转移到右图的"+"。你将会看到一个颜色与左图互补的图像，即负后像。

【案例分析】

1. 从生理学角度看，近视形成的原理是什么？

青少年时眼球发育期由于不注意用眼卫生，养成了不良的卫生习惯。如照明不当，阅读距离过近，用眼过度及姿势不良等可促使近视眼的发生。其次是遗传因素，一般认为，高度近视属常染色体隐性遗传，中、低度近视属多基因遗传。这些原因造成眼的屈光力过强，眼轴长短正常，而角膜、晶体面的曲度增加，还有房水、晶体的屈光指数增高等，使进入眼内的平行光线结成焦点于视网膜之前，而形成屈光性近视。

2. 如何有效预防近视？

多数的近视眼与遗传有关，但很大程度上也与后天生活方式、阅读环境及不良的用眼习惯有关，所以应注意改善上述情况，以减少其发生与发展。

①养成良好的用眼习惯，读书、写字时姿势要端正，眼与读物要保持在 25～30 cm 之间，不在乘车、走路或卧床的情况下看书，用眼 1 h 后应休息 10 min 左右，向远看看蓝天，松弛一下神经。

②教室光线充足，照明无闪烁，黑板无反光，桌椅高度合适，不在强光或暗光下读书、写字。

③定期检查视力，早发现早矫治，对假性近视可试用药物或物理治疗，解除视疲劳现象。

④注意营养，加强锻炼，增强体质，多吃富含维生素 A、钙、铬的食物。

任务三 听觉功能

案例导入 ◆

　　一群英国少年打算在一家商店门口聚集，可刚走到那里，就因难以忍受阵阵刺耳响声而被迫离开；超过 25 岁的人同一时刻来到同一地点，却听不到这种声音。这是名为"蚊子"的超声波驱赶器生效时的典型场面。这种"青少年超音驱赶器"由英国南威尔士人霍华德·斯特普尔顿发明。它可发出频率为 17 ～ 18 kHz 的声波，每秒变换 4 次，最长持续时间为 20 min。旨在用这种超声波驱散打算聚集的不良少年。

思　考

　　"青少年驱赶器"为什么只对 25 岁以下的青少年有效？

　　对大多数人来说，听觉是第二重要的感觉。口语交流的价值使之在某些方面的重要性甚至超过了视觉。例如，与一个聋人相比，盲人要想加入他人的交谈中就要容易得多（当然，聋人可以运用手语来交流）。听觉刺激还可以提供那些隐藏在视野之外的事物的信息。而且，我们的耳朵在黑暗和睡眠中仍然可以工作。本节将讨论听觉刺激、听觉器官的结构和功能。

一、听觉刺激

　　我们听到的声音是由物体振动空气中的分子运动而产生的。当物体振动时，它的运动导致包围在它周围的空气分子之间的间隔被压缩或扩展，产生出以物体为中心，按约 340 m/sec 的速度向外传播的波。人耳能够感受到的声波振动频率是 16 ～ 20 000 Hz 之间。人们所听到的声音具有三个属性，即音高、响度和音色。音高取决于声波振动的频率。响度指声音的大小，由声波的物理特性振幅，即振动时与平衡位置的最大距离所决定。大多数自然的声音刺激都是很复杂的，由几种振动频率不同的振动组成。混合音的复合程度与组成形式构成声音的质量特征，称为音色。音色提供了关于独特声音属性的信息，是人能够区分发自不同声源的同一个音高的主要依据，如男声、女声、钢琴声、提琴声表演同一个曲调，听起来各不相同。

　　每种声波振动频率都有一个刚能引起听觉的最小振动强度，称为听阈。如果振动频率不变，当振动强度在听阈以上继续增加时，听觉的感受也相应增强；当振动强度不断增加到某一限度时，引起的不仅是听觉，而且产生鼓膜疼痛，此限度即为最大可听阈。

将每种声波振动频率本身具有的听阈和最大可听阈绘制成图，两者所包围的面积称为听域，也称听力范围，即人耳所能感受到声音的频率和强度范围。正常人在声音频率为 1 000 ～ 3 000 Hz 时听阈最低，听觉最敏感。音频升高或降低，听阈都会升高。

二、耳的结构和功能

听觉的外周器官是耳。解剖学家划分了外耳、中耳和内耳（图 8-11）。

（一）外耳的结构和功能

外耳由耳郭和外耳道组成。耳郭的形状有利于收集声波，能使不同方向来的高频声具有不同的反射情况，因此在一定程度上还可帮助定位声音的来源，尤其对区分来自前、后方的声音起着重要作用。外耳道是声波传导的通路，直径约 0.7 cm，长约 3 cm，终端为鼓膜。外耳道相当于一个声管，具有共振特性。根据物理学原理，充气的管道可与波长是 4 倍管长的声波产生最大的共振作用。据此计算，它的自然谐振频率约为 3 000 Hz。由于外耳道的共鸣以及人头对声音反射、衍射现象的影响，使人耳对 3 000 Hz 左右的声波的感觉灵敏度特别高。

（二）中耳的结构和功能

中耳是鼓膜内侧的空腔部分，由感受振动的鼓膜、鼓室、听小骨和咽鼓管组成。外耳道将声波传导至鼓膜，使鼓膜在声波刺激下振动。鼓膜的振动推动鼓室中的三块互相连接的听小骨——听骨运动。听小骨包括锤骨、砧骨和镫骨，它们依次连接成听骨链。锤骨柄附着于鼓膜，镫骨的底板和卵圆窗膜相接，砧骨居中，将锤骨和镫骨连接来，使三者形成一个两臂之间呈固定角度的杠杆系统（图 8-11）。锤骨与鼓膜相连，将振动通过砧骨和镫骨传递到耳蜗这个有感受器的结构中。这些骨头利用杠杆关系，使镫骨的底板在卵圆窗上产生的力比鼓膜在锤骨上所产生的力更为短促和强劲。声压过大时，听小骨上附有能对强声起反射作用的肌肉：鼓膜张肌和镫骨肌。这两块肌肉反射性收缩，使鼓膜紧张，听小骨连接更紧密，可使中耳传音效能降低，阻止较强的振动传到耳蜗，从而对内耳的声音装置起到保护作用。因此，声波在由鼓膜经过听小骨向卵圆窗的传递过程中，既可通过听小骨的杠杆作用使声压增大，提高传音效率，又可通过听小骨附着肌肉的收缩使振动避免过强而损伤内耳和卵圆窗膜。

鼓室是一个容积约 2 mL 的空腔区域，充满了空气，通过咽鼓管与鼻腔相连。平时咽鼓管封闭，当鼓膜内外的压力失去平衡时，咽鼓管打开，从而形成了一个沟通鼓室和鼻腔的大气通道，以宣泄鼓室内压强的剧增，使鼓膜内外气压恢复平衡。这对于维持鼓膜的正常位置、形状和振动性能具有重要意义。例如，飞机的突然升降，此时如果不能通过咽鼓管使鼓室内压力与外耳道压力（或大气压）取得平衡，就会在鼓膜两侧出现巨大的压力差。这个压力差如达到 9.33 ～ 10.76kPa（70 ～ 80 mmHg），将会引起鼓膜强烈疼痛，压力差超过 24 kPa（180 mmHg）时，可能造成鼓膜破裂。在吞咽、打哈欠或喷嚏时，咽鼓管会暂时开放，有利于气压平衡。

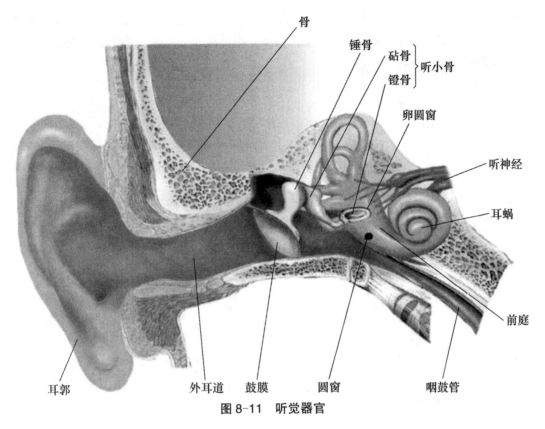

图 8-11 听觉器官

（三）内耳的结构和功能

内耳是听觉的主要部分，由耳蜗和前庭器官组成，其中感受声音的装置位于耳蜗内。耳蜗的外形有点像蜗牛壳，它是一条卷曲了 2.5 ～ 2.75 圈的螺旋形骨质小管，里面充满了淋巴液。在耳蜗的横断面上可见到两个分界膜，一为斜行的前庭膜，一为横行的基底膜，此两膜将管道分为三个腔，分别称为前庭阶、中阶和鼓阶。基底膜上有螺旋器，又称柯蒂氏（Corti）器，为听觉的感受器，其横断面上，靠蜗轴侧，可看到有一行内毛细胞纵向排列；在蜗管的靠外一侧，有 3 ～ 5 行外毛细胞纵向排列。毛细胞是听觉感受细胞，它们依靠杆状的戴特斯氏细胞（一种支持细胞）固定在基底膜上。毛细胞的纤毛穿过网状板，其中一些的底端接触到坚实的盖膜上。盖膜就像个有支持作用的架子一样。

镫骨的底板带动卵圆窗后的膜振动，将声波的高低频率输入了耳蜗。这种振动使得基底膜相对于盖膜而运动，进而导致毛细胞的纤毛弯曲变形，这一弯曲就产生了感受器电位。电位变化信息通过听觉传导神经传至大脑听觉中枢，经过分析处理后引起主观上的听觉。基底膜的振动是以行波（traveling wave）的方式进行的，即内淋巴的振动首先在靠近卵圆窗处引起基底膜的振动，此波再以行波的形式沿基底膜向耳蜗的顶部方向传播，就像人在抖动一条绸带时，有行波沿绸带向远端传播一样。不同频率的声音引起的行波都从基底膜的底部，即靠近卵圆窗膜处开始。但是，每一种振动频率在基底膜上部有一个特定的行波传播范围和最大振幅区，这被认为是耳蜗能区分不同声音频率的基础。

振动频率越低，行波传播越远，最大行波振幅出现的部位越靠近基底膜顶部，而且在行波最大振幅出现后，行波很快消失，不再传播；相反地，高频率声音引起的基底膜振动，只局限于卵圆窗附近。

耳蜗具有一个有膜覆盖着的开口，也就是圆窗。它使得耳蜗里的液体可以来回地流动。基底膜下液体压力的改变被传递到圆窗的膜上，它以内外运动的方式与卵圆窗的运动相呼应。也就是说，当镫骨板往里推时，圆窗后的膜向外突出。在一些中耳炎的患者中，骨化作用使得圆窗被封盖住，导致基底膜无法自由地来回弯曲，所以这些人会有严重的听力损失。然而，他们的听力可以通过开窗术恢复，即在骨头上本应是圆窗的位置上打一个小孔。

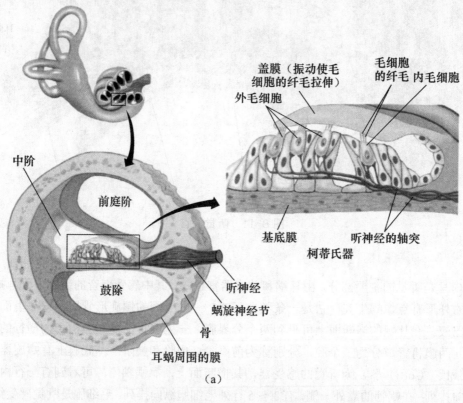

（a）

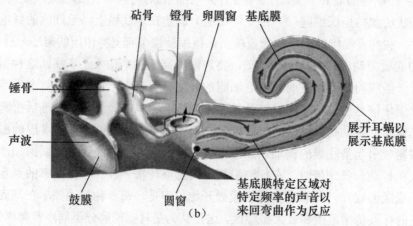

（b）

图 8-12　耳的结构

（a）在耳蜗的横切面中，展示了柯蒂氏器，有毛细胞的特写。（b）声波敲击鼓膜导致其振动三根小骨——锤骨、砧骨、镫骨，这三根小骨将声波转变为充满液体的耳蜗的更强振动。这些振动是耳蜗基底膜上的毛细胞产生位移。

人工耳蜗

（四）声波传入内耳的途径

声波传入内耳有气导和骨导两种。

1.气导 声波由耳郭收集，经外耳道空气传导引起鼓膜振动，再通过听骨链的振动，经卵圆窗机动前庭阶外淋巴，经前庭膜使内耳淋巴振动，刺激基底膜上的螺旋器产生神经冲动，此冲动通过耳蜗神经纤维传入大脑皮质听觉中枢，产生听觉，这种传导方式称为气导。气导是引起正常听觉的主要途径。此外，鼓室内的空气振动也可经圆窗膜面机动鼓阶的外耳淋巴，进而使基底膜上的螺旋器兴奋，产生听觉，但力量微弱。

2.骨导 声波也可直接引起颅骨的振动，进而引起耳蜗内耳淋巴振动，而使基底膜上的螺旋器兴奋，产生听觉，这种传导方式称为骨导。在正常情况下，骨导的效率比气导的效率低得多，只有较强的声波，或者自己的说话声，才能引起颅骨较明显的振动。骨传导仅在空气传导系统发生障碍时才起到作用。

在临床工作中，常用音叉检查患者气导和骨导的情况，帮助诊断听觉障碍的病变部位和性质。例如，当外耳道或中耳发生病变时，气导途径受损，引起的听力障碍称为传音性耳聋，此时气导作用减弱而骨导作用相对增强；当耳蜗发生病变时所引起的听力障碍称为神经性耳聋，此时气导和骨导的作用均减弱。

【案例分析】

"青少年驱赶器"为什么只对25岁以下的青少年有效？

人的听力频率范围是20～20 000 Hz，而成年人和年轻人之间，听力方面存在细微的差别。由于成年人在听觉上长久的劳损，很多人到中年以后开始丧失对高频率声音的听觉能力，很多成年人已听不到14 400 Hz的声音，所以霍华德·斯特普尔顿基于这个原理发明了"青少年超音驱赶器"，商家可以用这种驱赶器让徘徊在店门口的不良青少年掩耳走避。

| 人体机能 |

▇ 任务四　平衡感觉功能

案例导入 ◆━━━━━━━━━━━━━━━━━━━━━━━━

　　开学第一天，爸爸开车带着小明去学校，去学校的路上，小明出现了晕车的表现，恶心、想吐、头晕，到学校后仍然没有好转。

　　思　考 ⋯⋯⋯⋯⋯⋯⋯⋯⋯⋯⋯⋯⋯⋯⋯⋯⋯⋯⋯⋯⋯⋯

　　小明的晕车原因是什么？

　　平衡功能是指人体在日常活动中维持自身稳定性的能力，正常情况下，当人体重心垂线偏离稳定基底时，即会通过主动的或反射性的活动使重心垂线返回到稳定基底内，这种能力就称为平衡功能。一个人平衡功能正常时，能够：保持体位；在随意运动中调整姿势；安全有效地对外来干扰做出反应；前庭系统是人体平衡系统的重要组成部分。

一、前庭器官的解剖和功能

　　前庭器官是内耳迷路的一部分，包括前庭囊和三个半规管。前庭囊又分为椭圆囊和球囊。前庭囊可以对重力做出响应，感受头部空间位置和直线变速运动，同时引起姿势反射，以维持身体平衡。半规管是一个有膜管道，内部充满了叫做内淋巴的液体，其中膨大的部分称做壶腹。三个半规管朝向三个相互垂直的平面。每个管中的感受器都会对一个特定水平面上的头部突然转向运动产生最大程度的响应。所以，半规管可以感受任何平面上不同方向旋转变速运动的刺激，从而产生不同的旋转运动感觉，引起姿势反射以维持身体平衡。半规管会对角加速度（头部旋转变化）产生响应，但对稳态旋转不响应。半规管也对位置的变化和线性加速度的变化有响应（但是程度相当弱）。综上，前庭系统的功能包括保持平衡、维持头部处于竖直的姿势以及调节眼睛运动来补偿头部运动。刺激前庭会产生一些难以定义的感觉。某一作用于前庭囊的低频刺激能够引起眩晕，而刺激半规管会导致头昏眼花以及节律性眼动（眼球震颤）。

二、前庭器官的感受器

　　前庭器官的感受细胞都称为毛细胞，具有类似的结构和功能。这些毛细胞通常在顶部有60～100根纤毛，按一定的形式排列，其中有一根最长，位于细胞顶端的一侧边缘处，称为动毛，其余的较短，占据了细胞顶端的大部分区域，称为静毛（图8-13）。半规管内的毛细胞纤毛嵌在被称为吸盘的凝胶物质中［图8-14（a）］。当人的头部做旋转变速运动时，半规管中的内淋巴流动而引起壶腹上的胶状物质改变毛细胞纤毛的倒向，使相应的神经纤维的冲动发放频率发生改变。由前庭细胞产生的动作电位通过第 8 对脑神经的一部分传入脑干和小脑（第 8 对脑神经既包含听觉成分，也包含前庭觉成分），引起旋转感觉，并能反射地引起眼球震颤及躯体骨骼肌的张力改变，以保持身体姿势的平衡。半规管的适宜刺激是旋转加速运动。

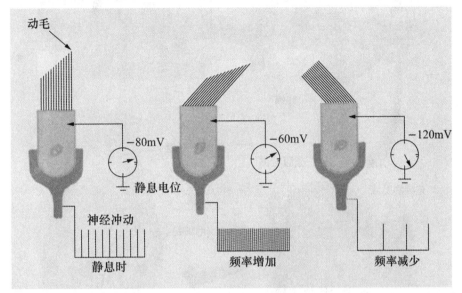

图 8-13　前庭器官中毛细胞纤毛受力侧弯时对静息电位和传入神经冲动频率的影响

椭圆囊和球囊的毛细胞存在于囊斑结构中，其纤毛嵌入一层覆盖其上的凝胶物质，凝胶物质中含有叫作耳石的碳酸钙颗粒。囊斑毛细胞的适宜刺激时直线加速运动。椭圆囊囊斑感受水平方向的直线加速运动，而球囊囊斑则感受垂直方向的直线加速运动。当头的位置改变或做直线变速运动时，耳石推动并刺激不同的毛细胞集合并激活它们〔图 8-14（b）〕，引起与之相连的神经发放神经冲动传至中枢，引起机体在空间位置及变速运动的感觉，并可反射性地引起姿势改变，以保持身体的平衡。除了在乘坐过山车这一类特殊情况下，我们是很少意识到前庭觉的。然而，前庭觉在引导我们眼睛运动以及保持平衡上都发挥重要的作用。

摇晃头部能阅读吗?

【知识链接】◆

　　试着在你头部前后或上下晃动时进行阅读，你会发现你可以轻松地完成这项任务。然后，保持你的头部不动，前后或上下晃动你的阅读材料，你会突然发现阅读几乎不能够进行。这是为什么呢？当你移动头部，靠近耳蜗的前庭器官会监测这些运动，并引导眼睛进行补偿性运动。当你的头部向左移动，你的眼睛就会向右移动；而当你的头部向右移动，你的眼睛就会向左移动。这样，几乎毫不费力，你就可以注视在你想看的东西上。但是当阅读材料移动时，前庭器官就无法让你的眼睛注视在目标上了。

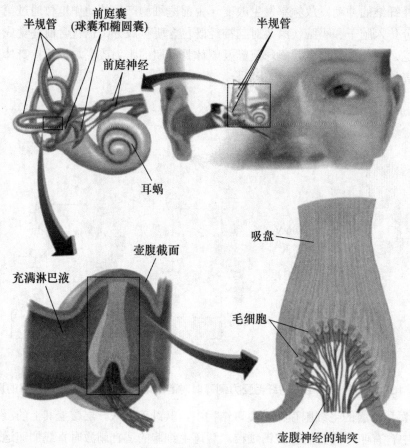

（a）半规管的感受器官

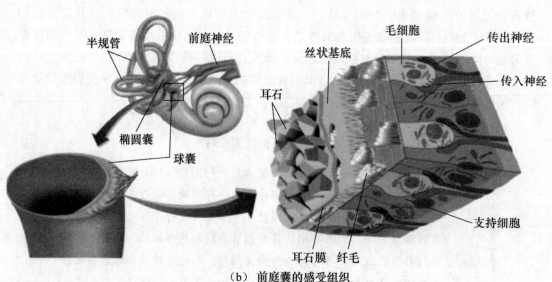

（b）前庭囊的感受组织

图 8-14 前庭系统的结构

根据头部运动的方向和加速度，碳酸钙颗粒（耳石）压迫不同的毛细胞。

三、前庭反应

来自前庭器官的传入冲动，除能够引起运动觉和位置觉外，还可以引起各种姿势调节反射和内脏功能活动的改变。这些反应统称为前庭反应。

1. 前庭姿势反射调节　姿势反射是人和动物在静止和运动状态下，为保持身体平衡而进行的身体及各部分在空间所处位置的调整，通过一定的肢体动作和肌紧张的改变而实现。例如，人乘车而车突然加速时，会有背肌紧张增强而后仰，车突然减速时又会有相反的情况；当电梯突然上升时，肢体伸肌抑制而屈曲，下降时伸肌紧张加强而伸直等。其意义在于维持一定的姿势和躯体平衡。

2. 自主神经反射　当前庭器官受到过强或长时间刺激，或刺激未过量而前庭功能过敏时，常会引起自主神经功能失调，导致心率加快、血压下降、呼吸频率增加、出汗、恶心、呕吐、眩晕、皮肤苍白等现象，如晕车、晕船，称为前庭自主神经反射。晕船是因为船身颠簸及摇摆导致身体前后、左右摇摆，导致后、上半规管过度刺激。

3. 眼震颤　眼震颤是指身体在旋转运动时，出现的眼球不自主的节律性运动，是前庭反应中最特殊的一种反应，常被用来判断前庭功能是否正常。在同样条件下，震颤时间过长或过短，说明前庭功能过敏或减弱。眼震颤主要由半规管的刺激引起，而且眼震颤的方向也由于受刺激半规管的不同而不同。生理状态下可出现水平方向、垂直方向、旋转性眼球震颤。

（1）水平方向眼震颤：人体绕垂直轴旋转，刺激两侧水平半规管。

（2）垂直方向眼震颤：人体绕矢状轴旋转，刺激两侧上半规管。

（3）旋转性眼震颤：人体绕冠状轴旋转，刺激两侧后半规管。

【案例分析】

小明晕车的原因是什么？

晕车是指当人眼所见到的运动与前庭系统感觉到的运动不相符时出现的昏厥、恶心、食欲减退等症状，比如坐车时你的眼睛正盯着平板电脑不动，而汽车因为路况变化正在大转弯中，你的前庭系统因此感受到了运动，而这时你眼睛所见到的运动与前庭系统所感受到的运动并不相符，你有可能会出现晕车的症状。

学习检测

1. 眼需要做哪些调节才能看清 6 m 以内的近物？

2. 比较近视、远视和散光眼的产生原因、折光特点。

项目九
神经系统的功能 ————————————

学习目标

1. 掌握神经元如何工作和进行信息交换；神经系统的组成。

2. 熟悉不同脑区及其各自的功能；大脑左右半球有何不同；不同脑叶的功能有何不同。

3. 了解皮层下结构有哪些主要的组成部分。

人脑只有一个葡萄柚那么大，重约 1.4 kg，表面皱巴巴看上去像核桃一样，质地则很像豆腐。下次你去超市经过卖猪脑的柜台时，不妨停下来驻足观看一会儿，因为它和你的大脑非常相似，只是小了点。这么一小块黏糊糊皱褶状组织是怎样让人演奏出美妙的音乐的？怎样给人以智慧来寻找治疗癌症的妙方？怎样让人坠入爱河？又是怎样让人读懂这本书的呢？人脑中神经元的数量达千亿之多，每一个神经元又与成千上万个神经元相连，这个极端复杂的网络使我们能够加工大量的信息。事实上，人脑中神经元之间的通路数量很可能超过宇宙中可见星体的总数。人脑无疑是世界上最神奇的"计算机"，让我们了解下这台神奇的"计算机"吧。

任务一　神经元活动

案例导入

　　在生活中我们都有不小心被扎到，或者被烫伤，被撞倒的经历，这个时候我们总是会在第一时间感受到身体的变化。

　思　考 ....

　　神经元作为信息传递的物质，传递信息时会产生神经冲动，神经冲动具有怎样的特性？

　　从动物简单的行为到人类复杂的情感思维都建立在神经系统活动的基础上。在漫长的物种演化过程中，神经系统保留了相对保守的共性特征，这就是以神经元的动作电位为主要信号，通过神经元之间的突触传递信息。

一、神经元的基本结构

　　神经元（神经细胞）是神经系统中参与信息处理和信息传递的物质。神经元根据其功能不同分为不同种类，具有不同的形态。大部分神经元都具有以下四个结构或区域（图 9-1）：（1）细胞体；（2）树突；（3）轴突；（4）轴突终扣。但是，在不同的细胞中，这些结构会表现出不同的形式。

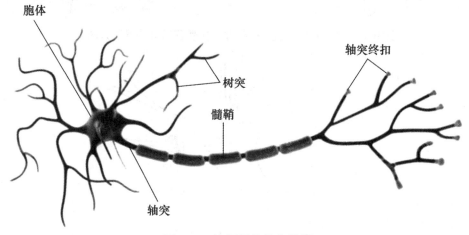

图 9-1　神经元的基本结构

　　细胞体包括细胞核和为细胞生命过程提供保障的结构。树突，顾名思义，形状就像树一样。神经元之间相互沟通信息，树突是这些信息的重要载体。轴突是一条又细又长的管道，外面常包裹有髓鞘。轴突把信息从细胞体传导到终扣。它所传导的最基本信息是动作电位。这个功能非常重要，我们会在后面的章节中详细介绍。现在，我们只需要了解动作电位是一个短暂的电化学过程。多数轴突在行进过程中会多次分支。这些分支末梢的小疙瘩就是轴突终扣。轴突终扣的功能非常特殊：当动作电位传导到轴突终扣时，它就会分泌一种叫作神经递质的化学物质。中枢神经系统中有很多神经递质，它们或者激发或者抑制受体细胞，从而决定其轴突上是否有动作电位的产生。

神经元接收来自不同轴突终扣的信息，同时通过其本身的轴突与其他的神经元形成突触。一个神经元可能接收来自数十个或数百个其他神经元的信息，并与它们形成大量的突触（图9-2）。突触是一个神经元的轴突终扣与另一个神经元相接触的部位。按神经元接触部位的不同，一般将突触分为轴－体突触、轴－树突触、轴－轴突触（图9-3）；按对突触后神经元的作用方式不同，分为化学突触和电突触；按对突触后神经元的效应不同，分为兴奋性突触和抑制性突触。突触包括突触前膜、突触间隙和突触后膜（图9-4）。

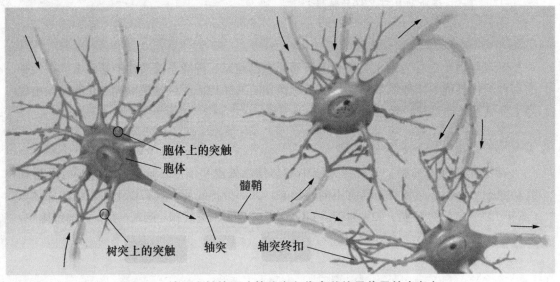

图9-2　神经突触简图（箭头方向代表着信号传导的方向）

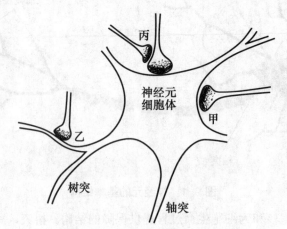

甲：轴－体突触；乙：轴－树突触；丙：轴－轴突触

图9-3　突触及突触分类

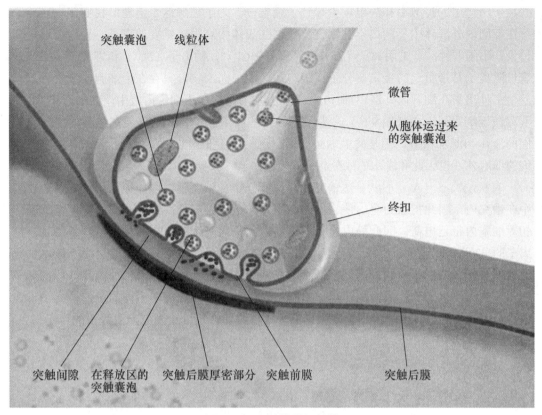

突触囊泡　　线粒体

微管

从胞体运过来的突触囊泡

终扣

突触间隙　在释放区的　突触后膜厚密部分　突触前膜　　突触后膜
　　　　　突触囊泡

图 9-4　突触的详细结构

二、神经元内的信息传导活动

这部分主要探讨神经元内的信息传导过程：动作电位从胞体发出，沿轴突一直传送到轴突终扣，并刺激它们释放神经递质。突触传递涉及神经元之间的信息传递，我们将在下一部分讨论。要想了解动作电位产生的原理，我们首先要知道膜电位是如何产生的。

（一）静息电位

膜电位是细胞内外的电位差，神经元静息状态下存在的膜电位称为静息电位。我们可以用连接微电极的电压计来测量轴突细胞膜内外的电荷，从而知道膜电位值。膜电位是扩散力和静电压力平衡的结果。

1. 扩散力和静电压力　分子在其介质中均匀分布的过程叫作扩散。如果没有外力或者屏障阻碍它们，分子会从高浓度区域向低浓度区域扩散。物质溶于水时会离解为两部分，带有相反的电荷。电离产生的带有电荷的物质叫作离子。离子分为两种：正离子带正电，负离子带负电。我们知道"同性相斥，异性相吸"的道理，所以正离子排斥正离子，负离子排斥负离子，而正负离子之间则相互吸引。由于这种排斥和吸引而产生的力叫作静电压力。扩散力把分子从高浓度区域移向低浓度区域，静电压力把正电荷从正电荷多的地方移走，把负电荷从负电荷多的地方移走。

2. 细胞内液和细胞外液中的离子　细胞内液和细胞外液含有不同的离子。由于这些离子所产生的扩散力和静电压力导致了膜电位。为了理解这个道理，我们首先应该了解在细胞内外液体中不同离子的浓度。在这些液体中有很多重要的离子，我们在这里只讨论其中的四种：有机阴离子（A⁻）、氯离子（Cl⁻）、钠离子（Na⁺）和钾离子（K⁺）。有机阴离子是带负电的蛋白质分子或细胞代谢的中间产物，只存在于细胞内液中。尽管其他三种离子在细胞内外液中都存在，但是 K⁺ 主要存在于细胞内液中，而 Na⁺ 和 Cl⁻ 主要存在于细胞外液中（图 9-5）。为了记忆这些离子的位置，只需要记住我们的细胞周围的液体和海水相似，都是食盐 NaCl 的溶液。我们细胞的原始祖先生活在海洋中，我们的细胞外液也因此和海水的成分相似。

有机阴离子（A⁻）不能穿透轴突膜，只能分布在轴突膜以内。钾离子（K⁺）主要集中在轴突内，因此扩散力会迫使它们向细胞外部运动。但是，钾离子的外泄使得细胞外相对细胞内带正电荷，因此静电压力会迫使钾离子向里运动。当两种力达到平衡时，钾离子的分布就成为图（图 9-5）中所示的情况。 氯离子在轴突外的浓度更大一些。扩散力给了该离子向细胞内的作用力。钠离子在轴突外的浓度要大于内部。因此，与氯离子相似，钠离子也受到扩散力的作用被迫向细胞内运动。和氯离子不同的是，钠离子带正电荷。因此，静电压力非但不会阻止钠离子进入细胞，反而会对它产生吸引的作用力。

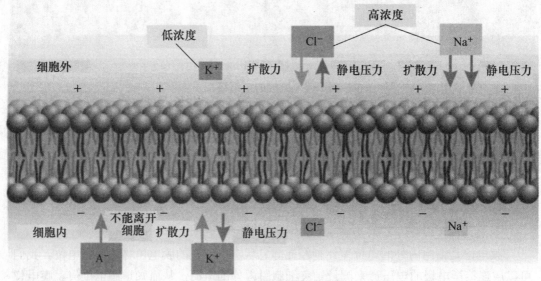

图 9-5　膜电位的控制

部分主要离子在细胞内外的相对浓度，以及作用于离子的各种力。

静电压力和扩散力都有利于钠离子进入细胞内部，但是钠离子在细胞外液的浓度仍高于细胞内部。为什么呢？原因是还有另外一种由钠钾泵产生的力。钠钾泵是镶嵌在细胞膜上的蛋白质分子（钠钾转运蛋白），能够不停地将钠离子运送到细胞外部，所需的能量由线粒体产生的 ATP 分子提供。每当有 3 个钠离子运出细胞，就有 2 个钾离子被运到细胞内部。细胞膜对钠离子的通透性不高，所以，钠钾转运蛋白能有效地维持细胞内钠离子处于较低的浓度。它们把钾离子运到细胞内部，也稍微提高了细胞内部的钾离子浓度。由于细胞膜对钾离子的通透性大约是对钠离子的 100 倍，所以细胞内的钾离子浓度提高得很有限。

（二）动作电位

我们已经了解到扩散力和静电压力都会迫使钠离子进入细胞内部。但由于细胞膜对钠离子的通透性不高，同时钠钾泵还在把钠离子排到细胞外部，因此，细胞内钠离子的浓度很低。但是，假设细胞膜对钠离子的通透性突然提高，会有什么结果？扩散力和静电压力将会促使钠离子大量涌入细胞内部，迅速逆转膜电位。实验证明，正是这个机制导致了动作电位：细胞膜对钠离子的通透性的短暂提高，造成钠离子内流，随后细胞膜对钾离子的通透性也暂时提高，钾离子大量外泄。那么，造成细胞膜通透性改变的原因是什么？

我们知道镶嵌在细胞膜上钠钾转运蛋白能把钠离子和钾离子分别主动地运到细胞外部和细胞内部。细胞膜上还有另外一种蛋白质分子，能够为离子进出细胞提供通道，这些可以开关的通道分子叫作离子通道。当离子通道开启时，只有特定的离子能够通过其中的空隙进入或离开细胞（图9-6）。

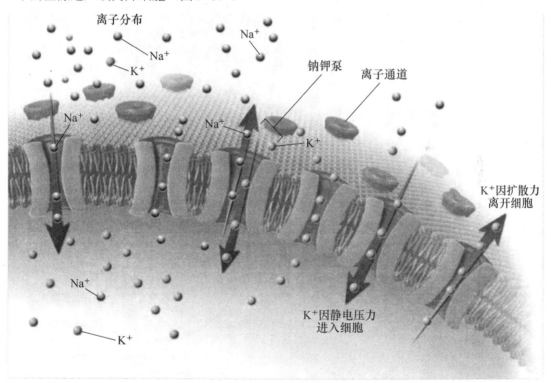

图 9-6　静息状态下细胞膜内外两侧的钠离子和钾离子梯度

图 9-7 中的不同数字描述了发生动作电位时离子贯穿细胞膜的运动情况。下文中的数字和曲线中的数字对应。

1. 刺激的强度一旦达到兴奋阈限，细胞膜上的钠离子通道就会开启。在扩散力和静电压力的共同作用下，钠离子大量内流，导致膜电位的降低（去极化），这意味着动作电位的开始。

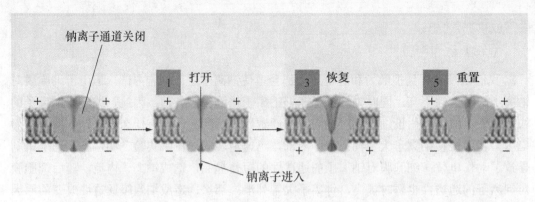

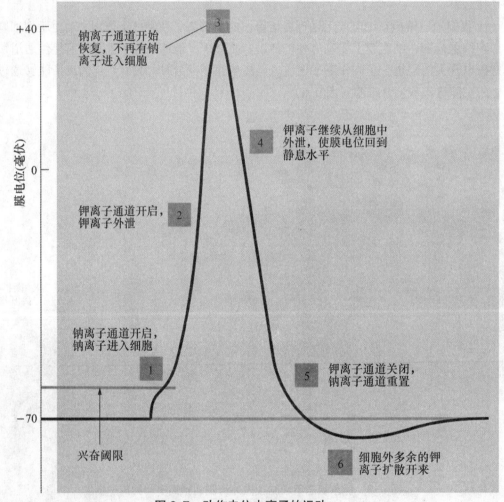

图 9-7　动作电位中离子的运动

2. 当去极化达到一定程度后，轴突膜上的钾离子通道也会开启，钾离子在扩散力的作用下流向细胞外。

3. 当动作电位到达最高值时，钠离子通道失活。它们只有等膜电位恢复静息电位水平以后才有可能被再次激活。在这段时间内，没有钠离子能够进入细胞。

4. 钾离子通道仍在开启，由于细胞内部带正电，在扩散力和静电压力的作用下，钾离子继续外泄，导致膜电位逐渐恢复到正常值水平。在这个过程中，钾离子通道开始关闭。

5. 一旦膜电位恢复正常，钾离子通道关闭。在这个过程中，钠离子通道处于待命状态。下一次的去极化能促使它们重新开始。

6. 事实上，膜电位将下降到比静息电位（-70 mV）更低的水平（超极化）。这个超极化过程是由细胞外钾离子外泄积累造成的，随后细胞外多余的钾离子很快扩散，静息电位恢复到 -70 mV。最后，钠钾泵把进入细胞内部的钠离子运到细胞外，把流出细胞的钾离子运回细胞内部。

（三）动作电位的传导

对于一个特定的神经元来说，它在正常情况下产生的所有动作电位的变化幅度（强度）和速率都是近似一致的，即动作电位要么不产生，要么产生额定强度的动作电位，这就是全或无法则。动作电位一旦产生，它将沿着轴突一直传导到末端。在传导的过程中，动作电位的强度总是保持不变。当到达轴突分叉时，动作电位会随之分成几支，但是每支的大小并没有比分叉之前减少。每一支轴突的动作电位和分叉前的大小和强度一致。

肌肉的收缩强度可以很弱，也可以很强；刺激的强度可以微弱得刚刚被探测到，也可以非常大。我们知道动作电位控制着肌肉收缩的强度，代表着物理刺激的强度。然而，如果动作电位时全或无的事件，它怎样来传导连续性的信息？答案很简单：单个动作电位并不是信息的基本成分。刺激强度变化的信息是通过轴突的激发频率（即动作电位产生的频率）来表达的。高的激发频率引起高强度的肌肉收缩，高强度的刺激（比如刺眼的光线）可以引发眼神经轴突高频率的激发。这个规律称为频率法则，和全或无法则共同调节神经活动。

哺乳动物的神经系统中的轴突几乎都被一段段髓鞘包裹。包裹着的神经元只有在裸露的郎飞氏结处才能和细胞外液接触。动作电位从一个郎飞氏结传导到另一个郎飞氏结。在每一个新的郎飞氏结上都有动作电位被重新激活。这种跳跃式的传导被称为跳跃传导。除了能够快速传导冲动，跳跃传导还节约能量：不用在轴突的每个点上让钠离子流入后再通过钠钾泵将其泵出，有髓轴突只需要在结点处让钠离子流入（图9-8）。

三、神经元间的信息传导活动

我们已经了解了神经元的基本结构以及动作电位的产生机制，现在我们要讨论一下神经元之间的信息传递是如何进行的。这些传递使得神经元回路能够收集感觉信息、制订计划，并且启动行为。神经元之间的信息传递是通过突触传递进行的。突触传递（synaptic transmission）是指突触前神经元的信息，通过传递，引起突触后神经元活动的过程，它包括了电—化学—电三个基本过程。这些信息由轴突终扣释放的神经递质所携带。

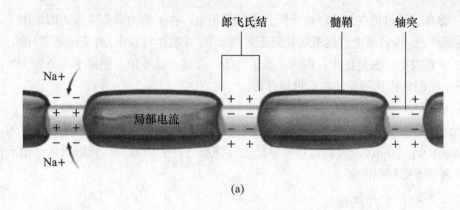

(a)

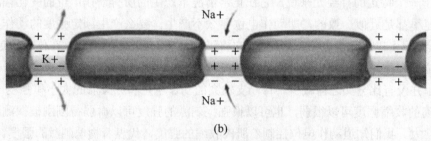

(b)

图 9-8 有髓轴突中的跳跃式传导

举个例子，当受到有害刺激物的刺激时（如接触到一个高温物体），树突会把信息沿着轴突传导至位于脊髓中的轴突终扣。感觉神经元的轴突终扣释放神经递质，激发中间神经元，并把信息沿着它的轴突一路传递下去。中间神经元的轴突终扣释放神经递质，激发运动神经元，信息被传导至运动神经元的轴突终扣。运动神经元的轴突把神经和肌肉连接起来，让肌细胞收缩，于是手臂从高温物体处撤回（图 9-9）。

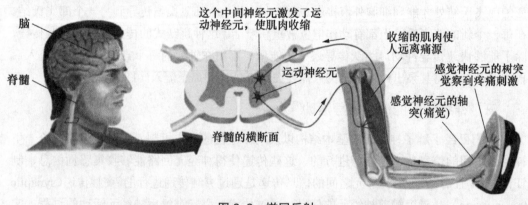

图 9-9 撤回反射

图中展示了神经系统有效功能的一个简单例子。疼痛刺激使得手远离热的熨斗。

到现在为止，我们讨论的突触全是兴奋性的。现在，让我们探讨一下抑制性的突触。以我们从炉灶上端起砂锅的过程为例。在端起砂锅走向餐桌时，热量穿透你用的薄垫布。热砂锅带来的疼痛引发撤回反射驱使你把它扔掉。但是你能一直拿着它，直到把它放到餐桌上。是什么过程让你抑制了撤回反射，没有把砂锅扔到地上？热砂锅带来的疼痛增强了运动神经元激发性神经突触的活动，驱使你的手从上面移开。但是，这个激发过程受到来自脑的抑制。脑中有一个神经回路识别出一旦砂锅落地带来的后果。这个神经回路给脊髓中的神经元传递信息，阻止撤回反射，因此你不会把砂锅扔到地上。图9-10中描绘了这个信息传导至脊髓的过程。你可以看到，脑中神经元的轴突深入脊髓中，它的轴突终扣和抑制性中间神经元形成突触。一旦脑中的神经元被激活，它的轴突终扣就激活这个抑制性中间神经元。中间神经元释放抑制性神经递质，降低运动神经元的活性，从而阻止了撤回反射的发生。

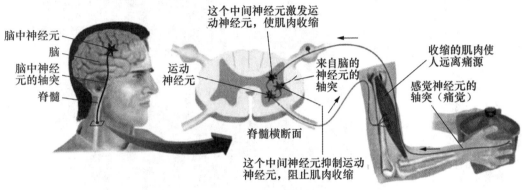

图 9-10 抑制的作用

脑的抑制信号能阻止撤回反射，人不会扔掉砂锅。

因为化学性突触是神经元信息交流的主要形式，下面我们将总结一些突触传递中的主要事件（图9-11）：

1. 神经递质在神经元的胞体或轴突终扣内合成，并被储存在突触小泡（小囊泡）中。

2. 动作电位到达轴突终扣后，可使钙离子进入细胞，之后引发装有神经递质的小囊泡与突触前膜融合（胞吐），然后囊泡内的神经递质被释放到突触间隙。

3. 释放出来的分子在间隙中扩散，到达突触后膜并与膜上的受体结合，引发突触后电位——短暂的去极化（兴奋性突触后电位）或者超极化（抑制性突触后电位）——增加或减少突触后神经元的激发频率。

4. 神经递质分子与它们各自的受体相分离。根据自身的不同，神经递质或许可能被转化成失活的化学物质。

5. 神经递质分子可以被突触前神经元再摄取回去以重复利用或者扩散掉。

6. 一些突触后细胞释放抑制性信息以控制突触前细胞对神经递质的进一步释放。

7. 突触前膜上有自身受体，可以探测已释放的递质量，提供负反馈信息。另外，突触后神经元通过释放特殊的化学物质对刺激做出反馈。

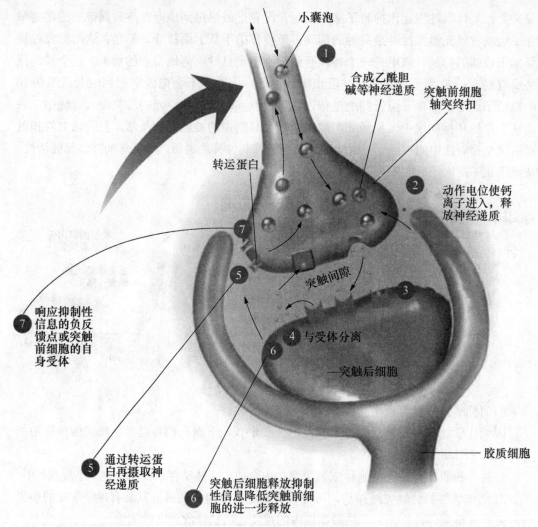

小囊泡

①

合成乙酰胆碱等神经递质

突触前细胞轴突终扣

转运蛋白

②

动作电位使钙离子进入，释放神经递质

⑦

⑦响应抑制性信息的负反馈点或突触前细胞的自身受体

⑤

突触间隙

③

④与受体分离

⑥

—突触后细胞

胶质细胞

⑤通过转运蛋白再摄取神经递质

⑥突触后细胞释放抑制性信息降低突触前细胞的进一步释放

图 9-11　突触传递中的一些主要事件

四、神经递质

神经递质是在神经元之间或神经元与效应细胞之间起传递信息作用的化学物质。神经递质按产生部位的不同，分为外周神经递质和中枢神经递质两大类。

（一）外周神经递质

1. 乙酰胆碱（Ach）是外周神经末梢释放的重要递质。凡末梢能释放乙酰胆碱的神经纤维，称为胆碱能纤维。在人体内，交感和副交感节前神经纤维、副交感节后神经纤维、躯体运动神经纤维以及支配汗腺的交感节后神经纤维和支配骨骼肌的交感舒血管神经末梢，都释放乙酰胆碱。

2. 去甲肾上腺素（norepinephrine，NE）是外周神经末梢释放的另一种重要的神经递质。末梢能释放去甲肾上腺素作为递质的神经纤维，称为去甲肾上腺素能纤维。人体内大部分交感神经节后纤维都释放去甲肾上腺素。

外周神经递质中还有嘌呤类和肽类化合物（如三磷酸腺苷、血管活性肠肽等），它们主要存在于胃肠。这类神经元的胞体位于胃肠壁内神经丛中，接受副交感神经节前纤维支配，可引起胃肠平滑肌电位变化和活动改变。

（二）中枢神经递质

中枢神经递质种类、主要分布部位和功能特点如表 9-1 所示。

表 9-1　中枢神经递质种类、主要分布部位和功能特点

名称	主要分布部位	功能特点
乙酰胆碱	脊髓、脑干网状结构、丘脑、边缘系统	与感觉、运动、学习记忆等活动有关
单胺类：		
去甲肾上腺素	低位脑干网状结构	与觉醒、睡眠和情绪活动等有关
多巴胺	多沿黑质 - 纹状体投射系统分布	为锥体外系的重要递质
5- 羟色胺	主要分布于中缝核	与镇痛、睡眠、自主神经功能等活动有关
氨基酸类：		
γ - 氨基丁酸	小脑、大脑皮层	为抑制性递质
甘氨酸	脊髓	为抑制性递质
谷氨酸	大脑皮层和感觉传入系统	为兴奋性递质
肽类：		
下丘脑神经肽	下丘脑	调节自主神经等活动
阿片样肽	脑内	调节痛觉

递质的代谢包括其合成、释放和失活等。乙酰胆碱是由胆碱和乙酰辅酶 A 在胆碱乙酰化酶的催化作用下合成的。合成后由小囊泡摄取并储存起来。去甲肾上腺素是以酪氨酸为原料经过一系列过程而合成。递质作用于受体并产生效应后，很快即被消除。乙酰胆碱作用于突触后膜发挥生理作用后，就被胆碱脂酶水解成胆碱和乙酸；去甲肾上腺素主要通过末梢的重摄取及少量通过酶解失活被消除；肽类递质的失活依靠酶促降解。

【案例分析】

神经元作为信息传递的物质，传递信息时会产生神经冲动，神经冲动具有怎样的特性？

神经冲动在神经元上的传导是一种局部电流的传导，具有以下几个特点：

①结构和功能完整性　神经冲动必须在一根完整的神经纤维上才能完成；

②绝缘性　一条神经干中有很多神经纤维，每条神经纤维的传导相互不干扰，这是因为每条神经纤维上都有神经髓鞘；

③传导速度　神经纤维越粗，传导速度越快；局部电流强度越大，传导速度越快；

④双向传导　神经冲动可由刺激部位向相反的两个方向传导；

⑤相对不疲劳性　神经冲动传导是一种电位差产生电流的物理现象，无须直接提供能量，不易产生疲劳；

⑥不衰减性　神经冲动不会因为神经纤维的长短，电阻大小而衰减。

▌任务二　反射活动

案例导入　◆

　　日常生活中，当我们的手不小心碰到火或其他温度很高的物体表面时，会立即将手缩回来，将伤害降到最小或避免伤害，这就是缩手反射。

　　思　考

　　缩手反射发生机制是什么？

　　机体在中枢神经系统的参与下，对内外环境刺激所做出的规律性应答过程，称为反射。反射是神经系统活动的基本形式。反射活动的结构基础是反射弧。它是从接受刺激到发生效应，兴奋在神经系统内运行的整个路径。包括感受器、传入神经、反射中枢、传出神经、效应器五部分。

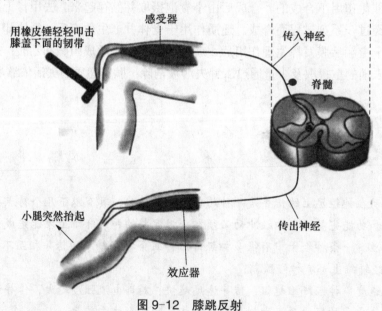

图 9-12　膝跳反射

一、反射活动的分类与特点

　　1.按照反射形成过程的分类方法　按照反射形成过程分类，反射可分为非条件反射和条件反射。

（1）非条件反射　是动物生来就有的，无须后天训练的反射，它是动物在种系进化过程中建立和巩固起来的，可再遗传给后代。非条件反射的反射弧是固定的，其数目有限，如牵张反射、瞳孔对光反射等。

（2）条件反射　是建立在非条件反射的基础上，由条件刺激引起的反射，是个体在后天的学习和训练中，与大脑皮层之间建立的暂时性的、复杂的高级反射活动。条件反射包括经典条件反射和操作性条件反射（图9-13）。

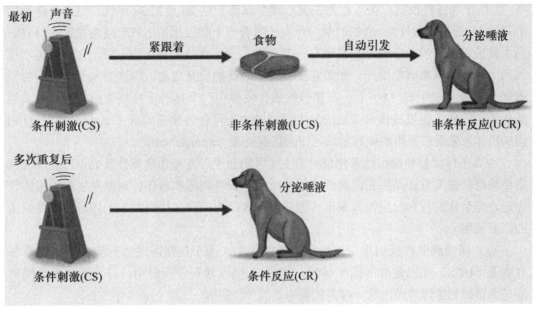

(a) 经典条件反射

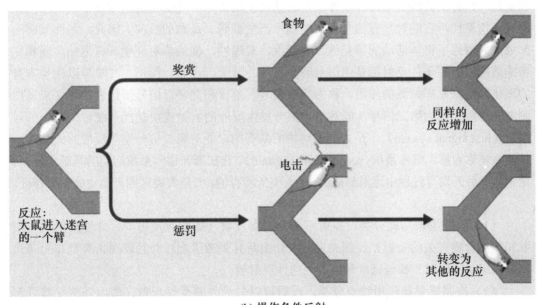

(b) 操作条件反射

图 9-13　经典条件反射和操作性条件反射程序

①经典条件反射：1927年巴甫洛夫在动物实验中，给狗喂食会引起唾液分泌，这是非条件反射，食物是非条件刺激（unconditioned stimulus，UCS）。狗在最初听到铃声时，并不会分泌唾液，属无关刺激。但是，如果喂食前先摇铃，然后紧跟着给食物，经过多次重复后，每当摇铃，即使不给狗食物，狗听到铃声也会分泌唾液。无关刺激与非条件刺激在时间上的结合不断得到强化，铃声不再是无关刺激，而成为进食的信号，变成了条件刺激，从而建立了条件反射［图9-13（a）］。

②操作性条件反射：美国行为主义心理学家斯金纳20世纪30年代在经典条件反射的基础上，通过实验发现，动物的学习行为是随着一个起强化作用的刺激而发生的。例如，当大鼠进入迷宫的一个臂端并发现有谷类食物（一种有效的强化物）时，它以后再次进入同一臂端的概率就会增加。如果它获得的不是食物而是电击，再次进入同一臂端的概率则会下降［图9-13（b）］。在操作性条件反射中，个体的反应结果是获得一个奖赏或惩罚。任何能促进机体未来反应发生的刺激物均可作为奖赏刺激（reinforcer），任何抑制机体未来反应发生的刺激物均可作为惩罚刺激（punishment）。

经典条件反射和操作性条件反射的主要区别在于，在操作性条件反射中行为反应决定结果是获得奖赏还是惩罚，而经典条件反射中条件刺激和非条件刺激发生的时间比较固定，与个体的行为反应没有关系（但是，个体行为反应直接反映了个体对非条件刺激的结果预期）。

（a）在经典条件反射中，无论学习者做什么，两个刺激即条件刺激（CS）和非条件刺激（UCS）在固定时间匹配呈现。（b）在操作性条件反射中，行为的结果是奖赏还是惩罚控制学习者做出这一行为的频率。

（3）人类条件反射的特点　条件反射的数量是无限的，条件反射可以消退、改造和重建，具有极大的易变性。条件反射的建立使动物对环境变化的适应既扩大了范围又提高了预见性，它能对具有信号意义的刺激产生准确、及时的反应。因此，条件反射的形成大大增强了机体活动的预见性、灵活性、准确性，使机体对环境具有更加广阔和完善的适应能力。条件反射都是由信号刺激引起。灯光、声音、图形、气味等以信号本身的理化性质来发挥刺激的作用，称为第一信号。语言和文字以信号所代表的含义来发挥刺激的作用，称为第二信号。能对第一信号发生反应的大脑皮层功能系统称为第一信号系统（first signal system），是人类和动物所共有的。能对第二信号发生反应的大脑皮层功能系统称为第二信号系统（second signal system），它在第一信号系统活动的基础上建立，是个体在后天发育过程中逐渐形成的，是人类所特有的，也是人类区别于动物的主要特征。

2. 其他分类方法

（1）按照生理功能分类，反射可分为防御反射（如咳嗽反射）、食物反射（与摄取和消化食物有关的反射）、探究反射（如由新异刺激引起，并且表现为警觉和面向该刺激物运动的反射）和与延续种族有关的性反射等。

（2）按照感受器作用特点分类，反射可以分为外感受性反射（即由外感受器引起的反射，如视觉反射）和内感受性反射（即由内感受器引起的反射，如肌肉牵张反射）。

（3）按照效应器作用的特点分类，反射可分为躯体反射（如屈肌反射）和内脏反射（如血管舒缩反射）。

二、中枢反射活动的一般规律

（一）中枢兴奋传布的特征

在反射活动中，神经冲动必须经过反射弧的中枢部分。中枢神经元之间的信息传递主要靠神经元相接触的突触或缝隙连接来完成。因此，信息通过中枢内的传递已经不同于外周的传导，再加上神经元之间连接的方式复杂多样，因此，使反射活动具有与外周传导不同的许多特征：

1. 单向传布　在反射活动中，兴奋经化学性突触传递只能朝一个方向传布，即只能从突触前神经元传向突触后神经元。这是因为具有传递兴奋作用的递质只能由突触前膜释放。

2. 中枢性延迟（中枢延搁）　由于兴奋经化学突触传递时需经历突触前膜释放递质，递质在突触间隙内扩散并与突触后膜上的受体结合等，耗时较长。据测定，兴奋通过一个化学突触通常需要 $0.3 \sim 0.5$ ms，称为中枢延搁。

3. 总和　在反射活动中，突触前神经元的一次冲动所引发的突触后电位不足以使突触后神经元产生动作电位，即不能引起反射效应。但如在短时间内重复传布冲动会有累加效应（时间性总和），或者来自不同位置的突触信号同时传布冲动到同一神经元，则在每个突触后膜上所产生的突触后电位可以叠加起来（空间性总和）。时间性和空间性总和会使突触后神经元容易产生兴奋（易化作用）。如总和达到阈电位水平，则产生动作电位。

4. 后发放　反射活动都由刺激引起，但当刺激停止以后，中枢兴奋并不立即消失，传出神经仍继续发放神经冲动，使反射活动延续一段时间，这一现象叫作后发放。在一定范围内，刺激越强，或刺激作用时间越久，则后发放的延续时间也越长。中枢内神经元之间环路式的兴奋性突触联系是产生后发放的形态学基础。神经冲动经过网状联系中含有不同突触数目的许多侧支，先后到达同一个传出神经元上，使传出神经元连续不断受到刺激而持续放电，是产生后作用的主要机制。

5. 局限化与扩散　在反射活动中，如果给予感受器的刺激强度适宜，一般只引起较局限的反射，而不引起广泛活动，叫作反射的局限化。如刺激过强，会引起广泛的活动，叫作反射的扩散。神经元之间的辐散式联系是反射扩散的结构基础。扩散的广度决定于刺激的强度与中枢不同的功能状态。例如，刺激动物一侧下肢趾端皮肤，只引起踝关节屈曲：如增加刺激强度，兴奋将在中枢内扩散，会使膝关节乃至髋关节也发生屈曲。进一步加强刺激，兴奋还可扩散到对侧中枢，引起对侧下肢伸直。

6. 易疲劳性　当重复快速刺激传入神经时，传出神经元最初的放电频率非常高，但经若干毫秒或数秒钟之后，放电频率便逐渐减少，这种就叫反射疲劳。反射疲劳发生在中枢的突触部位。因此，反射疲劳实质上就是突触传递的疲劳。突触疲劳的机制与突触前末梢递质的耗竭有关。

（二）中枢抑制

在任何反射活动中，中枢内既有兴奋活动又有抑制活动。兴奋和抑制都是主动过程。根据产生机制的不同，中枢抑制可分为突触后抑制和突触前抑制两类。

1. 突触后抑制　兴奋性神经元先兴奋抑制性中间神经元，抑制性中间神经元再释放抑制性递质，使突触后膜产生抑制性突触后电位，即出现超极化。根据抑制性神经元的功能和联系方式的不同，突触后抑制可分为传入侧支性抑制（afferent collateral inhibition）和回返性抑制（recurrent inhibition）（图 9-14）。

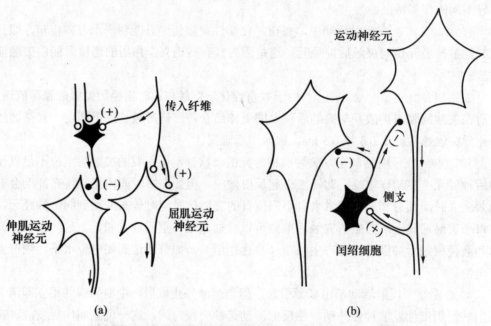

黑色星形细胞为抑制性中间神经元，（+）兴奋，（-）抑制

图 9-14　传入侧支性抑制和回返性抑制示意图

（1）传入侧支性抑制：又称交互抑制，是指在一个感觉传入纤维进入脊髓后，一方面直接兴奋某一中枢的神经元，另一方面发出其侧支兴奋另一抑制性中间神经元。然后通过抑制性神经元的活动转而抑制另一中枢的神经元。例如，伸肌的肌梭传入纤维进入中枢后，直接兴奋伸肌的 α 运动神经元，同时发出侧支兴奋一个抑制性神经元，转而抑制屈肌的 α 运动神经元，导致伸肌收缩而屈肌舒张。这种形式的抑制不是脊髓独有的，脑内也有。这种抑制能使不同中枢之间的活动协调起来。

（2）回返性抑制：是指某一中枢的神经元兴奋时，其传出冲动沿轴突外传，同时又经轴突侧支去兴奋另一抑制性中间神经元，该抑制性神经元兴奋后，其活动经轴突反过来作用于同一中枢的神经元，抑制原先发动兴奋的神经元及同一中枢的其他神经元。脊髓前角运动神经元与闰绍细胞之间的联系，就是这种抑制的典型。前角运动神经元发出轴突支配外周的骨骼肌，同时也在脊髓内发出侧支兴奋闰绍细胞；闰绍细胞是抑制性神经元，其活动经轴突回返作用于脊髓前角运动神经元，抑制原先发动兴奋的神经元和其他神经元。这种形式的抑制在海马和丘脑内也明显存在。这种抑制是一种负反馈控制形式，其意义在于及时终止神经元的活动，可防止神经元过度和过久兴奋，也促使同一中枢内许多神经元的活动同步化。

2. 突触前抑制　通过改变突触前膜活动而使突触后神经元产生抑制的现象，称为突触前抑制。突触前抑制是由于突触前末梢去极化而减少神经递质的释放，使突触后神经元产生的兴奋性突触后电位减小，出现抑制效应（图 9-15）。突触前抑制多见于感觉传入途径中，控制从外周传入中枢的信息，使感觉更加清晰和集中。

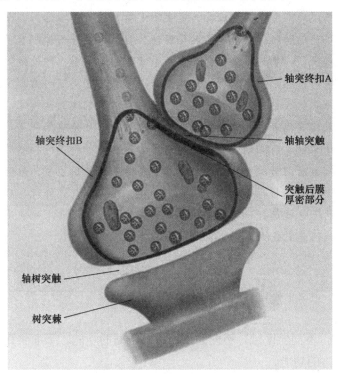

轴突终扣　A 的激活能够抑制轴突终扣　B 释放神经递质

图 9-15　突触前抑制示意图

【案例分析】

缩手反射发生机制是什么？

这主要是反射弧的作用。机体通过神经系统参与的对内外刺激都做出的规律性的反应叫反射。反射是神经系统活动的基本方式。它的结构基础是反射弧。反射弧由感受器、传入神经、神经中枢、传出神经、效应器五部分组成。以缩手反射为例，它的感受器位于皮肤中，是传入神经末梢的部分，当它感受刺激后会产生冲动（一种电信号）并沿着传入神经传到神经中枢，神经中枢位于脊髓中，是神经元的细胞体集中的部分，经过分析综合它会把冲动传给传出神经，最后到达效应器（传出神经的末梢加上它所支配的肌肉），引起肌肉的收缩，手就会缩回来，避免手被烫伤。

任务三　脑的功能

案例导入　◆

　　玛丽患有严重癫痫，医生决定对其进行手术治疗，于是切断了玛丽的胼胝体。手术后的玛丽认为自己的左手好像拥有了"自己的心灵"。比如，玛丽会合上左手拿着的一本书，即使她觉得这本书很有意思，正津津有味地阅读着。如果堵塞玛丽的右鼻孔，只有左鼻孔打开，让她嗅闻一朵花，她会告诉我们闻到的气味。然而，如果堵塞玛丽的左鼻孔，只有右鼻孔打开，让她嗅闻一朵花，她会说什么也没有闻到。我们让玛丽用右鼻孔闻一种气味，然后去拿藏在挡板后面与气味相应的物体。如果要求她使用左手，她会作出正确选择——对花香就选择一束塑料花，对鱼腥就选择玩具鱼，对松树的气味就选择一棵模型树，等等。但是，如果要求她使用右手，她就不能完成测试。

　思　考　⋯⋯⋯⋯⋯⋯⋯⋯⋯⋯⋯⋯⋯⋯⋯⋯⋯⋯⋯⋯⋯⋯⋯⋯⋯

　　文中的玛丽为什么会出现这种表现？

　　脑极其复杂，不同的区域，不同的结构参与不同的功能。下面将介绍的是一些主要的脑结构及其参与的功能。

一、前脑

前脑包括两个主要的部分：端脑和间脑。

（一）端脑

端脑主要包括两个对称的大脑半球。大脑半球被大脑皮层覆盖，并包含边缘系统和基底神经节。

1. 大脑皮层的不同区域执行不同的功能。其中有三个脑区接收来自感觉器官的信息。初级视觉皮层接收视觉信息，位于大脑的后面。初级听觉皮层接收听觉信息，位于大脑外侧。初级躯体感觉皮层接收躯体感觉信息，位于大脑顶部。初级躯体感觉皮层的不同区域接收来自躯体不同部位的信息。此外，感觉皮层的底部也接收与味觉有关的信息。除嗅觉和味觉以外，来自躯体或环境的感觉信息被传入对侧半球的初级感觉皮层。因此，左侧半球的初级躯体感觉皮层知道右手所拿的物体，左侧初级视觉皮层知道右侧视野所发生的事情，等等。

最直接参与运动控制的大脑皮层是初级运动皮层，位于初级躯体感觉皮层的前方。初级运动皮层不同部位的神经元与躯体不同部位的肌肉相连。与大脑皮层的感觉区一样，这些联系也是对侧联系；左侧初级运动皮层控制右侧躯体，反过来亦然。大脑皮层其余部分的功能界于感觉和运动之间，包括感知、学习、记忆、计划和执行。执行这些功能的大脑皮层是联合皮层。

2. 边缘系统最重要的结构是海马和杏仁核。海马参与学习和记忆。杏仁核参与了情绪加工：情绪的感觉和表达；情绪记忆以及对其他人情绪表情的识别。

3. 基底神经节主要包括尾状核、壳核和苍白球。基底神经节参与运动的控制。

（二）间脑

间脑的两个主要结构是丘脑和下丘脑

1. 丘脑　丘脑被分成几个核团。有些丘脑核团接收来自感觉系统的感觉信息，这些核团的神经元将感觉信息传送给大脑皮层的特异性感觉区。例如，外侧膝状体核接收来自眼睛的视觉信息，然后传递至初级视觉皮层；内侧膝状体核接收来自内耳的听觉信息，然后传递至初级听觉皮层。其他的丘脑核团，如腹外侧核接收来自小脑的信息，然后传递至初级运动皮层。

2. 下丘脑　位于脑的基底部，丘脑的下方。尽管体积较小，却是很重要的结构。它控制自主神经系统、内分泌系统并组织与种系生存相关的行为，如争斗、摄食、逃跑和繁殖。

二、中脑

中脑包括顶盖和被盖两个结构。顶盖位于中脑的背部，主要包含上丘和下丘两个结构。上丘是视觉系统的一部分，在哺乳动物中，它们主要参与视觉反射和对运动刺激的反应。下丘是听觉系统的一部分。被盖在顶盖下部，边框网状结构的部分区域，几个控制眼球运动的核团、导水管周围灰质、红核、黑质和腹侧被盖区。网状结构接收来自各种通路的感觉信息，并发出纤维投射至大脑皮层、丘脑和脊髓。它在睡眠和觉醒、注意、肌肉紧张度、运动和各种生存反射中发挥一定的作用。导水管周围灰质参与争斗和生殖这类的物种典型行为。红核和黑质是运动系统的重要结构。黑质神经元的退化导致了帕金森病。

三、菱脑

菱脑主要由后脑和末脑构成。

1. 后脑包括脑桥和小脑。脑桥是脑干内一个大的凸出部分，位于中脑和延髓之间，小脑的腹侧。脑桥参与睡眠和觉醒，另一作用是中继大脑皮层至小脑的信息。小脑接收视觉、听觉、前庭觉和躯体感觉信息，同时直接通过大脑接收有关个体骨骼肌运动的信息。小脑的功能是整合这些信息，调节运动输出和运动协调性，流畅性。小脑的损伤将影响站立、行走或运动协调性，引起动作笨拙、破坏协调性、夸张的动作；严重的小脑损伤可能导致人无法站立。

2. 末脑主要指的是延髓。延髓的下沿是脊髓的头端。延髓参与控制心血管系统、呼吸和骨骼肌强制性调节（图 9-16）。

表 9-2　脑的主要结构和功能

主要分区	亚区	主要结构	主要功能
前脑	端脑	大脑皮层	不同区域执行不同功能。接收来自感觉器官的信息、参与运动控制、参与制定计划和策略
		基底神经节	参与运动控制
		边缘系统	其中海马参与学习与记忆，杏仁核与其他结构参与情绪的加工：情绪的感觉和表达；情绪记忆以及对其他人情绪表情的识别
	间脑	丘脑	传递信息给大脑皮层的特异脑区并从大脑皮层接收信息
		下丘脑	控制自主神经系统、内分泌系统并组织与种系生存相关的行为，如争斗、摄食、逃跑和繁殖
中脑	中脑	顶盖	其中上丘是视觉系统的一部分，参与视觉反射和对运动刺激的反应。下丘是听觉系统的一部分
		被盖	其中网状结构在睡眠和觉醒、注意、肌肉紧张度、运动和各种生存反射中发挥作用。导水管周围灰质参与物种典型行为。红核和黑质是运动系统的重要结构
菱脑	后脑	小脑	接收和整合来自视、听、前庭和躯体感觉的信息，控制肌肉紧张度，调节运动输出和运动协调性、流畅性
		脑桥	参与睡眠和觉醒，调节呼吸和肌肉运动
	末脑	延髓	参与控制心血管系统、呼吸和骨骼肌强直性调节

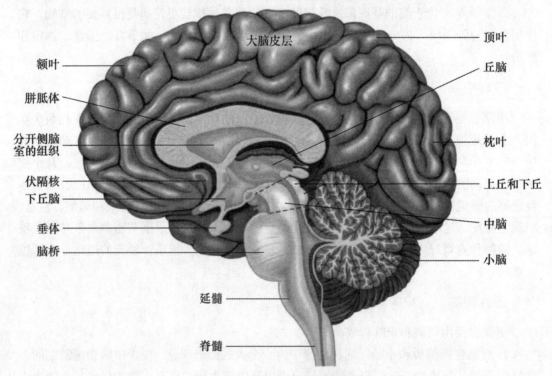

图 9-16　人类大脑的矢状切面

四、脑的高级功能

所谓脑的高级功能包括学习、记忆、判断、语言及其他心理活动功能。

学习是指人和动物依赖于经验来改变自身行为以适应环境的神经活动过程。记忆则是将学习到的信息储存和"读出"的神经活动过程。二者既有区别又不可分割，是密切相关的神经生理活动。

（一）学习的形式

1. 非联合型学习　即简单学习，不需要在刺激和反应之间形成某种明确的联系。例如，人们对有规律出现的强噪声会逐渐减弱反应，即习惯化。相反，在强的伤害性刺激之后，对弱刺激的反应会增强，即敏感化。

2. 联合型学习　需要在神经系统接受刺激（信息）与机体产生反应之间建立某种明确的联系。例如，上述的经典条件反射和操作性条件反射就是联合型学习的两种基本形式。

（二）记忆的过程

人类的记忆根据记忆保持时间或形成过程的阶段性，分为感觉记忆、短时记忆和长时记忆。外界传入的信息首先会进入感觉记忆，在几秒钟（或更短时间）之内，你见到和听到的所有内容都可以精确地保持在感觉记忆中。通常情况下，我们意识不到感觉记忆的存在，它的功能是把信息保存足够长的时间，从而使一些信息能够被传送到短时记忆中。这些被编码过的感觉信息若被注意选择，就会进入脑的某些短时记忆加工区域，如海马等结构。经过短时记忆系统的编码加工，信息进入长时记忆系统。长时记忆可以持续数十分钟至数年（图9-17）。

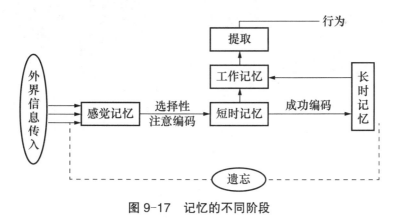

图 9-17　记忆的不同阶段

（三）遗忘

记忆的获得、保持、巩固和提取过程会受到许多因素的干扰，如感觉信息没有被注意、短时记忆没有被成功编码、脑功能状态不佳以及先前经验或新刺激导致的干扰等，这些因素会使记忆信息的再认或提取发生困难，即出现遗忘。遗忘是脑的一种正常生理功能。遗忘可以防止我们的脑永久地储存那些没有用的信息。

（四）语言功能

1. 大脑皮质语言中枢的分区　语言是人类特有的一种极其复杂的高级神经活动。大脑皮质的语言功能具有一定的分区，各区管理语言功能的内涵不同，但各区的活动又紧密关联，共同完成复杂的语言功能。若损伤相应的语言中枢，将引起相应的语言活动功能障碍。当左侧额下回（布洛卡区）损伤时，个体的说话能力会被破坏，即患布洛卡失语症，表现为产生的内容不合语法、命名不能（即说不出名字）并且发音困难。当左侧颞上回（威尔尼克区）损伤时，会出现威尔尼克失语症，表现为言语流利，但理解力差，会产生无意义的言语。当后部语言区受损，患者会患上一种经皮层感觉性失语症，表现为患者可以复述别人说的话，但不能理解自己所听到的和所复述的话的意义，也不能产生自己的有意义的言语。当威尔尼克区和布洛卡区之间的直接连接（弓状束）受损时，患者会患上传导性失语症，表现为不能复述听到的词，但能正常地说话和理解别人的言语。

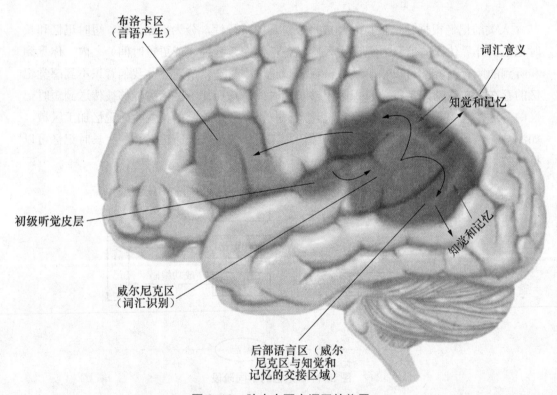

图 9-18　脑中主要言语区的位置

2. 大脑皮层语言功能的单侧化　言语行为是一种单侧化功能。不管患者的利手是左手还是右手，在左半球脑损伤之后，大多数人出现了言语障碍。大约 90% 的人语言活动中枢主要集中在左侧半球，故左侧大脑半球被称为语言中枢的优势半球。虽然主要参与言语理解和产生的神经回路定位在一个半球上（几乎总是左半球），但是，右半球并非不起任何作用。当我们听并理解词汇，表达或思考自己的知觉和记忆时，我们还使用了除直接参与言语活动的神经回路以外的一些回路。例如，右半球损伤使个体很难看懂地图、知觉空间关系和识别复杂的几何形状。有这种损伤的患者很难谈论像地图和复杂几何形状这样的东西，或理解他人所说的有关这些的内容。右半球还参与表述行为——选择并组合我们想要说的各种要素。右半球还参与语调中情绪的表达和识别，参与言语中正常节奏和重音的控制。总之，两个半球对我们的语言能力都有贡献，但左半球在语言活动功能上占优势，而右半球则在非语词性认识功能上占优势。

（五）觉醒与睡眠

觉醒与睡眠都是生理活动所必需的过程，只有在觉醒状态下，人体才能进行劳动和其他活动；而通过睡眠，可以使人体的精力和体力得到恢复，于睡眠后保持良好的觉醒状态。成年人一般需要 7 ～ 9 h 的睡眠，儿童需要的睡眠时间比成年人长，而老年人需要的睡眠时间比较短。

1. 睡眠的分期及各时期的结构特点　根据睡眠过程中脑电图变化、肌肉紧张力变化和眼球运动情况等将睡眠分为快速眼动（rapid eye movement，REM）睡眠和非快速眼动（non rapid eye movement，NREM）睡眠，NREM 睡眠又分为四个阶段（图 9-19）。

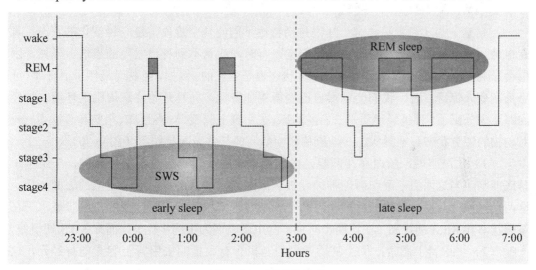

图 9-19　睡眠的结构

正常人觉醒状态时的脑电图呈现两种基本的活动模式：α 波（8 ～ 12 Hz，通常在闭眼休息时出现）和 β 波（由不规则的多半为 13 ～ 30 Hz 的低振幅波组成，呈现不同步的特点，在人们注意环境中的事件或积极思考时出现）。人犯困不久后便进入 NREM 第一阶段（stage1），以 θ 波（3.5 ～ 7.5 Hz）的出现为标志，是从觉醒到睡眠的过渡，人处于半睡半醒之间，眼球活动缓慢，肌肉活动放缓，容易被唤醒。大约 10 分钟后进入第二阶段（stage2）。这个阶段的脑电图通常无规律，但是包括 θ 波、睡眠纺锤波（12 ～ 14 Hz）和 K 复合波。睡眠纺锤波数量的增加和智力测验得分的增加有关。K 复合波通常只在第二阶段睡眠中出现，似乎在记忆巩固中发挥作用。人的大脑活动缓慢，呼吸均匀，眼球运动停止。大约 15 min 后进入第三阶段（stage3），以高振幅的 δ 波（0.5 ～ 3 Hz）的出现为信号。第三阶段睡眠和第四阶段（stage4）睡眠的界定并不十分明确，

第四阶段的 δ 波比例更高。因为慢波脑电图活动在第三阶段和第四阶段睡眠中占优势，它们统称为慢波睡眠（slow wave sleep，SWS）。SWS 对人恢复体力和心理功能起重要作用。在 SWS 阶段，人的肌肉活动消失，很难被唤醒。大约 45 min 后，脑电图突然变成了去同步化波，伴有少量的 θ 波，以快速眼球运动为特征，故称为快速眼动睡眠。人在夜晚睡觉时，处于 REM 和 NREM 的交替中，每次循环近 90 min，包括 20 ～ 30 min 的 REM。在 REM 阶段，大脑对白天的经验进行整合，呼吸加快、变浅、不规则，肌肉暂时瘫痪。大部分 SWS 发生在前半夜（early sleep），REM 在后半夜（late sleep）中比例增大。REM 和 SWS 的主要区别（表 9-3）。

表 9-3　快速眼动睡眠和慢波睡眠的主要特征

快速眼动睡眠（REM）	慢波睡眠（SWS）
脑电活动去同步化（快速、不规则波）	脑电活动同步化（慢波）
肌肉紧张缺失	适度肌肉紧张
快速眼动	慢速眼动或没有眼动
阴茎勃起或阴道出现分泌物	无生殖器活动
做梦	

2. 觉醒和睡眠的神经控制　睡眠包括特性不同的几个阶段，是一种变化的状态。觉醒也是一种变化的状态，有时我们很警觉，有时却注意不到身边发生的事情。当然，困倦会影响觉醒状态，但即使不困倦，警觉状态也是变化的。例如，当发现某件事很有趣（或恐怖、令人惊讶）时，我们会觉得自己变得更加警觉，并且开始注意周围的环境。神经回路至少分泌了 5 种神经递质——乙酰胆碱、去甲肾上腺素、5-羟色胺、组胺和食欲素——对动物的警觉状态和觉醒状态（一般称作唤醒）的某些方面起作用（图 9-20）。

（1）乙酰胆碱：脑内存在两组乙酰胆碱能神经元：一组位于脑桥背侧，一组位于基底前脑。当这两组乙酰胆碱能神经元被刺激时，会产生皮层激活和皮层的去同步化。这两个区域的活动与动物的警觉状态和行为唤醒密切相关。这些区域的乙酰胆碱水平在觉醒状态和 REM 期很高（在这两个时期，脑电图表现为去同步化），而在 SWS 期很低。

（2）去甲肾上腺素：位于脑桥背侧的蓝斑含有大量的去甲肾上腺素能神经元，这些神经元的活动能提高动物的警戒（注意周围事物的能力）。蓝斑神经元的兴奋可导致动物瞬间清醒，它的抑制会减少觉醒并增加慢波睡眠。

（3）5-羟色胺：脑内几乎所有的 5-羟色胺能神经元都在中缝核内。中缝核的兴奋引起运动和皮层唤醒。5-羟色胺能神经元和去甲肾上腺素能神经元一样在清醒时最活跃；在 SWS 期间，神经元放点速率降低，在 REM 期间，放电速率几乎为 0。

（4）组胺：组胺能神经元位于下丘脑内的结节乳头核。这些神经元的轴突有些进入大脑皮层，直接增加皮层活动和唤醒；有些轴突连接基底前脑的乙酰胆碱能神经元，间接增加皮层活动和唤醒。组胺能神经元的活性在觉醒时高，在 SWS 和 REM 期间低。

（5）食欲素：分泌食欲素的神经元胞体位于外侧下丘脑，但轴突几乎伸到了脑的每个部分，包括大脑皮层和涉及觉醒的所有区域。食欲素在这些区域都起兴奋作用。食欲素能神经元也是在警觉或活跃的觉醒期间高速放电，在安静的觉醒、SWS 和 REM 期间低速放电。

下丘脑前部的视前区是涉及启动睡眠的脑区。视前区神经元的轴突与脑唤醒相关的神经元形成抑制性突触连接。当视前区神经元（称为睡眠神经元）变得活跃，它们会抑制与唤醒相关的神经元的活性，于是我们进入睡眠。大部分睡眠神经元位于腹外侧视前区（vlPOA）。腹外侧视前区神经元的损伤会抑制睡眠。在睡眠期间，这些神经元的活动增加。睡眠神经元会分泌抑制性神经递质 γ－氨基丁酸，它们的轴突会延伸到之前讲过的涉及觉醒的几个脑区。而这些脑区的神经元活动会引起皮层激活和行为唤起。所以，这些脑区的抑制是睡眠的必要条件。

腹外侧视前区的睡眠神经元从其抑制的脑区接收抑制性输入，这些脑区包括中缝核、结节乳头核和蓝斑。这种相互抑制为建立睡眠和觉醒的周期奠定了基础。这种相互抑制也具有被称为触发器的电路特征，即存在两种状态，开或关。因此，要么睡眠神经元处于激活状态，抑制觉醒神经元；要么觉醒神经元处于激活状态，抑制睡眠神经元（图9-20）。

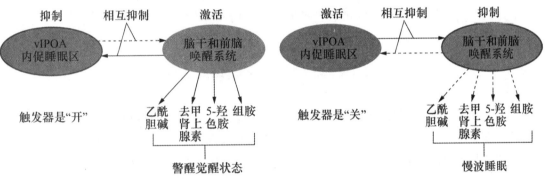

图 9-20　Saper 等人（2001）提出的睡眠或觉醒触发器的图解模式

【案例分析】

文中的玛丽为什么会出现这种表现？

文中的玛丽经历了癫痫切断胼胝体的手术，于是形成了左右脑"老死不相往来"的割裂脑状态。心理学割裂脑实验者是美国的心理学家斯佩里，他通过实验，证明了大脑功能上存在不对称性，对于右利手的人来说，左脑对语音的控制占优势，右脑对于空间知觉和形象思维占优势，也就是说左右脑虽然结构对称，但功能不对称，这种不对称在心理学中叫作单侧化。玛丽的左右脑分离后，出现了文中所述的现象。

▍任务四　神经系统的感觉功能

案例导入 ◆

　　王某，男，58岁，右利手，中专文化，职工。以左侧肢体无力、言语不利1月份入院。1月份前，安静状态下，突发晕倒，而后送到医院，行CT检查示"右侧额叶下回脑梗死"。经过治疗后，患者左侧肢体无力，言语不流畅，神志清楚，对答切题，自发语非流畅，有语音错语，可以讨论几乎所有日常问题，听力理解能力尚可，口语表达能力，阅读和朗读能力，书写能力存在一定困难。

　　思　考 ┄┄┄┄┄┄┄┄┄┄┄┄┄┄┄┄┄┄┄┄┄┄┄┄┄┄┄┄┄┄┄┄┄

　　患者为何出现言语不利？发病机制是什么？

　　在人类，刺激感受器所产生的神经冲动沿一定路径传送到中枢神经系统后，可以在人的主观意识中引起某种感觉。中枢神经系统从低级部位的脊髓一直到最高级部位的大脑皮质都与感觉功能有关，它们在产生感觉的过程中发挥不同的作用。

一、脊髓的感觉传导功能

　　脊髓是感觉传导通路中的一个重要的神经结构。来自各种感受器的神经冲动，除通过脑神经传入中枢外，大部分经脊神经后根进入脊髓，由脊髓上传到脑高位中枢。如果某一传导束被破坏，相应的躯干、四肢部分将丧失感觉。脊髓的重要感觉传导通路有两类：一类为浅感觉传导路径；另一类为深感觉传导路径。

（一）浅感觉传导途径

　　传导的是皮肤、黏膜等处的痛、温、粗略触、压感受器接受的感觉。其传入纤维较细，多数无髓鞘，由后根外侧部进入脊髓→上升2个脊髓节段后在后角更换神经元后→再发出纤维在中央管前进行交叉到对侧→再向上形成脊髓丘脑前束（传导触－压觉）和脊髓丘脑侧束（传导痛、温觉）抵达丘脑，至丘脑的感觉接替核→投射到大脑皮层的特定区域。

（二）深感觉传导途径

　　传导的是肌肉本体感觉、深部压觉和精细触觉（可以辨别物体的纹理、粗细、形状和大小等的感觉）。其传入纤维较粗，有髓鞘，由后根内侧部进入脊髓后→在同侧后索内上行，抵达延髓下部的薄束核和楔束核更换神经元→再发出纤维交叉到对侧→经内侧丘系到达丘脑的感觉接替核→投射到大脑皮层的特定区域。

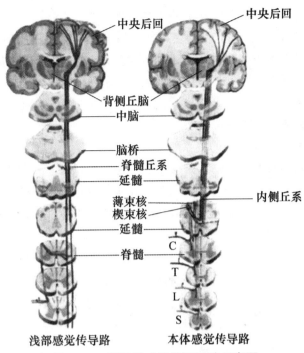

图 9-21 脊髓的感觉传导通路示意图

在脊髓半离断的情况下，会出现横切面以下：对侧浅感觉消失和同侧深感觉消失；可见，浅感觉传导路径是先交叉再上行，而深感觉传导路径是先上行再交叉。因此，当脊髓半离断后，浅感觉障碍发生在离断的对侧，深感觉障碍则发生在离断的同侧。在脊髓空洞症患者，轻度时受损的是痛、温觉，而轻触觉不受影响，表现为节段性分离性感觉障碍（即痛温觉与触觉分离现象）；重度时表现出双侧痛、温觉与触觉均障碍。

二、丘脑及其感觉投射系统

（一）丘脑的感觉功能

丘脑是由大量神经元组成的核团集群，包括感觉接替核、联络核和髓板内核群，是重要的感觉接替站。除嗅觉以外，所有感觉传入信息都要经丘脑的有关核团接替，才能抵达大脑皮层。因此，丘脑是各种感觉纤维向大脑投射的中继站，同时也对感觉传入进行初步的分析和综合。

（二）感觉投射系统

由丘脑投射到大脑皮层的感觉投射系统，根据其投射特征的不同，分为特异投射系统和非特异投射系统。

1. 特异投射系统及其功能 经典的各种特殊感觉传导束，如皮肤浅感觉、深感觉、听觉、视觉、味觉（嗅觉除外）的传导束是固定的，它们经脊髓或脑干，上升到丘脑感觉接替核（如腹后核），换神经元后，投射到大脑皮层的特定感觉区。每一种感觉的传导投射路径都是专一的，具有点对点的投射关系，故称为特异投射系统。其主要功能是引起特定的感觉，并激发大脑皮层发出神经冲动。

2. 非特异投射系统及其功能　经典感觉传导束的纤维经过脑干时，发出许多侧支，与脑干网状结构的神经元发生突触联系，经多次换元，抵达丘脑的髓板内核群（如中央中核等），由此发出纤维，弥散地投射到大脑皮层的广泛区域，这一投射途径称为非特异投射系统。因该系统具有上行唤醒作用，又称为脑干网状结构上行激活系统，其主要功能是维持和改变大脑皮层的兴奋状态。

正常情况下，两种投射系统的关系相互依存、相互制约。非特异性投射系统的传入冲动来自特异性传入通路的侧支；特定感觉的产生，有赖于非特异性投射系统活动后引起皮层兴奋性的普遍提高。由于有特异和非特异两个感觉投射系统的存在及它们之间的作用和配合，才使大脑皮层既能处于觉醒状态，又能产生各种特定的感觉。两个投射系统的比较见表9-4。

表9-4　特异投射和非特异投射的比较

项目	特异投射系统	非特异投射系统
传导途径	传入丘脑前沿特定的途径上行	传入丘脑前经脑干网状结构多次交换神经元
传入神经元接替	经较少神经元接替	经多个神经元接替
丘脑-皮层的投射关系	点对点投射	弥散性投射
投射区范围	窄小，大脑皮层特定区域	大脑皮层广泛区域
生理功能	产生特定感觉、激发大脑皮层发出传出冲动	不产生特定感觉，维持和改变大脑皮层兴奋性，维持大脑觉醒

（三）大脑皮层的感觉分析功能

大脑皮层是产生感觉的最高级中枢。皮层的不同区域具有不同的功能，存在大脑皮层的功能定位。不同性质的感觉在大脑皮层有不同的代表区。

1. 体表感觉区　全身体表感觉在大脑皮层的投射区主要位于中央后回，称为第一体表感觉区（初级躯体感觉皮层）。其投射规律有：①投射呈交叉性（头面部为双侧性）。一侧体表感觉传向对侧皮层的相应区域，但头面部感觉的投射是双侧性的。②投射区域的空间排列倒置（但头面部内部安排呈正立）。下肢感觉代表区在中央后回顶部（膝以下代表区在皮层内侧面）；上肢感觉代表区在中间部；头面部感觉代表区在底部。③投射区域的大小与不同体表部位的感觉分辨精细程度呈正相关。分辨精细程度越高，其投射区面积也越大。如大拇指和食指在中央后回中的投射面积比胸部所占面积要大几倍。这是因为感觉越精细的部位存在的感受装置越多，投射到中央后回时与其相联系的皮层神经元的数量也越多的原因。在人脑中央前回与脑岛之间还有第二感觉区。第二感觉区的面积远比第一感觉区小，区内的投射也有一定的分布安排，安排属于正立而不倒置。其功能是对感觉信息进行粗糙分析。体表感觉向此区的投射呈双侧性。刺激人脑第二感觉区可以引起体表一定部位产生主观上的麻木感。人类切除第二感觉区后，并不产生显著的感觉障碍。另外，第二感觉区还接受痛觉传入的投射。

2. 视觉区　视觉投射区在大脑半球内侧面枕叶距状裂的上下缘。

3. 听觉区　听觉的投射是双侧性的，即一侧皮层代表区接受双层耳蜗听觉感受器传来的冲动。听觉的皮层代表区位于颞叶的颞横回和颞上回。

4. 嗅觉和味觉区　嗅觉的皮层投射区位于边缘叶的前底部，味觉的皮层投射区在中央后回头面部感觉区的下侧。

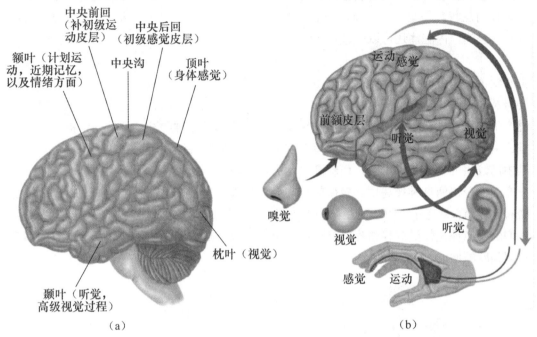

（a）四个脑叶：枕叶、顶叶、颞叶、额叶。　（b）负责视觉、听觉、身体感觉的初级感觉皮层；初级运动皮层；以及嗅球，嗅球是非皮层结构，负责嗅觉。

图 9-22　人类大脑皮层分区。

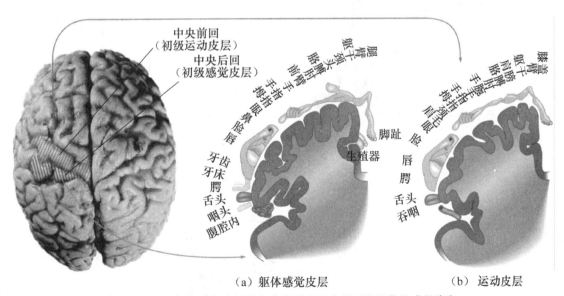

（a）躯体感觉皮层　　　　（b）运动皮层

（a）躯体感觉皮层的每个位置表征身体不同部位的感觉信息。

（b）运动皮层的每个位置调控身体不同部位的运动。

图 9-23　感觉和运动信息在皮层上的大体表征

（四）痛觉

痛觉是人体受到伤害性刺激产生的一种不愉快感觉，通常伴有情绪变化和防卫反应，作为机体受损害时的一种报警系统，痛觉具有保护性作用。同时，疼痛又是许多疾病的一种共同症状。因此，认识痛觉产生的规律及其机制具有重要的临床意义。痛觉分皮肤痛和内脏痛，内脏痛还可以引起牵涉痛。

1. 痛觉感受器及其刺激 传入神经的末梢失去髓鞘，成为裸露纤细的分支，形成痛觉感受器。它分布十分广泛，位于组织细胞之间，直接与组织液接触。当各种刺激（如姿势及体位不当，局部皮肤、肌肉、关节受压等）达到一定的强度造成组织损伤时，通过产生的致痛性化学物质，使游离神经末梢去极化，发放神经冲动，传入中枢而引起痛觉。由于传递痛觉信号的轴突一般没有髓鞘，所以痛觉冲动在轴突上传递得相对较慢。其中，较粗的轴突传递锐痛，而较细的轴突传递钝痛，如外科手术后的疼痛。痛觉轴突在脊髓中分泌两种神经递质。轻微的疼痛会释放谷氨酸，而更加强烈的痛觉会释放谷氨酸和 P 物质。缺乏了 P 物质感受器的老鼠对轻微疼痛做出正常反应，但受到严重疼痛时，它们的反应还是像受到轻微疼痛时一样。也就是说，缺乏了 P 物质，老鼠就不能探测到疼痛强度的增加。

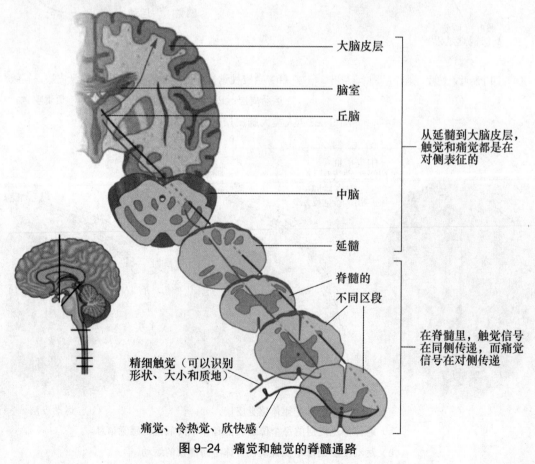

图 9-24 痛觉和触觉的脊髓通路

脊髓中的痛觉敏感细胞会将痛觉信号传送到大脑的不同部位。其中一条通路延伸到丘脑的腹后外侧核并随后将信号传递到躯体感觉皮层，后者对痛觉刺激和痛觉记忆以及即将发生的疼痛的信号进行响应。痛觉和触觉的脊髓通路是平行的，但却有一个重要的区别（图9-24）：痛觉通路从一侧感受器接受刺激，便马上交叉到脊髓对侧上行纤维束上传递信息。而触觉通路则是在同侧脊髓上传，直到延髓处才交叉到对侧。最终，痛觉信号和触觉信号达到大脑皮层相邻的位置。另一条通路是痛觉信号通过延髓的网状结构传入丘脑中央核、杏仁核、海马、前额叶皮层和扣带回皮层。上述区域并不对感觉本身起反应，而是对与感觉相联系的情绪信息反应。当你看到一个你所关心的人感到疼痛时，你自己可能也会感觉到"同情式疼痛"，这就是由于你的扣带回皮层被激活造成的。

痛觉和触觉信号都投射到大脑对侧半球的皮层，但是痛觉信号传递到脊髓后立即交叉，而触觉信号一直在同侧传递，直到延髓才进行交叉。

2. 皮肤痛觉 当伤害性刺激作用于皮肤时，可先后引起两种痛觉。先出现快痛，它是受到刺激后立即出现的尖锐的"刺痛"，特点是产生和消失迅速、感觉清楚、定位明确。慢痛为强烈的"烧灼痛"，一般在刺激后 0.5 ～ 1.0 s 出现，特点是定位不太准确、持续时间较长，常常难以忍受，伴有心率加快、血压升高、呼吸改变以及情绪变化。

3. 内脏痛和牵涉痛 内脏痛是内脏器官受到伤害性刺激时产生的疼痛感觉。和皮肤痛相比，内脏痛具有某些显著的特点：①疼痛发起缓慢，持续时间长；②定位不准确，不清晰；③对于机械性牵拉、痉挛、缺血、炎症等刺激敏感，而对于切割、烧灼等刺激不敏感；④可引起牵涉痛。

因内脏疾患引起体表特定部位发生疼痛或痛觉过敏的现象，称为牵涉痛（referred pain）。牵涉痛的发生可能是由于内脏和体表的痛觉传入纤维在脊髓同一水平的同一神经元会聚，然后再上传至大脑皮层，而平时疼痛刺激多来源于体表，因此，大脑习惯地将内脏疼痛误以为是体表痛。每一内脏有其特定牵涉痛区，如心肌缺血或梗死时，可出现左肩、左臂内侧、左侧颈部和心前区疼痛。牵涉痛定位明确，且可先于内脏痛出现。因此，临床上可根据牵涉痛出现的部位协助早期诊断内脏疾病。

【案例分析】

患者为何出现言语不利？发病机制是什么？

患者脑梗损伤在额叶，神志清楚，对答切题，自发语非流畅，有语音错语，可以讨论几乎所有日常问题，听力理解能力尚可，口语表达能力、阅读和朗读能力、书写能力存在一定困难，所有表现倾向于患者出现了运动性失语症，又叫 Broca 失语。额后回是口语的中枢，受损时丧失口语表达能力，理解力完好，书写能力存在。

任务五　神经系统的调节功能

案例导入 ◆

　　葛某，男，79岁，于半年前无明显诱因下出现行动迟缓，肢体抖动，行走不稳，日常生活能自理。既往无高血压、糖尿病史，无食物、药物过敏史。

　　思　考

　　患者出现了什么健康问题？

一、神经系统对运动的调节

　　大脑皮质特别是初级运动皮质直接发出轴突到脊髓和延髓，红核、网状结构和其他脑干区域也发出轴突到脊髓和延髓。延髓和脊髓控制肌肉的运动。基底神经节和小脑通过它们与大脑皮质和脑干的相互联络而间接影响运动（图9-25）。

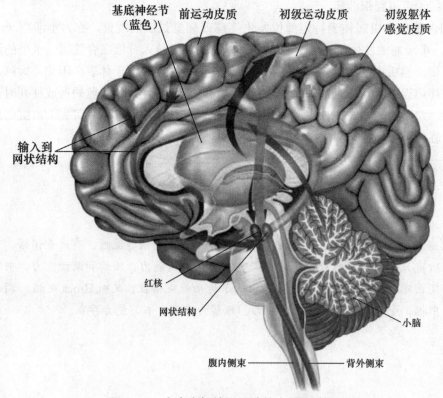

图9-25　人类中枢神经系统的主要运动区

（一）大脑皮质对躯体运动的调节

大脑皮质是调节躯体运动的最高级中枢。人类大脑皮质运动区主要在中央前回，它对躯体运动的控制具有交叉性控制、功能定位精细、呈倒置排列、运动代表区的大小与运动的精细程度有关等特征（图9-26）。

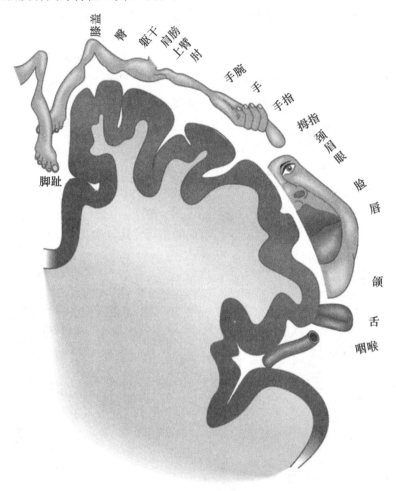

图 9-26　初级运动皮质控制躯体运动的规律示意图

1. 交叉性控制　是一侧皮质运动区支配对侧躯体的骨骼肌。但咀嚼运动、喉运动及脸上部肌肉的运动受双侧皮质控制，面神经支配的脸下部肌肉及舌下神经支配的舌肌主要受对侧皮质控制。故当一侧内囊损伤时，引起对侧躯体肌肉、脸下部肌肉及舌肌瘫痪，而受双侧控制的脸上部肌肉并不完全瘫痪。

2. 功能定位精细呈倒置排列　运动区所支配的肌肉定位精细，即一定皮质部位管理一定肌肉的收缩，其总的安排为倒置的人体投影，但头面部代表区的内部安排仍是正立分布。

3. 运动代表区大小与运动的精细程度有关　运动越精细、越复杂部位在皮质运动区内所占的范围越大。如手运动灵巧复杂，代表区最大，其中大拇指代表区是大腿代表区的 10 倍左右。

（二）运动传导系统及其功能

躯体运动的传出通路分为锥体系和锥体外系两个系统。前者是指由大脑皮层发出，下行到达脑干和下行经延髓锥体到达脊髓控制运动神经元的传导系统，包括皮质脊髓束和皮质脑干束，主要是发动随意运动。后者则为锥体系以外所有控制脊髓运动神经元活动的下行通路。

偏瘫原理

1. 皮层脊髓束（corticospinal tracts）　由皮层发出经延髓锥体下行至脊髓前角运动神经元的传导束。包括皮质脊髓前束和皮质脊髓侧束。皮层脊髓前束（也叫内侧皮质脊髓束）经中间神经元接替后，与脊髓前角内侧部分的运动神经元形成突触联系，这些神经元控制身体内侧部位如颈、肩、躯干和四肢近端的肌肉（尤其是屈肌），与姿势的维持和粗略的运动有关，如行走、转身、弯腰、起立和坐下等运动。注意这些运动必须是双侧的。你可以仅单侧移动你的手指，但你的颈和躯干的任何运动都必定包括双侧。皮层脊髓侧束（也叫外侧皮质脊髓束）终止于脊髓前角外侧部分的运动神经元。在延髓称作锥体的凸起中，外侧束交叉到脊髓的对侧（另一侧），这些神经元控制身体外侧部位如四肢远端的肌肉（手和脚的肌肉），与精细的技巧性运动有关。

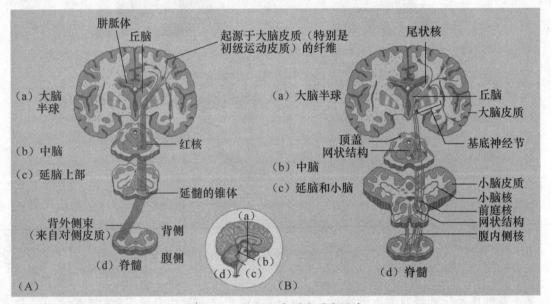

图 9-27　外侧和内侧皮质脊髓束

部分外侧束（A）从一侧脑交叉到对侧脊髓，控制肢端如手、手指和脚的精细而分离的运动。部分内侧束（B）对躯干肌肉产生双侧控制，以完成姿势调节和双侧运动，如站立、弯腰、转身和行走。插图显示了切面 a、b、c 和 d 的位置。

2. 皮质脑干束　由皮层发出，经内囊到达脑干内各脑神经运动神经元的传导束，主要控制头面部的肌肉运动。多为双侧支配，但面神经支配的脸下部肌肉及舌下神经支配的舌肌主要受对侧皮质脑干束控制。

3. 锥体外系　锥体系以外所有控制脊髓运动神经元活动的下行通路。主要功能是调节肌张力、协调肌的运动、维持体态姿势、担负半自动的刻板运动和反射性运动等。

运动传导通路损伤，临床上常出现柔软性麻痹（软瘫）和痉挛性麻痹（硬瘫）两种表现。两者都随意运动丧失。柔软性麻痹伴有牵张反射减退或消失及肌肉萎缩，常见于脊髓和脑运动神经元（临床上称为下运动神经元）损伤，如脊髓灰质炎。痉挛性麻痹伴有牵张反射亢进，但无肌肉萎缩，常见于脑内高位中枢（临床上称为上运动神经元）损伤，如内囊出血引起的中风。此外，人类皮质脊髓束损伤时将出现巴宾斯基征阳性体征。巴宾斯基征阳性体征是用钝针划足底外侧缘皮肤时，引起趾背屈和其他4趾呈扇形分开的表现。在一岁半之前的正常儿童，也可出现此体征，这是因为皮质脊髓束尚未发育完全之故。上下运动神经元损伤的临床表现见表9-5。

表9-5　上、下运动神经元损伤的临床表现

运动神经元	损伤部位	随意运动	骨骼肌张力	腱反射	肌肉萎缩	病理反射
上运动神经元	皮质运动区，锥体束	广泛麻痹	增加，痉挛性麻痹（硬瘫）	亢进	不明显	巴宾斯基征阳性
下运动神经元	脊髓前角，脑运动神经元，运动神经	局限麻痹	降低，柔软性麻痹（软瘫）	减退或消失	明显	巴宾斯基征阴性

（三）运动传出的最后通路

1. 脊髓运动神经元　脊髓是完成躯体运动的初级中枢。在脊髓前角存在 α、γ 和 β 三类运动神经元，释放乙酰胆碱，支配骨骼肌运动。

（1）α 运动神经元：支配梭外肌，神经元胞体较大，神经纤维较粗，轴突末梢分支多，形成几千个突触。有两种体积不同的类型：①大 α 运动神经元——支配快肌；②小 α 运动神经元——支配慢肌。α 运动神经元接受来自皮肤、肌肉和关节等外周传入的信息，也接受从脑干到大脑皮层等高位中枢下传的信息，产生一定的反射传出冲动，因此 α 运动神经元是躯体骨骼肌运动反射的最后公路。

（2）γ 运动神经元：胞体较小，数量仅为 α-神经元的 1/3，分布于 α 运动神经元之间。支配梭内肌，调节肌梭敏感性。兴奋性较高，常持续高频放电。当 γ 运动神经元兴奋时→引起梭内肌纤维收缩。但因其数量少，收缩力弱，故对肌肉总张力影响不大，仅对调节肌梭感受器的敏感性有重要作用，调节肌梭对牵张刺激的敏感性。

（3）β 运动神经元：胞体较大。支配梭内肌、梭外肌，功能尚不清楚。

2. 运动单位　一个 α 运动神经元或脑干运动神经元及其所支配的全部肌纤维所组成的功能单位，称为运动单位。运动单位的大小有很大差别。运动单位的大小取决于神经元末梢分支数目的多少，一般是肌肉越粗大，运动单位也越大。较小的运动单位（如支配眼外肌的运动神经元），其轴突末梢分支少，有利于肌肉做精细运动；较大的运动单位（如支配四肢肌肉的运动神经元），其轴突分支多，有利于产生巨大的肌张力。不同运动单位的肌纤维可有交叉分布，有利于产生均匀的肌张力。

3. 脊髓的调节功能

（1）脊髓休克：人和动物的脊髓在与高位中枢之间离断后，断面以下反射活动能力暂时丧失而进入无反应状态的现象称为脊髓休克（spinal shock），简称脊休克。表现为横断面以下脊髓所支配的躯体和内脏反射均减退甚至消失，如骨骼肌的紧张性降低，甚至消失；外周血管扩张，血压下降；发汗反射消失；粪、尿潴留。上述表现是暂时的，脊髓反射可逐渐恢复，但不能很好地适应机体生理功能的需要。其恢复速度与动物的进化程度有关。低等动物恢复快；如蛙仅数分钟，狗需数天，高等动物恢复慢，人则需要数周至数月才能逐渐恢复。恢复的快慢与反射弧的复杂程度也有关：简单的反射先恢复（如屈反射、腱反射等）；复杂的反射后恢复（如对侧伸反射等）。此外，断面以下的躯体感觉和随意运动则永远丧失，临床上称为截瘫。

脊休克的产生并非由切断损伤的刺激本身而引起，因为脊休克恢复后再次切断脊髓，脊休克不会重现。所以，脊休克是由于离断的脊髓突然失去了高位中枢（主要是从大脑皮层到低位脑干的下行纤维）对脊髓的控制作用所致。脊休克的产生和恢复说明脊髓可以完成某些简单的反射活动，但正常时受高位中枢的控制而使这些反射不易表现出来。高位中枢对脊髓反射既有易化作用的一面，也有抑制作用的一面。例如，切断脊髓后，伸肌反射往往减弱，说明高位中枢对脊髓伸肌反射有易化作用；而发汗反射加强，说明高位中枢对脊髓发汗反射有抑制作用。

脊髓离断后屈肌反射比正常时加强，而伸肌反射往往减弱，以致屈肌反射常占优势，这不利于瘫痪肢体支持体重。因此，在低位脊髓横贯性损伤的患者，通过站立姿势的积极锻炼以发展伸肌反射是很重要的。这种锻炼使下肢伸肌具有足够的紧张性以保持伸直，以使不依靠拐杖站立或行走。同时，通过锻炼充分发挥未瘫痪肌肉的功能，例如，背阔肌等由脊髓离断水平以上的神经所支配，却附着于骨盆，这样就有可能使患者在借助于拐杖行走时，摆动骨盆而得到锻炼。

（2）脊髓对姿势的调节：姿势反射是指中枢神经系统调节骨骼肌的紧张度或产生相应的运动，以保持或改正身体在空间姿势的反射。

①屈肌反射：伤害性刺激作用于动物的肢体皮肤时，反射性引起该肢体的屈肌收缩、伸肌舒张，关节出现屈曲反应，称为屈肌反射（flexor reflex），也称缩回反射。屈肌反射效应的大小与刺激强度有关。屈肌反射可以使机体避开伤害性刺激，具有保护意义。

②对侧伸肌反射：当伤害性刺激强度加大时，在受刺激侧肢体发生屈曲的同时，对侧肢体出现伸展的反射活动，称为对侧伸肌反射。该反射属于姿势反射，对侧肢体的伸直，可支持体重，防止歪倒，在保持躯体平衡中有重要意义。

③牵张反射：骨骼肌受外力牵拉而伸长时，引起受牵拉的同一肌肉收缩的反射活动。反射的感受器和效应器在同一块肌肉内，是该反射的显著特点。牵张反射有腱反射和肌紧张两种。

a. 腱反射：指快速牵拉肌腱时（如叩击）发生的牵张反射，如膝跳反射和跟腱反射。腱反射是单突触反射，所以其反射时很短，耗时约 0.7 ms。临床上检查腱反射，可以了解神经系统的某些功能状态。如果腱反射减弱或消失，常提示该反射弧的某个部分有损伤，传入传出通路的损害或中断；若腱反射亢进，说明控制脊髓的高级中枢的作用减弱。

b. 肌紧张：指缓慢而持续地牵拉肌腱时（如重力）所引起的牵张反射，表现为受牵拉的肌肉轻度而持续地收缩，维持肌肉的紧张性收缩状态。肌紧张引起肌肉收缩的力量不大，只是阻止肌肉被拉长，不表现明显的动作，它所引起的肌肉收缩不是同步收缩，而是肌纤维的交替收缩，所以肌紧张能持久维持而不易疲劳。肌紧张属于多突触反射，无明显的运动表现，骨骼肌处于持续且轻微的收缩状态，是保持躯体姿势最基本的反射活动，是姿势反射的基础，尤其在维持站立姿势方面。如果破坏肌紧张的反射弧，可出现肌张力的减弱或消失，表现为肌肉松弛，无法维持身体的正常姿势。

牵张反射的感受器是肌肉中的肌梭（内含梭内肌纤维），中枢主要在脊髓内，传入纤维起于肌梭，传出纤维支配该肌肉的梭外肌，效应器是该肌肉的一般肌纤维（即梭外肌纤维）。牵张反射反射弧的特点是感受器和效应器在同一块肌肉中。

肌梭附着在与梭外肌纤维之间，两者呈并联关系，能感受长度变化。肌梭内的收缩成分位于两端，感受器装置位于中央，当梭外肌纤维受到牵拉变长时，肌梭也变长，肌梭内的感受器装置受到的刺激增强而使传入冲动增加，反射性地引起同一肌肉收缩，产生牵张反射。当梭外肌纤维变短时，肌梭也变短，肌梭内的感受器装置受到的刺激减弱，传入冲动减少甚至停止，梭外肌纤维又恢复原来的长度。

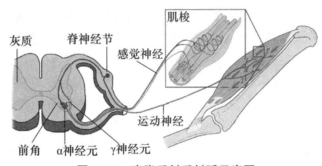

图 9-28 牵张反射反射弧示意图

γ 运动神经元支配梭内肌，当 γ 传出纤维活动增加时，梭内肌收缩，会提高肌梭内感受装置的敏感性，引起传入冲动增加，其冲动进入脊髓后，也能使支配同一块肌肉的 α 运动神经元兴奋和梭外肌收缩，使梭外肌维持于持续缩短的状态，以保证牵张反射的强度。这一反射途径称为 γ - 环路。

（四）脑干对肌紧张的调节

脑干影响躯体运动主要是通过脑干网状结构对肌紧张进行调节而实现的。这种调节包括抑制和易化两种作用，分别通过脑干网状结构的下行抑制系统和下行易化系统实现。

1. 脑干网状结构易化区 脑干网状结构易化区范围较广，分布于延髓网状结构背外侧部分、脑桥被盖、中脑中央灰质及被盖，还有下丘脑和丘脑中线核群等部位。电刺激该区域能增强伸肌肌紧张和肌运动。其作用途径是，通过兴奋网状脊髓束，进而兴奋脊髓前角的 γ 运动神经元，使 γ 运动神经元传出冲动增加，梭内肌收缩，肌梭敏感性升高，从而增强肌紧张。另外，易化区对 α 运动神经元也有一定的易化作用。

2. 脑干网状结构抑制区 脑干网状结构抑制区较小，位于延髓网状结构的腹内侧部分，它通过网状脊髓束来抑制 α、γ 运动神经元，从而降低肌紧张和肌运动的范围。高级中枢对肌紧张和肌运动的作用可能有二种机制：抑制区和易化区是通过调节脊髓、γ

运动神经元的活动，实现对肌紧张的调节。易化或抑制脊髓 α 运动神经元，直接调节肌肉的收缩；易化或抑制脊髓 γ 运动神经元，通过 γ 环改变肌梭敏感性而间接调节肌运动。

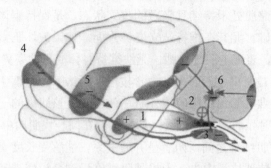

+表示易化区：1. 为网状结构易化区 　—表示抑制区：3. 为网状结构抑制区
　　　　　　　2. 为延髓前庭核　　　　　　　　　　4. 为大脑皮层
　　　　　　　　　　　　　　　　　　　　　　　　5. 为尾状核
　　　　　　　　　　　　　　　　　　　　　　　　6. 为小脑

图 9-29　脑干网状结构易化区和抑制区示意图

3. 脑干外调节肌紧张的区域　抑制区包括大脑皮层运动区、纹状体和小脑前叶蚓部等。易化区包括小脑前叶两侧部和前庭核等。这些区域的功能可能是通过脑干网状结构内的抑制区和易化区来完成的。

4. 去大脑僵直　正常情况下，在肌紧张平衡调节中，易化区略占优势。如果在动物中脑上、下丘之间切断脑干后，动物出现抗重力肌（伸肌）的肌紧张亢进，表现为四肢伸直，坚硬如柱，头尾昂起，脊柱挺硬等伸肌过度紧张的现象，称为去大脑僵直。人类也可出现与动物去大脑僵直相类似的现象，如人类脑干严重损伤时，出现头后仰、上下肢僵硬伸直、上臂内旋、手指屈曲的现象。当大脑皮质、纹状体等部位与脑干网状结构抑制区的联系因被切断或疾病等原因，造成抑制区活动减弱，造成易化区活动明显占优势，伸肌肌紧张明显增强，导致了去大脑僵直现象。

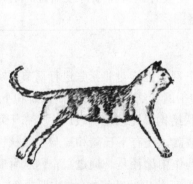

猫去大脑僵直　　　　　　　　　　　　　人去大脑僵直
图 9-30　去大脑僵直示意图

（五）小脑的运动调节功能

小脑对于维持姿势、调节肌紧张、协调随意运动有重要的作用。根据小脑的传入、传出纤维联系，可将小脑分为三个主要功能部分。

1. 前庭小脑（古小脑）　前庭小脑主要由绒球小结叶构成，主要接受前庭系统的投射（前庭小脑束）。它的主要功能是参与维持身体的平衡和眼球运动，其反射途径是：前庭器官→前庭神经核→前庭小脑束→绒球小结叶→前庭脊髓束→脊髓运动神经元→肌肉。前庭小脑受损时，出现平衡功能严重失调，身体倾斜，站立困难，而其他随意运动仍能协调。在第四脑室附近出现肿瘤的患者，由于肿瘤往往压迫损伤绒球小结叶，患者便会出现类似症状。另外，患者还可出现位置性眼震颤现象。这些都与前庭器官传入冲动被阻断有关。

2. 脊髓小脑（旧小脑）　脊髓小脑包括小脑前叶和后叶的中间部，主要接受来自脊髓小脑束传入纤维的投射，其传入冲动主要来自肌肉、关节、腱器官的本体感觉冲动。小脑前叶还接受视、听觉的传入信息。其功能是参与肌紧张的调节，能易化和抑制肌紧张，而易化作用稍占优势；协调随意运动，即在肌肉随意运动中，从方向、力度、限度上协调随意运动。与脊髓及脑干有大量的纤维联系，调节正在进行中的运动。脊髓小脑受损时，出现肌张力减退，四肢乏力；肌肉出现意向性震颤；步态异常，行走时摇晃呈酩酊蹒跚状等小脑性共济失调的症状。

3. 皮质小脑（新小脑）　皮质小脑主要指半球外侧部，其功能主要是随意运动计划的形成和运动程序的编制。在学习某种精巧运动（如打字）的开始阶段，动作往往是不协调的，当精巧运动逐渐熟练完善后，皮质小脑中就存储了一整套程序，当大脑皮质要发动精巧运动时，首先通过下行通路从皮质小脑中提取存储的程序，并将程序回输到大脑皮质运动区，再通过锥体束发动运动。这时候所发动的运动可以非常协调而精巧，而且动作快速几乎不需要思考，例如，学习打字就是这样一个过程。

（六）基底神经节的运动调节功能

基底神经节是前脑内一组皮层下核团，主要包括新纹状体（尾状核、壳核）和旧纹状体（苍白球）。丘脑底核和中脑黑质在功能上与基底神经节紧密联系，因此也被归入基底神经节。基底神经节与随意运动的产生、稳定、以及肌紧张的控制有关，也参与运动的设计和程序的编制，将抽象的设计转换为随意运动。当基底神经节

阿尔兹海默病

发生病变时，主要表现为运动异常和肌紧张的改变。临床上将这些症状分为两类：一类是运动过少‐僵直综合征，如震颤麻痹；另一类是运动过多‐低张力综合征，如舞蹈病。

1. 震颤麻痹（帕金森病）　震颤麻痹是肌紧张过强而运动过少性疾病，该病的症状首先由英国医生 James Parkinson 所描述，临床表现为：1）随意运动减少、动作缓慢、面部表情呆板；2）全身肌张力增强（强直）、常伴有静止性震颤（静止时出现，情绪激动时增加，进行自主运动时减少，睡眠时消失）震颤多见于上肢，尤其是手部，其次是下肢和头部。主要病变部位在中脑黑质。正常情况下，黑质多巴胺能神经元的轴突向纹状体发出投射（黑质‐纹状体通路），能抑制纹状体胆碱能神经元的活动。中脑的黑质多巴胺能神经元功能受损后，脑内多巴胺含量减少，导致对乙酰胆碱递质系统的抑制

作用减弱，胆碱能系统功能亢进。使用左旋多巴（多巴胺前体物质）增加多巴胺的合成，或应用乙酰胆碱 M 型受体阻断剂阿托品，阻断亢进的胆碱能系统，均可治疗震颤麻痹。

2. 亨廷顿舞蹈病　舞蹈病是肌紧张不全而运动过多的疾病。主要表现为：1）不自主的上肢和头部的不自主、无目的的舞蹈样动作；2）肌张力降低，并有进行性的精神症状和智能减退。主要病变部位在新纹状体。新纹状体内存在内胆碱能与 γ-氨基丁酸能神经元，后者下行抵达黑质，抑制其内多巴胺能神经元的活动。当新纹状体萎缩，新纹状体功能减退，使其对黑质的反馈抑制功能受损，导致黑质内多巴胺能神经元功能亢进。使用利血平耗竭大量多巴胺递质，可以缓解舞蹈病患者的症状。

二、神经系统对内脏活动的调节

与明显受意识控制的躯体运动相对而言，人体内脏器官的活动主要受自主神经系统调节，但实际上也受中枢神经系统控制。

（一）自主神经系统的组成和功能

按结构和功能的不同分为交感神经系统和副交感神经系统两大部分。在外周神经节换元后发出节后纤维支配心肌、平滑肌和腺体，调节内脏功能活动，所以也称内脏神经系统（图 9-31）。交感神经系统起源于脊髓胸腰段（胸 1～腰 3）灰质侧角，副交感神经系统起源于脑干内副交感神经核和脊髓骶段第 2～4 节灰质的中间角内。自主神经系统的结构和功能具有下列一些重要特征。

1. 节前纤维和节后纤维　自主神经由中枢到达效应器之前，需进入外周神经节内换元，因此自主神经有节前纤维和节后纤维之分。交感神经的节前纤维段，节后纤维长；而副交感的节前纤维长、节后纤维短。因一根交感节前纤维与许多个节后神经元联系，故刺激交感神经节前纤维，引起的反应比较弥散；而副交感神经节前纤维与较少的节后神经元联系，故引起的反应比较局限。

2. 双重神经支配　人体多数器官都接受交感和副交感神经双重支配，但交感神经的分布要比副交感神经广泛得多。有些器官如皮肤和肌肉的血管、汗腺、竖毛肌、肾上腺髓质和肾只接受交感神经支配。

3. 功能相互拮抗　交感神经和副交感神经对同一器官的作用常常互相拮抗。例如，如交感神经对心脏具有兴奋作用，能使小肠平滑肌运动减慢；而迷走神经对心脏具有抑制作用，能使小肠平滑肌运动加快。但交感和副交感神经也可表现出协同一致的作用。例如，交感和副交感神经都具有促进唾液腺分泌的功能，前者使唾液分泌量少而黏稠；后者使唾液分泌量多而稀薄。

4. 具有紧张性作用　安静情况下，交感和副交感神经纤维向内脏器官发放低频的神经冲动，使效应器官经常维持一定的活动状态，这种现象称为紧张性作用。各种功能调节都是在紧张性活动的基础上进行的。例如，在动物实验中发现，切断支配心脏的迷走神经，心率加快；切断支配心脏的交感神经，心率减慢。

5. 对整体生理功能调节的意义不同　交感神经系统的活动具有广泛性，是机体的应急系统。交感神经兴奋时，常伴有肾上腺髓质分泌增加，二者构成一个功能活动系统，称交感－肾上腺髓质系统。交感神经主要参与消耗机体所储存的能量的活动。紧急情况下（剧烈活动、窒息、失血、冷冻），交感神经活动亢进，表现为：心率加快，皮肤内脏血管收缩，血压升高；肝糖原分解增多，血糖升高，使机体迅速适应环境的急剧变化。副交感神经系统活动较局限，支持那些能增加机体储存的能量供应的活动，是安静时活动占优势。生理意义在于保护机体、休整恢复、储存能量以及加强排泄和生殖功能，使机体保持平静时的生命活动。

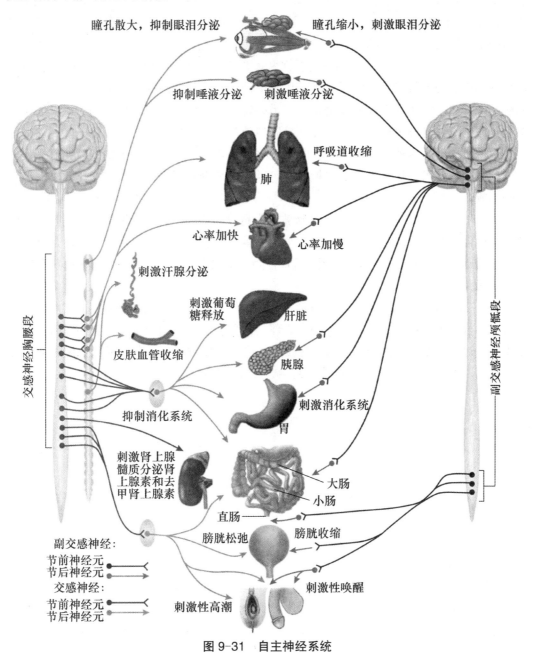

图 9-31　自主神经系统

（二）中枢对内脏活动的调节

1. 脊髓的内脏调节功能　在脊髓胸腰段或骶段有交感神经及部分副交感神经节前神经元，是调节某些内脏活动的初级中枢。调节内脏活动的脊髓反射有：排尿和排便反射、发汗反射、血管张力反射、勃起反射等。当脊髓高位离断的患者，在脊髓休克过后，可见到这些内脏反射的逐渐恢复。但仅靠这种初级的反射不能适应生理需要：（1）当患者由平卧突然直立时，常会感到头晕，这是由于脊髓初级交感中枢丧失了高位（延髓等）心血管中枢调节的缘故；（2）患者排尿和排便反射虽能进行，但排空不全，而且不受意识控制（失禁）。

2. 脑干的内脏调节功能　脑干具有许多重要的内脏活动中枢。延髓是生命中枢所在部位，其中有心血管运动、呼吸运动、胃肠运动、消化腺分泌的基本反射中枢。延髓可初步完成许多基本生命现象的反射调节。另外还有吞咽反射和呕吐反射的中枢。如果因穿刺等原因造成延髓损伤或因脑出血、脑肿瘤使延髓受到压迫时，血压将下降，呼吸很快停止，可立即造成死亡。脑桥有呼吸调整中枢和角膜反射中枢；中脑有瞳孔对光反射中枢。对脑外伤患者进行对光反射检查，可以了解是否有压迫中脑的脑疝，如小脑幕切迹疝形成。

3. 下丘脑的内脏调节功能　下丘脑被认为是较高级的内脏活动调节中枢，能把内脏活动与机体的其他生理过程联系起来，与躯体运动及情绪反应都有密切关系，是整合的中枢。下丘脑的主要功能有调节体温、摄食行为、水平衡、调节腺垂体及其他内分泌功能、影响情绪反应、控制生物节律等。

4. 大脑皮层　大脑皮质中与内脏活动有关的结构是边缘系统和新皮层的某些区域。随着医学模式由生物医学模式向生物－心理－社会医学模式的转变，社会心理因素的刺激主要通过神经系统、内分泌系统和免疫系统影响各器官功能，其中神经系统起主导作用。因此，大脑皮质成为社会心理因素影响人体健康的门户。

【案例分析】

患者出现了什么健康问题?

患者出现了典型的帕金森病静止性震颤的表现。震颤麻痹的主要病变部位在中脑黑质。黑质内多巴胺神经元较多,多巴胺神经元上抵纹状体,抑制其内乙酰胆碱递质系统的活动。黑质细胞受损,多巴胺含量大大减少,无法抑制乙酰胆碱递质系统的活动,导致其功能亢进,患者出现全身肌紧张增高,肌肉强制,随意运动减少,动作缓慢,面部表情呆板,静止性震颤等症状。

学习检测

1. 何为内脏痛,与皮肤痛相比有何特点?

2. 何谓脊休克?有何表现?

项目十
内分泌 ────────────────────────

学习目标

1. 掌握激素的概念、分类及作用特征；掌握几种主要激素（生长激素、甲状腺激素、糖皮质激素、胰岛素）的生理作用。

2. 熟悉激素作用的一般特性及作用机制；下丘脑和垂体的内分泌功能。

3. 了解交感－肾上腺髓质系统；甲状旁腺激素的生理作用。

内分泌（endocrine）是指内分泌细胞分泌的活性物质直接进入血液或其他体液的过程。内分泌系统是体内重要的信息传递系统，参与人体各种生理功能的调节，如新陈代谢、生殖、生长发育等都与内分泌系统有关，其与神经系统密切联系、相互配合，共同调节机体的各种功能活动。

内分泌系统由内分泌腺和分散存在于某些组织器官中的内分泌细胞组成的一个信息传递系统。人体的主要内分泌腺有垂体、甲状腺、甲状旁腺、肾上腺、胰岛、性腺、松果体、胸腺等。散在于组织器官中的内分泌细胞分布较为广泛，如消化管黏膜、心、肾、肺、下丘脑等器官和组织中均存在有各种各样的内分泌细胞。

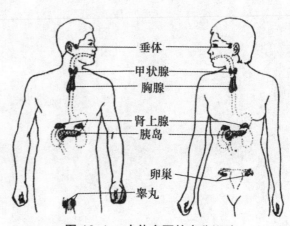

图 10-1　人体主要的内分泌腺

▌ 任务一　概述

案例导入 ◆

　　王某，男，48岁，3个月前体检发现血糖较高，未遵医嘱复查，到药店自行购买胰岛素口服。一日前，因多尿就诊，检查发现空腹血糖 13.0 mmol/L，诊断为糖尿病。

　　思　考

　　1. 口服胰岛素是否能起到降低血糖作用？

　　2. 常见的含氮激素有哪些？

一、概念

激素：内分泌系统是通过所分泌的激素来发挥作用的。激素是指由内分泌腺或散在的内分泌细胞分泌的高效能生物活性物质。激素自内分泌腺分泌后，经血液或组织液运输到各组织、器官的细胞而发挥作用。激素作用的细胞、组织和器官，分别称为靶细胞、靶组织和靶器官。

激素的作用方式主要有以下几种：

1. 远距分泌　大多数激素经血液循环到达远距离的靶器官或靶细胞而发挥作用，如生长激素、甲状腺激素等。

2. 旁分泌　有些激素通过细胞间液弥散到邻近的细胞发挥作用，如消化管内的某些激素。

3. 自分泌　有些内分泌细胞分泌的激素在局部弥散又返回作用于该内分泌细胞而发挥反馈作用，称为自分泌（autocrine）。

4. 神经分泌　此外，由神经内分泌细胞分泌的神经激素通过轴浆流动运输至神经末梢释放，再作用于靶细胞的方式称为神经分泌（neurocrine）。

二、激素的分类

激素的种类繁多，来源复杂，按其化学性质可分为两大类。

激素的分类：按激素的化学性质可将激素分为下列几类。

（一）含氮激素

1. 蛋白质激素　如胰岛素、甲状旁腺素和腺垂体分泌的各种激素；

2. 肽类激素　如下丘脑调节肽、神经垂体激素、降钙素和胃肠激素等；

3. 胺类激素　一般为氨基酸衍生物，如肾上腺素、去甲肾上腺素、甲状腺素等。

含氮激素容易被消化液分解而破坏一般不宜口服，须用注射。

（二）脂类激素

1. 类固醇（甾体）激素　包括肾上腺皮质激素（如皮质醇、醛固酮）与性激素（如雌激素、孕激素、雄激素）。这类激素在胃肠道不易被消化液分解失活，可口服使用。

2. 固醇类激素　包括胆钙化醇（维生素 D3）、1，25- 二羟维生素 D3 等。

3. 十二烷酸类　包括花生四烯酸转化而成的前列腺素、血栓素类和白三烯类。

三、激素作用的一般特性

不同的内分泌细胞，合成和分泌不同的激素。

激素虽然种类很多，作用复杂，但它们对靶组织发挥作用的过程中，具有某些共同的特点。

激素一般具有下列共同的作用特征。

（一）激素的信息传递作用

激素是一种信使媒介，激素分子作用于靶细胞的受体，是靶细胞产生传递激素信息的物质，在信息传递过程中，激素被称为第一信使，细胞内的特殊物质是第二信使。在信息传递过程中，激素并不能引起细胞新的活动功能，也不能提供能量，只是将调节信息以化学方式传递给靶细胞，使靶细胞的生理生化活动增强或减弱。在完成信息传递后，激素即被分解失活。

（二）激素作用的相对特异性

某些激素选择性地作用于某些器官和组织细胞，产生特定的作用，称为激素的特异性。激素作用的特异性与靶细胞上存在能与该激素发生特异性结合的受体有关。特定的激素与特异性的受体结合，经过细胞内的复杂反应，从而激发出一定的生理效应。激素作用的特异性是内分泌系统实现有针对性调节的基础。

（三）激素的高效能生物放大作用

激素在血液中的浓度很低，一般在 pmol/L ～ nmol/L 之间，称为生理浓度。激素在体内的含量虽然低，但作用却非常显著（例如，1 mg 的甲状腺激素可使机体增加产热量约 4 200 kJ），这是因为激素和受体结合后，可以引起一系列的酶促放大作用，一个接一个，逐级放大效果，形成一个效能极高的生物放大系统。所以激素是一种高效能的生物活性物质，体内分泌的激素稍有过多或不足，都可能引起该激素所调节功能的明显异常，出现功能的亢进或减退现象。

（四）激素间的相互作用

多种激素常常共同调节同一生理活动，在发挥作用时相互影响、相互调节，主要表现为 3 个方面：

1. 协同作用　表现为多个激素同时作用时产生的总效应大于各个激素单独作用时的总和。如生长激素、肾上腺素、胰高血糖素及糖皮质激素等，作用于代谢的不同环节，均可使血糖升高，在升糖效应上有协同作用。

2. 拮抗作用 表现为不同激素对同一生理活动产生相反的调节效应。如胰岛素能降低血糖，与上述激素的升糖效应相拮抗。

3. 允许作用 表现为某些激素本身并不能直接对某些器官组织或细胞产生生物效应，但在它的存在，却可使另一种激素的作用明显增强。如皮质醇本身不能引起血管平滑肌收缩，但它的存在，使去甲肾上腺素能更有效地发挥缩血管作用。

此外，激素之间的相互作用还可表现反馈作用和激素间的竞争作用等。

四、激素的作用原理

激素作为化学信使与靶细胞膜受体或细胞内受体结合后，引起信号转导过程并最终产生生物效应，这一调节过程至少包括三个环节：激素与受体的相互识别与结合；激素受体复合物的信号转导。转导信号进一步引起的生物效应。

激素与靶细胞上的受体结合后，把信息传到细胞内，进而产生生物效应。激素的化学性质不同，其作用机制也不同。

（一）含氮激素的作用机制——第二信使学说

1956 年，Sutherland 等提出第二信使学说，认为：含氮激素到达靶细胞后，与靶细胞细胞膜上的受体结合；激素与受体结合后，激活膜上的 G 蛋白（鸟苷酸调节蛋白），继而激活 G 蛋白效应器酶（如腺苷酸环化酶等）；腺苷酸环化酶将 ATP 转化为 cAMP（环磷酰苷），使细胞内 cAMP 浓度升高，cAMP 是一种第二信使；cAMP 可以活化蛋白激酶 A（PKA），PKA 活化后使某些胞浆内的多种蛋白质磷酸化，从而引起靶细胞各种生理生化反应，如细胞膜通透性增大、膜电位改变、腺细胞分泌、肌细胞收缩等。

cAMP 并不是唯一的第二信使，可能作为第二信使的化学物质还有环磷鸟苷（cGMP）、三磷酸肌醇、二酰甘油、Ca^{2+} 等。

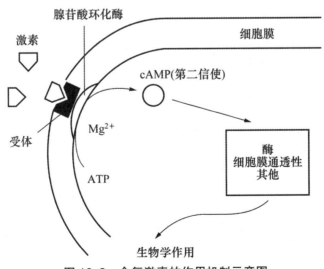

图 10-2 含氮激素的作用机制示意图

（二）类固醇激素的作用机制——基因调节学说

类固醇激素分子量小、脂溶性高，容易扩散进入细胞内，进入细胞后，先与胞质受体结合形成激素－胞质受体复合物，复合物发生变构后获得穿过核膜的能力从而进入细胞核，在细胞核内与核受体结合，形成激素－核受体复合物，后者进入细胞核产生生物学效应，启动或抑制相应 DNA 转录，进而促进或抑制 mRNA 的形成。

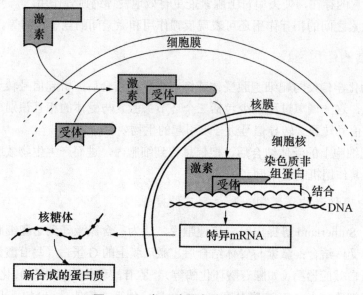

图 10-3　类固醇激素的作用机制

机体内含氮激素与类固醇激素的作用机制，并不是绝对的。某些含氮激素如甲状腺激素，也可改变膜的通透性而进入细胞内，通过基因表达发挥作用。

【案例分析】

1.口服胰岛素是否能起到降低血糖作用？

不能，胰岛素属于蛋白质激素，口服时，容易被消化道内的消化液破坏，不能发挥作用。

2.常见的含氮激素有哪些？

含氮激素又可分为蛋白质激素、肽类激素和胺类激素等，常见的有胰岛素、降钙素、肾上腺素、去甲肾上腺素和甲状腺素等。

任务二　下丘脑与垂体

案例导入

　　王某，女，40岁，近一年出现手足进行性增大，手指关节变粗，鞋码变大，颧骨突出，下颌突出，自觉越来越丑陋。检查发现，血液中生长激素水平显著升高。诊断为肢端肥大症。

　　思　考

　　1. 成人生长激素分泌过多为何会造成肢端肥大症？

　　2. 生长激素的主要作用是什么？

　　下丘脑与垂体联系紧密，组成了下丘脑－垂体功能单位。下丘脑位于丘脑的下方，间脑的基底部。它是非常重要的神经中枢，同时又具有内分泌的功能，可将神经信息转换为激素信息。垂体位于蝶骨的垂体窝内，垂体分泌的激素很多，是体内最重要的内分泌腺。下丘脑可直接控制垂体激素的分泌，从而间接调控全身的内脏活动以及代谢等功能。

　　下丘脑的神经内分泌细胞大致可分为两组：一组为神经内分泌大细胞，其轴突延伸至神经垂体，形成下丘脑－垂体束，构成下丘脑－神经垂体系统；另一组为神经内分泌小细胞，其分泌物经垂体门脉系统运送至腺垂体，构成下丘脑－腺垂体系统。

一、下丘脑－神经垂体系统

　　下丘脑视上核、视旁核主要合成和分泌缩宫素（催产素）和抗利尿激素，两种激素经下丘脑－垂体束通过轴浆运输至神经垂体，并在这里储存，当神经冲动传来时释放入血。

（一）缩宫素（催产素）

　　缩宫素的靶器官为乳腺和子宫，具有促进乳汁排出和刺激子宫收缩的作用。

　　1. 对乳腺的作用　缩宫素可使乳腺周围肌上皮细胞收缩，使乳汁从乳腺射出。当婴儿吸吮乳头时，可反射性引起缩宫素的分泌和排放，导致乳汁排出，称为射乳反射。射乳反射是一种典型的神经内分泌反射。此外，催乳素还具有营养乳腺的作用，使哺乳期的乳腺保持丰满。缩宫素在妊娠期时，由于雌激素、孕激素水平高，泌乳作用受到抑制，分娩后，血液中雌激素、孕激素水平降低，缩宫素才发挥始动和维持泌乳作用。

　　2. 对子宫的作用　催产素可促使子宫平滑肌收缩，但对非孕子宫作用较弱，而对妊娠晚期子宫作用较强，使子宫平滑肌强烈收缩。在分娩过程中胎儿刺激子宫颈也可促进催产素分泌，有助于子宫的进一步收缩。

（二）抗利尿激素

抗利尿激素主要作用是增加远曲小管和集合管对水的通透性，促进水的重吸收，产生明显的抗利尿作用。抗利尿激素又称为血管升压素，在生理条件下，浓度很低，几乎没有收缩血管而致血压升高的作用，但在机体脱水或大失血等病理情况下，血液中血管升压素浓度显著增高，引起全身小动脉收缩，血压升高。

尿崩症

二、下丘脑–腺垂体系统

下丘脑内侧基底部的"促垂体区"小细胞神经元可以合成分泌下丘脑调节性多肽，后者经垂体门脉系统运送至腺垂体，调节腺垂体的功能。腺垂体是体内最重要的内分泌腺，主要分泌七种激素，其中促甲状腺激素（TSH）、促肾上腺皮质激素（ACTH）、促卵泡激素（FSH）和黄体生成素（LH）均有各自的靶腺，通过靶腺发挥作用，被称为促激素。而以下介绍的三种激素，生长激素（GH）、催乳素（PRL）、促黑激素则直接作用于靶组织或靶细胞，调节机体生长、乳腺发育及分泌黑色素等活动。

（一）生长激素

生长激素有明显的种族差异，人的生长激素是一种蛋白质激素，由191个氨基酸组成，分子量约为22 000。主要作用是促进生长及对代谢的影响。

1. 促生长作用　生长激素能够促进骨、软骨、肌肉以及其他组织细胞分裂增殖，蛋白质合成增加，从而使骨骼和肌肉的生长发育加快。人幼年期生长激素分泌不足，会出现生长发育迟缓或停滞，身材矮小，智力正常，称为侏儒症。若生长激素分泌过多，则生长发育过度，身材高大，引起巨人症。成年后生长激素分泌过多，由于骨骺钙化融合，长骨不再生长，会刺激肢端短骨、面骨异常生长，导致手足粗大、鼻大唇厚、下颌突出等现象，称为肢端肥大症。

2. 对代谢的影响　生长激素对蛋白质、糖和脂肪都有调节作用，具有促进蛋白合成、脂肪分解和升高血糖的作用。

生长激素能加速氨基酸进入细胞，加速DNA转录和RNA翻译合成，增加体内蛋白质合成。促进脂肪组织分解，增强脂肪酸氧化，使机体能源由糖代谢向脂代谢转移。生长激素通过降低外周组织摄取和利用葡萄糖，减少葡萄糖的消耗，提高血糖水平。

生长激素的分泌受下丘脑生长激素释放激素与生长抑素的双重调节，前者起促进作用，后者起抑制作用。另外，生长激素在人进入慢波睡眠后分泌增加，转入异相睡眠后，分泌减少。饥饿、运动、低血糖及应激反应也可刺激生长激素的分泌。

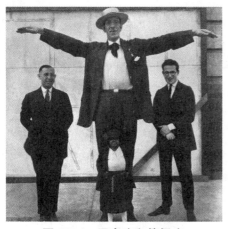

图 10-4 巨人症和侏儒症

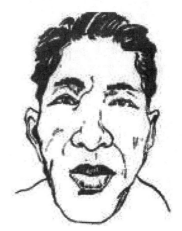

图 10-5 肢端肥大症

（二）催乳素

催乳素的化学结构与生长激素相似，是由 199 个氨基酸残基和三个二硫键构成的蛋白质，分子量约为 22 000。主要作用于乳腺和性腺。

1. 对乳腺的作用　催乳腺可促进乳腺生长发育，引起并维持乳腺泌乳。在女性青春期时，催乳素与雌激素、生长素等多种激素相互协同，促进乳腺的生长发育。在妊娠期，催乳素与雌激素、孕激素分泌增多，使乳腺进一步发育，但由于雌激素、孕激素浓度过高，泌乳能力被抑制，并不泌乳。分娩后，雌激素和孕激素浓度明显下降，催乳素才发挥其使动和维持泌乳的作用。

2. 对性腺的作用　催乳素与黄体生成素相互配合，促进排卵和黄体的生成并维持雌激素、孕激素的分泌。在男性体内催乳素可促进前列腺及精囊的生长，促进睾酮的合成。

3. 在应激反应中的作用　在应激状态下，血中催乳素、促肾上腺皮质激素和生长素浓度升高，说明催乳素也参与应急反应。

催乳素的分泌受下丘脑催乳素释放因子和催乳素抑制因子的双重调节。前者促进催乳素的分泌，后者抑制其分泌，平时以抑制作用为主。在哺乳期时，婴儿吸吮母亲的乳头可反射性地引起催乳素的分泌增多。此外，促甲状腺激素释放激素对催乳素的分泌也有促进作用。

（三）促黑激素

促黑激素是一种多肽类激素，主要作用于黑素细胞，促进黑素细胞中的酪氨酸酶的合成和活化，从而促进酪氨酸转变为黑色素，使皮肤、毛发、虹膜等部位颜色加深。下丘脑促黑激素释放因子和促黑激素释放抑制因子分别促进和抑制促黑激素的分泌，通常以抑制作用占优势。

【案例分析】

1. 成人生长激素分泌过多为何会造成肢端肥大症？

成年后由于骨骺已经钙化融合，长骨不再生长，因而如果生长激素分泌过多，只能刺激肢端的短骨、面骨的异常生长，导致出现以手足粗大、颧骨突出等为特点的肢端肥大症。

2. 生长激素的主要作用是什么？

生长激素的主要作用有促进骨、软骨、肌肉和其他组织生长发育，以及影响蛋白质、脂肪、糖类代谢的作用，即促进蛋白质合成，抑制其分解，促进脂肪分解，降低葡萄糖利用，升高血糖等作用。

任务三　甲状腺的内分泌

案例导入

吴某，男，25岁，近三个月饭量越来越大，体重却越来越轻，经常心情烦躁，失眠多梦。检查发现，患者血中 T4 升高，TSH 降低。诊断为甲状腺功能亢进。

思　考

1. 简述甲状腺激素的主要生理作用。

2. 为何患者体内 T4 升高，TSH 反而降低？

甲状腺位于颈部下部，气管前面，是人体内最大的内分泌腺，其重量约为 20～30 g。甲状腺由许多大小不等的甲状腺腺泡组成，腺泡是由单层上皮细胞环绕而成的囊状结构，腺泡上皮细胞是甲状腺激素合成和释放部位。甲状腺激素是调节人体代谢和生长发育的重要激素。另外甲状腺还可分泌降钙素，参与机体的骨代谢。

一、甲状腺激素及其代谢

甲状腺激素主要有两种，一种是甲状腺素，也称四碘甲腺原氨酸（T4）；另一种是三碘甲腺原氨酸（T3），它们都是酪氨酸的碘化物。在血液中 T4 含量较多，约占总量的 93%，但是 T3 的（生物活性）比 T4 强 3～5 倍，是甲状腺激素发挥生理作用的主要形式。

（一）甲状腺激素的合成

合成甲状腺激素的主要原料是碘和酪氨酸。碘主要来源于食物，人每天从食物中摄取 100～200 μg 的碘，其中约 1/3 为甲状腺摄取，其他由肾脏快速排出。酪氨酸是一种大分子糖蛋白，储存于腺泡腔中，酪氨酸残基碘化后合成甲状腺素。甲状腺激素的合成可分为甲状腺腺泡聚碘、碘离子的活化、酪氨酸碘化与甲状腺激素合成三个步骤。

1. 甲状腺腺泡聚碘　由肠道吸收的碘，以碘离子的形式存在于血液中，正常浓度约250 μg/L，而甲状腺滤泡内碘离子浓度比血液高 20～25 倍，因此，甲状腺摄取碘离子是逆电 - 化学梯度进行的，是继发性主动转运的过程。人每天从食物中摄取的碘，约有 1/3 被甲状腺吸收。甲状腺强大的聚碘能力为临床上应用放射性碘（131I）来测定甲状腺功能和治疗甲状腺功能亢进提供了依据。

2. 碘离子的活化　碘离子被摄入腺泡上皮细胞后，迅速在过氧化酶的催化作用下成为具有活性的碘（I2 或 I），这一过程称为碘的活化。

3. 酪氨酸碘化与甲状腺激素合成　在过氧化酶的催化下，活化碘取代酪氨酸残基上的氢原子，生成一碘酪氨酸残基（MIT）和二碘酪氨酸残基（DIT），完成酪氨酸碘化过程。一个 MIT 与一个 DIT 发生偶联形成 T3，两个 DIT 偶联生成 T4。

碘离子的活化、酪氨酸碘化以及甲状腺激素合成过程都是在同一过氧化酶系的催化下完成，硫脲类药物能够抑制这一酶系，阻断 T4、T3 的合成，在临床上被用来治疗甲状腺功能亢进。

（二）甲状腺激素的储存、释放、转运与代谢

1. 储存　合成的 T4 和 T3 以甲状腺球蛋白的形式储存于腺泡腔内。其储存量大，时间久，可供机体利用 50～120 天。因此，当甲状腺激素合成障碍时，几个月后才会出现甲状腺激素减少的症状。临床上对甲亢患者使用抗甲状腺药物治疗，疗效出现也较慢。

2. 释放　在适当的刺激下，腺泡上皮细胞伸出伪足，将腺泡腔内含有 T3、T4 的甲状腺球蛋白吞入细胞内，甲状腺球蛋白在溶酶体的作用下水解，释放出来的 T3、T4 由腺泡进入血液。

3. 转运　T3、T4 释放入血后，99% 以上与血浆中蛋白结合，其余以游离形式存在，且主要为 T3。只有游离型的甲状腺激素才能进入组织细胞，发挥其生理作用。结合型和游离型的甲状腺激素可相互转化，以维持动态平衡。临床上可通过测定血液中 T3、T4 含量了解甲状腺的功能。

4. 代谢　脱碘是甲状腺激素最主要的降解方式，主要在肝、肾、骨骼肌等部位进行降解。

二、甲状腺激素的生物学作用

甲状腺激素作用十分广泛，几乎对机体所有细胞都有作用。主要作用是促进组织细胞能量代谢和机体的生长发育。

甲状腺功能亢进

（一）对生长发育的作用

甲状腺激素对机体生长发育有重要作用，特别是对婴幼儿脑和长骨的生长、发育响影极大。婴幼儿时期，如果甲状腺机能低下，甲状腺激素分泌不足，大脑和骨骼的发育成熟会受损，会导致呆小症，表现为智力发育迟钝、长骨生长停滞、牙齿发育不全等症状。

但是，胚胎时期，若甲状腺激素缺乏，并不会影响长骨的生长，胎儿出生时身高基本正常，但脑的发育已受到不同程度的影响，在出生后数周至 3 ～ 4 月会表现出明显的智力障碍和生长迟缓。出生后 3 个月内如能及时补充甲状腺激素，患儿常可恢复正常。因此，防止呆小症应从妊娠期开始，积极治疗各种成人甲状腺机能低下，出生后如发现甲状腺机能低下的表现，应尽快补充甲状腺激素。

成年人甲状腺功能减退时表现为反应迟钝、动作笨拙、记忆障碍，但智力基本不受影响。

（二）对机体代谢的影响

1.提高能量代谢　甲状腺激素能够提高人体绝大部分组织的耗氧量和产热量。研究表明，1 mg 甲状腺激素可增加产热 4 180 KJ，基础代谢率（BMR）提高 28%。当甲状腺机能亢进时基础代谢率升高，产热增加，出现喜凉怕热，多汗。而甲状腺功能减退时基础代谢率降低，产热量减少，患者喜热怕冷。

2.对物质代谢的影响　甲状腺激素对糖、脂肪、蛋白质三大营养物质的合成与分解均有影响，因血中浓度不同而产生不同的效应。

（1）糖代谢：甲状腺激素一方面能够促进外周组织对糖的利用，增强糖的氧化分解而使血糖降低，另一方面促进肠道对糖的吸收，增强糖原分解和糖异生，使血糖升高。糖异生是指非糖物质（如某些氨基酸、乳酸、甘油等）在人体肝脏和肾脏等器官中某些酶的催化下转变为糖原或葡萄糖的过程。生理剂量的甲状腺激素升糖与降糖作用相当。但当甲亢时，甲状腺激素在体内分泌过多，能够促进肝糖原分解和胰岛素降解（升糖作用），加速糖的利用（降糖作用），升糖作用大于降糖作用，出现血糖升高，甚至糖尿。

（2）脂肪代谢：甲状腺激素既可以刺激脂肪合成，又可以促进肪分解，加速脂肪酸氧化，但总的作用结果是减少脂肪的储存，降低血脂浓度。甲亢时，血中胆固醇含量降低。而长期甲状腺功能低下，血中胆固醇明显升高，易患动脉硬化。

（3）蛋白质代谢：生理剂量的甲状腺激素能够促进肌肉、骨骼、肝、肾等组织蛋白质的合成。但当甲状腺激素分泌过多时，会加速组织蛋白分解，尤其是骨骼肌蛋白质的分解，故甲亢时肌肉消瘦乏力，还会出现血钙升高和骨质疏松。当甲状腺分泌不足时，蛋白质合成减少，肌肉收缩无力，但组织间黏蛋白增多，黏蛋白结合正离子和水分子，引发黏液性水肿。

甲状腺功能亢进时，由于糖、蛋白质和脂肪的分解代谢增强，所以患者常感饥饿，食欲旺盛，且又明显消瘦。

3.其他作用　甲状腺激素能提高中枢神经系统及交感神经兴奋性；使心率增快、心肌收缩力增强、心输出量增大。

（1）对心血管系统的作用：甲状腺激素可提高心肌收缩力、加快心率、增加心输出量。甲亢患者会因为心脏做功量增加而出现心肌肥大，甚至导致心力衰竭。

（2）神经系统：甲状腺激素提高中枢神经系统的兴奋性。甲亢患者因中枢神经系统过度兴奋，常表现为烦躁不安、易激动、注意力不集中、失眠多梦等；而甲状腺功能低下的患者则表现为言行迟钝、表情冷漠、记忆减退、过度嗜睡等。

甲状腺激素还能增强脊髓中控制肌张力的神经元的突触后兴奋，从而导致细小肌肉的震颤，这是甲亢的显著体征之一。检查时可让被检查者伸出双手，其上放置一张薄纸，观察纸张的震颤，震颤的程度可反应中枢神经受损的严重性。

三、甲状腺功能的调节

甲状腺机能活动主要受下丘脑－腺垂体－甲状腺轴的调节，此外，还可进行一定程度的自身调节和神经调节，以适应机体的需求。

（一）下丘脑－腺垂体－甲状腺轴的调节

下丘脑－腺垂体－甲状腺轴的调节包括下丘脑－腺垂体对甲状腺的调节以及甲状腺激素对下丘脑和腺垂体的反馈调节。

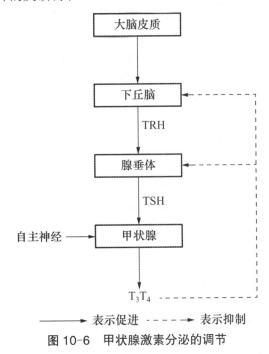

图 10-6　甲状腺激素分泌的调节

1. 下丘脑－腺垂体对甲状腺功能的调节　下丘脑神经元释放的促甲状腺激素释放激素（TRH），经垂体门脉系统作用于腺垂体，促使腺垂体合成和分泌促甲状腺激素（TSH）。促甲状腺激素作用于甲状腺，促进甲状腺细胞增生，腺体增大，同时促进甲状腺激素的合成、释放。下丘脑 TRH 神经元接受中枢神经系统其他部位传来的信息，如寒冷刺激的信息到达下丘脑体温中枢时，还能刺激附近的 TRH 神经元，引起 TRH 的分泌，进而促进腺垂体释放 TSH。另外，当机体受到应激刺激时，下丘脑会释放更多的生长抑素，抑制 TRH 的合成和释放，进而促使腺垂体 TSH 分泌减少

2. 甲状腺激素的反馈调节　血液中游离的 T3、T4 的浓度变化对腺垂体 TSH 的合成和分泌起着反馈调节的作用。当血液中甲状腺素浓度升高时，抑制腺垂体 TSH 的合成和分泌，同时降低腺垂体对 TRH 的反应性，抑制 TSH 的分泌，进而使甲状腺激素合成

分泌减少。这种负反馈调节是维持体内甲状腺激素水平相对稳定的重要机制。地方性甲状腺肿是由于食物和水中碘含量不足，甲状腺激素合成减少，血中甲状腺长期处于低水平，对腺垂体的反馈性抑制作用减弱，TSH 分泌增加，导致甲状腺组织代偿性增生肥大。

（二）自身调节

在没有神经和体液因素影响的情况下，甲状腺自身能根据碘的供应情况，调整自身对碘的摄取、利用以及甲状腺激素的合成与释放，这种调节完全不受 TSH 影响，称为自身调节。自身调节作用使甲状腺功能适应食物中碘供应量的变化，保证体内甲状腺激素的相对稳定。

当外源性碘增加时，甲状腺激素合成增加，但碘超过一定限度后，甲状腺激素的合成速度不但不再增加，反而明显下降，这种现象称为碘阻滞效应。利用此效应，临床上可用大剂量碘产生的抗甲状腺效应处理甲状腺危象，以缓解病情。

（三）自主神经调节

甲状腺接受交感神经和副交感神经双重自主神经支配。交感神经兴奋促进甲状腺激素合成与释放；副交感神经兴奋则抑制甲状腺激素的合成与分泌。

【案例分析】

1. 简述甲状腺的主要生理作用。

（1）对新陈代谢的影响：①甲状腺激素可以提高组织细胞的能量代谢水平，增加组织耗氧量和产热量；②甲状腺激素可影响蛋白质、脂肪和糖类代谢，生理作用甲状腺激素促进蛋白质合成，升高血糖，促进脂肪分解代谢。（2）甲状腺激素促进机体生长、发育，尤其对婴幼儿脑和长骨的发育影响极大。（3）其他作用：①甲状腺激素对中枢神经系统有兴奋作用；②甲状腺激素可使心率加快，心输出量增大，外周血管扩张；③甲状腺激素促进胃肠运动和消化腺分泌，增进食欲。

2. 为何患者体内 T4 升高，TSH 反而降低？

甲状腺激素的分泌受下丘脑 – 腺垂体 – 甲状腺轴的调节，当血液中甲状腺激素浓度升高时，可负反馈调节腺垂体 TSH 的合成和分泌，使其合成和分泌减少。

▌任务四　肾上腺的内分泌活动

案例导入 ◆

　　　　张某，男，40岁，两个月前因喉咙痒，口服皮炎平后缓解，后为缓解喉咙痒的症状，口服约50管皮炎平，近一周出现胃痛症状就诊。检查发现：双上肢可见散在大小不等皮下紫纹，血糖超过正常水平，高血压，胃部溃疡。诊断为糖皮质激素中毒。

　　思　考

　　1. 该患者为什么会出现上述症状？

　　2. 患者住院后是否应该立刻停用糖皮质激素？

　　肾上腺位于肾的内上方，左右各一，分为髓质和皮质两部分。肾上腺皮质与髓质虽同属于肾上腺，但两者在发育、功能以及调节上有很大差别，实际上是独立的两个腺体。肾上腺皮质是腺垂体的重要靶腺，而髓质则接受交感神经节前神经纤维的直接支配。

一、肾上腺皮质激素

　　肾上腺皮质由外向内分为球状带、束状带和网状带三层。球状带主要合成分泌盐皮质激素，如醛固酮等；束状带主要合成分泌糖皮质激素，如皮质醇和皮质酮；网状带合成分泌性激素，如雌二醇、脱氢异雄酮等。这些激素都属于类固醇激素。

（一）肾上腺皮质激素的生物学作用

　　1. 糖皮质激素的作用　人体血浆中糖皮质激素主要为皮质醇，其分泌量大，作用最强，几乎对全身所有细胞均有作用。皮质醇进入血液后，大部分与血浆蛋白结合，少部分为具有生物活性的游离型，结合型与游离型可以互相转换，以维持正常的生理水平。

　　（1）对物质代谢的影响：糖皮质激素可以影响糖、蛋白质、脂肪以及水盐代谢。

　　1）糖代谢：糖皮质激素是调节糖代谢的一种重要激素，既可以促进糖原异生，增加肝糖原的储存，又可以降低外周组织对糖的摄取利用，同时降低组织对胰岛素的反应性，发挥抗胰岛素作用，使血糖升高。当糖皮质激素分泌不足是，会出现低血糖。相反，当其分泌过多时，会出现血糖升高，甚至糖尿。

　　2）蛋白质代谢：糖皮质激素促进肝外组织，特别是肌肉组织蛋白质分解，抑制蛋白质合成，使氨基酸转移至肝，生成肝糖原。当糖皮质激素分泌过多时，如库欣综合征患者，会出现肌肉萎缩、骨质疏松、皮肤变薄，以致可见皮下血管分布清晰可见紫纹，伤口亦因大量使用糖皮质激素而不易愈合。

3）脂肪代谢：糖皮质激素促进脂肪分解，增强脂肪酸在肝内的氧化过程，有利于糖异生。当肾上腺皮质功能亢进，糖皮质激素分泌过多时，由于不同部位脂肪组织对糖皮质激素的敏感性不同，四肢敏感性较高，而面部、肩、颈、躯干部位敏感性较低，却对胰岛素（胰岛素可促进合成脂肪）的敏感性高。导致体内脂肪重新分布，以致出现"满月脸""水牛背"、躯干部发胖，而四肢消瘦的"向心性肥胖"的特殊体型。

4）水盐代谢：糖皮质激素有一定保钠排钾的作用，皮质醇可以使肾小球滤过率增加，还可以抑制抗利尿激素的分泌，有利于水的排出。肾上腺皮质功能不全的患者，排水能力降低，严重时可出现"水中毒"。值得一提的是，盐皮质激素不能代替糖皮质激素对水盐代谢的调节作用。

（2）对血细胞的影响：糖皮质激素能增强骨髓对红细胞和血小板的造血功能，使血液中红细胞、血小板的数量增加；同时促使附着在血管壁边缘的中性粒细胞进入血液循环，使外周血中性粒细胞增多；还能抑制胸腺和淋巴组织细胞的有丝分裂，使淋巴细胞和浆细胞减少。

（3）对循环系统的影响：糖皮质激素通过激素的允许作用，增强血管平滑肌对儿茶酚胺的敏感性，有利于提高血管的紧张性和维持血压。另外，糖皮质激素还可以降低毛细血管壁的通透性，减少血浆滤出，有利于维持血容量。

（4）在应激反应中的作用：当机体受到各种伤害性刺激时，如中毒、感染、缺氧、饥饿、创伤、手术、疼痛、寒冷及精神紧张等，下丘脑 - 腺垂体 - 肾上腺皮质轴被激活，血液中促肾上腺皮质激素浓度（ACTH）和糖皮质激素浓度急剧升高，产生一系列非特异性全身反应，称为应激反应。应激反应的机制十分复杂，除垂体 - 肾上腺皮质系统外，还有肾上腺髓质系统、生长激素、催乳素等参与其中。说明，应激系统是以 ACTH 和糖皮质激素分泌增加为主，多种激素协同参与，共同提高机体对有害刺激的耐受力的非特异性反应。肾上腺皮质功能不全时，应激能力下降，抗感染能力大为减弱，严重时可危及生命。

（5）其他作用：糖皮质激素能全面提高中枢神经系统兴奋性。当肾上腺皮质功能亢进时，患者常表现为烦躁不安、失眠、注意力不集中等。

糖皮质激素还有增加胃酸及胃蛋白酶原分泌，使胃黏膜的保护和修复功能减弱的作用。溃疡病患者应慎用糖皮质激素，大剂量糖皮质激素及其类似物有抗炎、抗中毒、抗过敏和抗休克等药理学效应。

2. 盐皮质激素的作用 盐皮质激素中醛固酮的生物学活性最高，其主要作用是保钠保水和排钾，调节机体盐和水的代谢。醛固酮能促进肾远曲小管和集合管对钠和水的重吸收和排出钾。当醛固酮分泌过多时，钠和水潴留，引起高血钠、高血压和血钾降低。当醛固酮缺乏时，钠与水排出过多，血钠减少，血压降低，血钾升高。此外，醛固酮也可增强血管平滑肌对儿茶酚胺的敏感性，其作用比糖皮质激素更强。

（二）肾上腺皮质激素分泌的调节

1.糖皮质激素分泌的调节

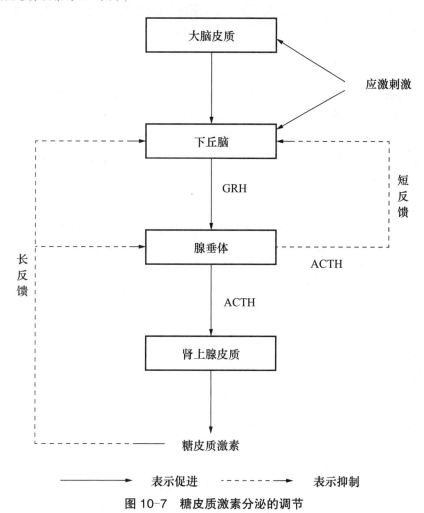

图 10-7　糖皮质激素分泌的调节

（1）下丘脑—垂体—肾上腺皮质轴的调节：下丘脑合成并释放促肾上腺皮质激素释放激素（CRH），通过垂体门脉系统被运送至腺垂体，使腺垂体促肾上腺皮质激素（ACTH）分泌增多，进而引起肾上腺皮质合成、释放糖皮质激素增多。ACTH 还可促进肾上腺皮质束状带和网状带的生长发育。受体内"生物钟"节律的影响，ACTH 的分泌呈明显的日节律波动，一般在早晨 6～8 时达高峰，以后逐渐下降，白天维持在较低水平，入睡减少，午夜达最低水平，以后又逐渐增加。糖皮质激素的分泌也随之出现相应的波动。

（2）反馈调节：血中糖皮质激素浓度升高时，可反馈性抑制下丘脑 CRH 神经元，ACTH 合成释放受到抑制，这种反馈称为长反馈。ACTH 还可以反馈性抑制 CRH 神经元的活动，称为短反馈。

长期大量应用糖皮质激素可通过长反馈抑制 ACTH 的合成与分泌，甚至造成肾上腺皮质萎缩，分泌功能停止。长期服用糖皮质激素如果突然停用，患者会出现肾上腺皮质功能低下，引起肾上腺皮质皮质危象，甚至危及生命。故应采取逐渐减量、停药或间断给 ACTH 的方法，以防止肾上腺皮质萎缩。

2.盐皮质激素分泌的调节　盐皮质激素的分泌主要受肾素-血管紧张素的调节。血管紧张素能刺激醛固酮的分泌。另外，血钾、血钠浓度的变化也影响醛固酮的合成和分泌。

二、肾上腺髓质激素

肾上腺髓质是交感神经特殊的部分，既属于自主神经系统，又属于内分泌系统。肾上腺髓质的嗜铬细胞，可以合成和分泌肾上腺素和去甲肾上腺素，它们均属于儿茶酚胺类化合物。

肾上腺髓质激素的作用非常广泛而多样，对代谢、心血管、内脏平滑肌、骨骼肌及神经系统都有作用。详见表 10-1。

表 10-1　肾上腺素和去甲肾上腺素作用比较

	肾上腺素	去甲肾上腺素
心脏	心率加快，心肌收缩力明显增强，心排血量增加	心率减慢（减压反射的结果）
血管	皮肤、胃肠、肾血管收缩；冠状血管、骨骼肌血管舒张	冠状血管舒张（局部体液因素），其他血管均收缩
血压	升高（以心输出量增加为主）	明显升高（以外周阻力增大为主）
支气管平滑肌	舒张	稍舒张
内脏平滑肌	舒张（作用强）	舒张（作用弱）
血糖	升高（糖原分解，作用强）	升高（作用弱）
脂肪酸	升高（促进脂肪分解）	升高（作用强大）

（一）参与应急反应

肾上腺髓质直接受交感神经节前神经纤维的支配，当交感神经兴奋时，肾上腺髓质激素分泌增多，称为交感-肾上腺髓质系统。当机体遇到紧急情况时，如运动、低血压、寒冷、恐惧等刺激，交感-肾上腺髓质系统活动明显增强，肾上腺素和去甲肾上腺素分泌急剧升高（可达基础水平的 1 000 倍），引起中枢神经兴奋性增强，机体反应机敏，处于警觉状态；心率加快，心输出量增加，血压升高；全身血液重新分布，确保心、脑与肌肉等器官的血流量增加；呼吸加深加快，肺通气量增加；肝糖原分解，血糖升高，脂肪分解，为人体在紧急情况下提供更多能量。

这种在紧急情况下，发生的交感-肾上腺髓质系统活动增强的适应性反应，称为应急反应。

值得一提的是，应急反应与应激反应是两个不同但有关联的反应，引起应急反应的刺激往往也引起应激反应。一般而言，应急反应可提高机体对环境突变的应变能力，而应激反应则是增强机体对伤害性刺激的耐受能力。两者共同作用，提高机体在应对紧急情况时的适应力。

（二）分泌调节

1. 交感神经的作用　　肾上腺髓质直接受交感神经节前纤维的支配，它在结构和功能上相当于交感节后神经元。

当交感神经兴奋时，节前纤维末梢释放乙酰胆碱，作用于嗜铬细胞，使肾上腺素和去甲肾上腺素分泌增多。

2. ACTH 的作用　　腺垂体分泌的促肾上腺皮质激素（ACTH）通过糖皮质激素或直接刺激嗜铬细胞，促使肾上腺素和去甲肾上腺素的合成与分泌。

3. 自身反馈性调节　　去甲肾上腺素合成达一定量或肾上腺素过多时，可通过抑制不同酶的作用，使去甲肾上腺素和肾上腺素合成分泌减少。

【案例分析】

1. 该患者为什么会出现上述症状？

高血糖：糖皮质激素能促进糖异生，抑制外周组织对糖的利用，从而使血糖升高；紫纹：还能促进蛋白质的分解，抑制其合成，糖皮质激素过多时，出现肌肉消瘦，皮肤变薄，可见皮下血管分布而呈现紫纹；高血压：糖皮质激素通过允许作用，可提高血管平滑肌对儿茶酚胺的敏感性，使血压升高；胃溃疡：糖皮质激素能促进胃酸和胃蛋白酶原的分泌，因此有加剧和诱发消化性溃疡的可能。

2. 患者住院后是否应该停用糖皮质激素？

不可突然停用，需逐渐减量。糖皮质激素水平升高时，可反馈性抑制下丘脑和腺垂体分泌 CRH 和 ACTH，长期大量使用糖皮质激素时，由于其负反馈抑制作用，血中 CRH 和 ACTH 浓度降低，使患者肾上腺皮质功能随之减退，甚至萎缩。此时，若突然停用糖皮质激素，很可能会引起急性肾上腺功能减退，危及生命。因此，治疗时，需糖皮质激素和 ACTH 交替使用，逐渐减量。

■ 任务五　胰岛的内分泌活动

案例导入 ◆

王某，男，15 岁，一周前出现口渴、喝水增加、尿量增加、饭量增加但乏力消瘦，体重急剧下降等症状。检查发现血糖高于正常水平，胰岛素低于正常值。

思　考

简述胰岛素的主要生理作用。

胰岛是胰腺中许多内分泌细胞群的总称。胰岛细胞主要有四种：为 A 细胞、B 细胞、D 细胞和 PP 细胞。A 细胞约占胰岛细胞的 20%，分泌胰高血糖素；B 细胞数量最多，占 60% ～ 75%，分泌胰岛素；D 细胞占 5%，分泌生长抑素；PP 细胞数量最少，分泌胰多肽。以下主要介绍胰岛素和胰高血糖素。

一、胰岛素

人的胰岛素是含有 51 个氨基酸残基的小分子蛋白质，由含有 21 个氨基酸的 A 链和含有 30 个氨基酸的 B 链以二硫键互相结合组成。1965 年我国首先完成了结晶牛胰岛素的全合成，这是世界上第一个人工合成的蛋白质。正常人空腹状态下，血清胰岛素的浓度为 35 ～ 145 pmol/L。血中胰岛素以游离型和与蛋白结合型两者形式存在，只有游离型胰岛素具备生物活性，两者呈动态平衡状态。

（一）生物学作用

胰岛素可以全面促进合成代谢，有利于能源物质的储存和机体的生长，也是维持血糖稳态的主要激素。

1. 糖代谢　胰岛素通过增加糖的去路，减少糖的来源，而使血糖降低。胰岛素可以促进全身各组织对葡萄糖的摄取和利用，增加肌糖原和肝糖原的合成和储存，促使葡萄糖转变为脂肪酸，增加糖的去路。同时，抑制糖原分解和糖异生，减少糖的来源，从而使血糖降低。胰岛素分泌不足时，将引起血糖升高，当超过肾糖阈时，引起糖尿病。

2. 脂肪代谢　胰岛素能促进脂肪合成与储存，抑制脂肪分解氧化，降低血中的脂肪酸水平。当胰岛素缺乏时，脂肪代谢紊乱，分解加强，血脂升高，容易引起动脉硬化，造成心脑血管系统的严重疾患；还会导致脂肪酸分解增强，生成大量中间物酮体，引起酮血症和酸中毒。

3. 蛋白质代谢　胰岛素可促进蛋白质合成，减少蛋白质分解。主要作用机制是促进细胞对氨基酸的摄取，加强蛋白质合成酶的活性和作用，抑制蛋白质合成。

由于胰岛素能促进蛋白质的合成，与生长激素有协同作用，因此对机体的生长也有促进作用。

（二）胰岛素分泌的调节

胰岛素分泌受血糖浓度、激素作用及神经因素的调节。

1. 血糖浓度　血糖浓度是调节胰岛素分泌的最重要因素。当血糖升高时可刺激 B 细胞，使胰岛素分泌增加，使血糖降低；当血糖下降至正常水平时，胰岛素的分泌也迅速回到基础水平，从而维持血糖浓度的基本稳定。

此外，血中氨基酸、脂肪酸和酮体浓度升高也可促进胰岛素的分泌。

2. 激素的作用　胃肠道激素如促胃液素、促胰液素、缩胆囊素和抑胃肽等胃肠激素均能促进胰岛素分泌，但前三者是在药理剂量时才有促胰岛素分泌作用，只有抑胃肽才能在生理剂量时对胰岛素的分泌起调节作用，其意义是在食物消化期时胰岛素即开始分泌，有利于机体提前对各种营养物质的代谢做好准备；

另外，胰高血糖素、生长激素、甲状腺素及糖皮质激素可以通过升高血糖间接刺激胰岛素分泌，大剂量长期应用这些激素时，会持续刺激 B 细胞分泌胰岛素，使 B 细胞衰竭而致糖尿病；此外，胰高血糖素还可通过旁分泌途径直接刺激 B 细胞分泌胰岛素。

　　3. 神经调节　胰岛素受迷走神经和交感神经支配。迷走神经兴奋，可刺激 B 细胞分泌胰岛素，也可通过胃肠激素间接引起胰岛素分泌。交感神经兴奋可通过兴奋 B 细胞上的 α - 肾上腺素能受体抑制胰岛素分泌。

二、胰高血糖素

　　胰高血糖是胰岛 A 细胞分泌的含有 29 个氨基酸多肽。是动员体内供能物质的重要激素之一。其作用与胰岛素相反，是一种促进分解代谢的激素。

（一）生物学作用

　　胰高血糖素与胰岛素相反，它可以促进糖原分解和糖异生，从而使血糖升高；还能激活脂肪酶，促进脂肪分解；还可以促进蛋白质分解，促使氨基酸转化为葡萄糖，抑制蛋白合成，使组织中蛋白质含量下降。在饥饿或糖供应不足时，胰高血糖素可以使血糖维持在一定水平。

　　另外，大量的胰高血糖素，可以增加心脏收缩力、组织血流（特别是肾脏血流）及心输出量，升高血压。

（二）分泌的调节

　　胰高血糖素的分泌也受血糖浓度、激素作用及神经因素的调节。

　　血糖浓度同样是调节胰高血糖素的最主要因素。与胰岛素相反，低血糖时胰高血糖素分泌增加，使血糖升高，高血糖时则分泌减少。另外，氨基酸增加时，可刺激胰高血糖素分泌。

　　胰岛素可通过降低血糖间接刺激胰高血糖素的分泌；也可以直接作用于 A 细胞，抑制胰高血糖素的分泌。

　　交感神经兴奋可以促进胰高血糖素的分泌，迷走神经兴奋会抑制胰高血糖的分泌。

【案例分析】

简述胰岛素的主要生理作用。

　　胰岛素的主要作用是全面促进物质合成代谢，维持血糖水平的稳定。①对糖代谢的调节：促进肝糖原和肌糖原的合成，促进组织对糖的利用，抑制糖异生和糖原分解，使血糖降低；②对脂肪代谢的调节：促进脂肪合成，抑制脂肪分解；③对蛋白质代谢的调节：促进蛋白合成，抑制蛋白质分解。

▌任务六 其他内分泌腺的内分泌活动

案例导入 ◆

　　患儿，男，4个月，纯母乳喂养，平时患儿夜间常有惊醒，多汗。查体发现方颅，枕秃，前囟门 3 cm×3 cm，胸廓可见肋串珠。检查血钙低于正常水平。诊断为维生素 D 缺乏佝偻病。

思　考

1. 简述维生素 D 的主要生理作用。

2. 简述可采取何种措施预防小儿佝偻病。

一、甲状旁腺激素、降钙素和维生素 D3

　　甲状旁腺激素（PYH）由甲状旁腺主细胞分泌，甲状腺滤泡旁细胞（C 细胞）分泌降钙素，两种激素都为含氮激素，主要靶细胞为骨与肾。在体内，甲状旁腺激素、降钙素及 1，25- 二羟维生素 D3 共同调节钙磷代谢，维持血中钙、磷水平相对恒定。

（一）甲状旁腺激素

　　1. 甲状旁腺激素的生理作用　甲状旁腺激素（PTH）主要生理作用是升高血钙和降低血磷，是体内调节血钙水平最重要的激素。如将甲状旁腺切除，会造成严重的低血钙。

　　（1）对骨的作用：骨是体内最大的钙储存库，甲状旁腺激素能够动员骨钙入血，使血钙浓度升高。其作用分为快速效应和延迟效应两个阶段，快速效应在甲状旁腺激素作用后数分钟出现，表现为骨细胞对钙的通透性增高，使骨液中的钙进入细胞，再将钙转移至细胞外液中，引起血钙升高；延迟效应在甲状旁腺激素作用后 12 ～ 14 h 后出现，一般需几天或几周达到高峰，其效应是刺激破骨细胞活动，使骨盐溶解，骨质吸收，磷酸钙从骨骼中释放入血，促进溶骨过程，使血钙浓度升高。

　　在正常情况下，破骨和溶骨过程处于动态平衡。

　　保持血钙浓度的相对稳定状态，对维持神经、肌肉等组织的正常兴奋性十分重要。

　　（2）对肾的作用：甲状旁腺激素促进肾远曲小管对钙的重吸收，使血钙升高；同时抑制近曲小管对磷的重吸收，使尿磷增加，血磷降低。

　　（3）促进维生素 D3 活化：甲状旁腺激素可激活肾组织中的 α- 羟化酶，使 25- 羟维生素转变为 1，25- 二羟维生素 D3，1，25- 二羟维生素 D3 进入小肠黏膜，可促进对钙、磷的吸收。

　　2. 甲状旁腺激素分泌的调节　甲状旁腺激素的分泌主要受血钙浓度的影响，血钙浓度升高时，甲状旁腺激素分泌减少；血钙浓度降低时，甲状旁腺激素分泌增加。这种负反馈调节是维持甲状旁腺激素分泌和血钙浓度相对稳定的重要机制。

长时间的高血钙，会使甲状旁腺萎缩；而长时间的低血钙，则会使甲状旁腺增生。

（二）降钙素

1. 降钙素的生理作用　降钙素（CT）的主要作用是降低血钙和血磷。降钙素能够增强成骨过程，使骨盐沉积，骨组织钙、磷沉积增加，促进骨的形成；抑制原始骨细胞转化为破骨细胞，抑制破骨细胞的活动，加强成骨过程，减弱溶骨过程，使血钙和血磷浓度降低。此外，降钙素还能抑制肾小管对钙、磷的重吸收，增加钙磷在尿中的排出量，降低血液中的浓度。

2. 降钙素分泌的调节　降钙素的分泌主要受血钙浓度的反馈性调节。血钙浓度升高时，降钙素分泌增多，反之，分泌减少。此外，某些胃肠道激素，如促胃液素也可以促进降钙素的分泌。甲状旁腺激素也可通过升高血钙间接促进降钙素的分泌。

（三）维生素 D3

维生素 D3 又称胆钙化醇。人体内的胆钙化醇主要由胆固醇衍生物经日光中紫外线照射转化而来，另外，如肝、蛋、乳等的动物性食物也可向人体提供胆钙化醇。胆钙化醇本身无生物学活性，需首先在肝内转化为有活性的 25- 羟胆钙化醇，在肾脏进一步转化为活性更高的 1，25- 二羟胆钙化醇（1，25- 二羟维生素 D3）

1，25- 二羟维生素 D3 主要作用是升高血钙、升高血磷。1，25- 二羟维生素 D3 可以促进小肠上皮细胞对钙和磷的吸收。另外，1，25- 二羟维生素 D3 对动员骨钙入血和钙在骨中的沉积都有作用，参与骨的更新重建。一方面，1，25- 二羟维生素 D3 可通过增加破骨细胞的数量，增强溶骨过程，使骨钙、骨磷释放入血；另一方面，又能刺激成骨细胞的活动，促进骨钙沉积和骨的形成。此外，1，25- 二羟维生素 D3 还促进肾小管对钙和磷的重吸收，尿钙、尿磷排出量减少，血钙血磷浓度升高。儿童期缺乏维生素 D3，可引起佝偻病，成人缺乏则可导致骨质疏松症。

二、松果体机及其激素

松果体位于丘脑后上方，在儿童时期较发达，7 岁后逐渐萎缩，成年后不断有钙盐沉着。松果体分泌的激素主要为褪黑素（MT），因使青蛙皮肤褪色而得名。褪黑素的主要作用是抑制下丘脑－腺垂体－性腺轴和下丘脑－腺垂体－甲状腺轴的活动。另外，还有加强中枢抑制过程，镇静、催眠、镇痛等作用，可增强机体免疫力，具有抗肿瘤、抗衰老的作用。松果体接受颈上交感神经节节后纤维的支配，褪黑素的分泌呈明显的日周期变化，白天分泌减少，夜晚增加。

三、胸腺素

胸腺为淋巴器官，也具有内分泌作用，能合成和分泌多种肽类激素，如胸腺素、胸腺生长素等。胸腺素的主要作用是使淋巴干细胞成熟并转变为具有免疫功能的 T 淋巴细胞，参与人体细胞免疫，增强机体排斥异体组织的能力。

【案例分析】

1.简述维生素 D 的主要生理作用。

维生素 D 的主要作用是升高血钙和血磷。可以促进小肠对钙和磷的吸收，动员骨钙入血，促进钙在骨中的沉积，参与骨的更新重建；另外，还可以促进肾对钙和磷的重吸收。

2.简述可采取何种措施预防小儿佝偻病。

出生后 1～2 周后开始补充维生素 D，直到 2 岁左右；每日 2～3 h 户外活动，多晒日光。

学习检测

1.简述激素作用的一般特性。

2.何为应激反应和应急反应？两者有什么关系？

项目十一
生殖与衰老 ————————————————————————

学习目标

1. 掌握睾丸、卵巢的功能，及雄激素、雌激素、孕激素的主要生理作用。

2. 理解月经周期的形成机制。

3. 了解妊娠的过程，及衰老的表现和机制。

生殖（reproduction）是指生物体生长发育到一定阶段，能够产生与自己相似的子代个体的生理功能，其具有种族繁殖和生物延续的重要作用。人类的生殖过程包括两性生殖细胞的形成、交配、受精、着床、胚胎发育以及分娩等环节。

生物个体由出生、生长发育至衰老、死亡，是生命现象发展的自然规律。

▌ 任务一　男性生殖

案例导入 ◆————————————————————————

　　陈某，男，28 岁，结婚 4 年无子女前来就诊，检查发现精子密度为 1 千万 /mL，诊断为男性不育症。

思　考 ···

1. 简述几种影响生精过程的因素。

2. 简述生精过程。

男性生殖系统由生殖腺（睾丸）、输精管道（附睾、输精管、射精管道和尿道）、附属腺（精囊、前列腺、尿道球腺）和外生殖器（阴囊、阴茎）组成。其生理功能为：①生成精子；②进行男性性行为；③分泌性激素，促进第二性征发育和维持其正常状态等。其中，睾丸是男性的主要生殖器官，具有产生精子和内分泌两种功能。

一、睾丸的生精功能

睾丸主要由精曲小管和间质细胞组成，精曲小管由生精细胞与支持细胞构成，是生成精子的部位。进入青春期后，紧贴于精曲小管基膜上的原始生精细胞——精原细胞，经过有丝分裂、增殖、减数分裂等，依次经历初级精母细胞、次级精母细胞、精子细胞，最后经过变态形成精子，成熟的精子脱离支持细胞进入精曲小管管腔。从精原细胞发育为精子的过程大约历时两个半月，称为生精周期。支持细胞为各级生精细胞提供营养，并起保护和支持作用，维持生精细胞分化和发育环境的稳定。

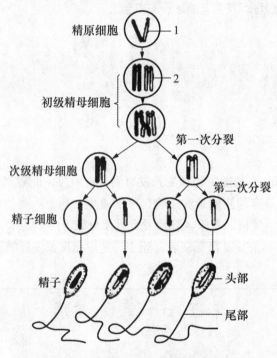

图 11-1　精原细胞 – 精子分裂过程

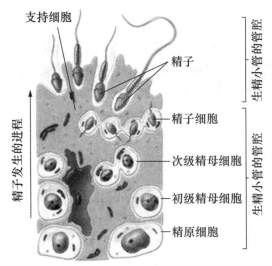

图 11-2 各级生精细胞

各级生精细胞在精曲小管管壁上有明确的分区，精原细胞紧靠在管壁的基底膜，精母细胞位于中间，精子细胞接近管腔。

精子进入精曲小管后，借助小管外周肌样细胞的收缩及管腔液的移动进入附睾，在附睾内精子进一步发育成熟，获得运动与受精能力。附睾内可存储少量精子，大量精子存储在输精管及其壶腹部，并数月内保持使卵子受精的能力。精子与附睾和输精管内的液体一起被移送到阴茎根部的尿道内，并与精囊腺、前列腺和尿道球腺分泌的液体混合，形成精液，在性高潮时射出体外。射精是一个复杂的反射活动，其初级中枢在脊髓骶段。正常男子每次射出精液 3 ～ 6 mL，每毫升精液中含精子 2 千万到 4 亿个，少于 2 千万个则不易使卵子受精。人类的生精能力一般在 45 岁后会逐渐减退。

精子生成需要适宜的温度，阴囊内温度较腹腔内低 1 ～ 8℃，适于精子的生长。如果睾丸因为某种原因不能降入阴囊而停留在腹腔内或腹股沟内，将影响精子的生成，是男性不育症的原因之一。另外，放射环境和某些疾病，以及吸烟、酗酒等因素也可影响生精过程，致使精子数量减少，活力降低，甚至出现畸形。

二、睾丸的内分泌功能

睾丸的间质细胞分泌雄性激素，主要为睾酮。绝大部分睾酮在血液中与蛋白质结合，只有约 1% ～ 2% 的睾酮处于游离状态，只有游离的睾酮才能发挥生物学功能。

表 11-1 睾酮的生理作用

促进附性器官生长发育	睾酮能够促进前列腺、阴茎、阴囊、尿道等附性器官的生长发育
促进副性征的出现	促进副性征的出现和维持副性征，并具有维持正常性欲的功能
维持生精作用	可与生精细胞相应受体结合，促进精子的生成过程
对代谢的影响	促进肌肉、骨骼等器官内蛋白质的合成；有利于水和钠在体内的保留；使骨中钙、磷沉积增加等
促进青春期生长	睾酮与垂体分泌的生长素协同，可使男子身体在青春期出行一次显著的生长过程
影响胚胎发育	胚胎期间，使含 Y 染色体的胚胎向男性化方向分化

三、睾丸功能的调节

睾丸的生精功能与内分泌功能受下丘脑－腺垂体－睾丸轴的调节，后者的分泌活性又受到睾酮和抑制素的负反馈调节，从而构成了下丘脑－腺垂体－精曲小管和下丘脑－腺垂体－间质细胞两个反馈调节回路。

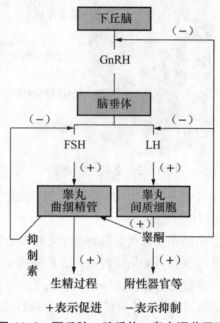

+表示促进　－表示抑制

图 11-3　下丘脑－腺垂体－睾丸调节回路

下丘脑分泌的促性腺激素释放激素（GnRH）能够促进腺垂体合成和分泌促性腺激素——促卵泡激素（FSH）和黄体生成素（LH）。促卵泡激素主要作用于精曲小管的生精细胞和支持细胞，黄体生成素主要作用于间质细胞。

（一）对生精功能的调节

睾丸的生精功能受促卵泡激素和黄体生成素的调节，两者都对生精功能有促进作用。促卵泡细胞主要作用于生精细胞和支持细胞，黄体生成素主要作用于间质细胞，通过促进间质细胞分泌睾酮而间接发挥作用。在促卵泡激素的作用下，睾丸还可产生抑制素，抑制素能够抑制腺垂体分泌促卵泡激素，使促卵泡激素的分泌稳定在一定的水平，保证睾丸生精功能的正常进行。

（二）对内分泌功能的调节

睾丸的内分泌功能直接受黄体生成素的调节，黄体生成素到达睾丸后，能够促进间质细胞分泌睾酮，血液中睾酮达到一定浓度时，可分别抑制促性腺激素释放激素和黄体生成素的分泌，使血液中睾酮的浓度保持在一个相对稳定的水平。

睾丸的功能除受下丘脑－腺垂体－睾丸轴的调节外，支持细胞与生精细胞、间质细胞与支持细胞之间，还以旁分泌或自分泌的方式，在局部调节睾丸的功能。

【案例分析】

1. 简述几种影响生精过程的因素。

睾丸未能降入阴囊，因腹腔内温度较阴囊高，将影响精子的生成。另外，放射环境和某些疾病，以及吸烟、酗酒等因素也可影响生精过程，致使精子数量减少，活力降低，甚至出现畸形。

2. 简述生精过程。

青春期后，精曲小管上的生精细胞经过有丝分裂、增殖、减数分裂等，依次经历初级精母细胞、次级精母细胞、精子细胞，最后经过变态形成精子，成熟的精子脱离支持细胞进入精曲小管管腔。之后精子移动到附睾，在附睾内精子进一步发育成熟，获得运动与受精能力，之后存储在输精管及其壶腹部。精子与附睾和输精管内的液体一起被移送到阴茎根部的尿道内，并与精囊腺、前列腺和尿道球腺分泌的液体混合，形成精液，在性高潮时射出体外。

任务二　女性生殖

案例导入

王某，女，48岁，月经量大，月经周期不规律，来院就诊，查血常规，血红蛋白90 g/L，考虑为贫血，检查排除其他器质性疾病，考虑为围绝经期导致。

思　考

1. 简述月经周期的形成机制。

2. 简述雌激素的生理作用。

女性生殖系统由主性器官卵巢（ovary），附性器官输卵管、子宫、阴道、外生殖器等组成。其功能主要包括卵巢的生卵作用和内分泌功能，以及妊娠、分娩等。

卵巢实质由卵巢皮质和卵巢髓质构成，两个卵巢的皮质中含有数十万个原始卵泡。两个卵巢的皮质中含有数十万个原始卵泡；女性在出生时两侧的卵巢内有20～40万个原始卵泡，至青春期约有4万个，绝经后卵巢内已无卵泡。人的一生中只有400～500个原始卵泡发育成熟并排卵。

一、卵巢的生卵功能

卵泡是卵巢的基本结构和功能单位，由卵细胞和周围的卵泡细胞组成。卵细胞是女性的生殖细胞，卵泡细胞具有内分泌功能。在青春期以前卵泡可长期处于静止状态，从青春期开始，原始卵泡开始发育。

每个月经周期中，有 15 ～ 20 个原始卵泡同时开始发育，但一般只有一个卵泡发育成熟。在卵泡成熟的过程中，卵泡细胞会向卵泡腔内分泌含高浓度雌激素的卵泡液。卵泡成熟后破裂，卵细胞与透明带、放射冠及卵泡液一起冲出卵巢，这个过程称为排卵。排出的卵细胞被输卵管伞捕捉，并送入输卵管。

排卵后，卵泡壁内陷，残存的卵泡组织继续演化，形成黄体，又称月经黄体。月经黄体寿命一般为 14 天。若卵子未受精，则退化变性，变成白体。若卵子受精，黄体会继续长大并维持一定时间，称为妊娠黄体。妊娠黄体会分泌大量的雌激素和孕激素，以维持妊娠过程的顺利进行。

二、卵巢的内分泌功能

卵巢可以分泌多种激素，主要有雌激素、孕激素和少量雄激素。

（一）雌激素

雌激素的主要作用是促进生殖器官的生长发育和激发副性征的出现。卵巢可分泌三种雌激素：雌二醇、雌酮和雌酮，其中雌二醇分泌量最大，活性也最强。

表 11-2　雌激素的生理作用

对生殖器官的作用	子宫	促进子宫发生增生期变化，促进子宫肌增生，提高子宫对催产素的敏感性；促使子宫颈分泌大量清亮而稀薄的黏液，使精子更容易通过
	阴道	促进阴道鳞状上皮增生、角化，使阴道分泌物呈酸性，增强阴道抵抗细菌的能力
	输卵管	增加输卵管节律性收缩，促进卵子和精子运动
	乳腺	促进乳房发育，刺激乳腺导管增生，促进乳腺分泌
促进副性征出现		在青春期，促使脂肪沉积于乳腺、臀部等部位，使毛发分布具有女性特征，出现音调变高、肩膀较窄、骨盆宽大等一系列女性副性征
对代谢的影响	钙、磷代谢	增加成骨细胞的活动，促进钙、磷在骨质的沉积，加速骨骼生长，促进骨骼成熟和骨骺愈合
	水、钠代谢	促进水和钠在体内保留，与女性月经前水、钠潴留和体重增加有关
	蛋白质合成	加速蛋白质合成，促进青春期生长发育

（二）孕激素

孕激素的主要作用是为受精卵着床做准备和维持妊娠过程的正常进行。体内的孕激素主要是孕酮，主要由黄体产生，也称黄体酮。孕激素通常要在雌激素作用的基础上才能发挥作用。

表 11-3　孕激素的生理作用

为受精卵着床做准备	使子宫内膜呈现分泌期改变，为受精卵着床做准备
维持妊娠	刺激子宫内膜分泌受精卵所需营养物质
	降低子宫平滑肌兴奋性，减少子宫平滑肌活动，使子宫处于安静状态
	抑制母体对胎儿的排斥反应
	减少宫颈黏液分泌，使黏液变稠，使精子难以通过
对乳腺的作用	促进乳腺腺泡和导管发育和泌乳功能
产热作用	作用于下丘脑的体温调节中枢，使基础体温在排卵后升高 0.3℃ ～ 0.6℃

三、月经周期与激素调节

（一）月经周期

女性进入青春期后，卵巢功能开始呈现周期性变化，在卵巢分泌的激素影响下，子宫内膜发生周期性脱落、出血，出现周期性阴道流血现象，称为月经周期。人类的月经周期平均为 28 d，范围为 20～40 d。月经期一般持续 3～5 d，出血量约为 50～100 mL。

根据子宫内膜的变化，可将月经周期分为子宫内膜剥落出血的月经期（1～4 d），子宫内膜修复增生的增殖期（5～14 d），以及子宫内膜血管充血、腺体分泌的分泌期（15～28 d）。

（二）月经周期的激素调节

卵巢的周期性变化，受下丘脑－垂体－卵巢轴的调控，而卵巢分泌的激素的周期性波动，使子宫内膜产生周期性变化。

1. 增殖期 进入青春期后，下丘脑－腺垂体发育成熟，下丘脑分泌促性腺激素释放激素增多，使腺垂体分泌促卵泡激素和黄体生成素增多。促卵泡激素使卵泡发育成熟，并分泌雌激素。雌激素使子宫内膜增厚，腺体增多并变长，发生增殖期变化。

在增殖期末，雌激素在血中浓度达到最高，通过正反馈调节使促性腺激素分泌进一步增加，从而使促卵泡激素和黄体生成素增加，高浓度的黄体生成素，使发育成熟的卵泡破裂并排卵。

2. 分泌期 排卵后的卵泡形成黄体，并继续分泌孕激素和雌激素，使子宫内膜发生分泌期变化，子宫内膜进一步增生变厚，内膜细胞增大，糖原含量增加，腺体迂曲，分泌含糖原的黏液。随着黄体的不断增长，雌激素和孕激素的分泌也不断增加。

3. 月经期 排卵后 8～10 d，雌激素和孕激素在血中的浓度达到高水平，通过负反馈调节，使促性腺激素释放激素、促卵泡激素和黄体生成素分泌减少。黄体生成素的减少，使黄体开始退化、萎缩，雌激素和孕激素的分泌迅速减少，血中浓度下降到最低水平。子宫内膜突然失去两种激素的支持，子宫内膜血管痉挛，内膜缺血、坏死，脱落和出血，月经来潮。

【案例分析】

1. 简述月经周期的形成机制。

月经周期的形成主要是下丘脑－腺垂体－卵巢轴活动的结果。月经周期分为增殖期、分泌期和月经期。增殖期时下丘脑分泌 GnRH 增多，使腺垂体分泌 FSH 和 LH 增多，促使卵泡生长发育和分泌雌激素，子宫内膜发生增殖期变化。增殖期末，雌激素浓度达到最高，卵泡破裂排卵。卵泡排卵后，残余部分形成黄体，并分泌雌激素和孕激素，排卵后 8～10 d，雌激素和孕激素达到高峰，高浓度的雌激素和孕激素抑制下丘脑和腺垂体，使 GnRH、FSH 和 LH 分泌减少，致使黄体开始退化、萎缩。雌激素和孕激素浓度迅速减少，子宫内膜失去两种激素的支持,脱落出血,进入月经期。接着,血中雌激素、孕激素浓度降低,失去对下丘脑和腺垂体的抑制作用,新的月经周期开始。

到 50 岁左右,卵巢功能退化,卵泡停止发育,雌激素、孕激素分泌减少,子宫内膜不再呈现周期性变化,月经停止,进入绝经期。

2. 简述雌激素的生理作用。

雌激素的主要作用是促进女性附性器官的生长发育,促进女性副性征的出现,还可以影响代谢。

■ 任务三　妊娠

案例导入

王某,女,28 岁,主诉停经 40 天,伴乏力、食欲差,检查发现 HCG 为 10 500 mIU/mL。

思　考

1. 简述妊娠的概念。

2. 简述 HCG 的主要生理作用。

妊娠是指在母体内胚胎形成及胎儿生长发育的过程。包括受精、着床、妊娠的维持、胎儿的生长发育及分娩。

人类的妊娠时间一般以末次月经周期的第一天开始算起,共 40 周,280 天;如果从排卵开始计算,则妊娠时间为 266 天。

一、受精与着床

受精是精子和卵子相融的过程,精子与卵子相融后称为受精卵。

(一)精子的运行

一次射出的精液中含有数以亿计的精子,但最后能到达受精部位的只有 15～50 个。精子在女性生殖道运行的过程复杂,需穿过子宫颈管和子宫腔,并沿着输卵管运行相当长一段距离,才能到达受精部位——输卵管壶腹部,这一过程一般需要 30～90 min。精子和卵子在女性生殖道内保持受精能力的时间很短,精子为 1～2 d,卵子仅有 6～24 h。

精子的运行一方面依靠其自身尾部鞭毛的摆动,另一方面借助于女性生殖道平滑肌的运动和输卵管纤毛的摆动。

(二)精子的获能

精子和卵子在输卵管壶腹部相遇后不能立即结合,精子需要在女性生殖道内停留几个小时，才能获得使卵子受精的能力，这个过程称为精子获能。精子头部有一层抑制精子顶体酶释放的糖蛋白，在精子通过子宫腔和输卵管时，这种糖蛋白被生殖道内的淀粉酶水解，而使精子获能。

（三）精子与卵子的结合

获能的精子与卵子相遇后，精子的顶体会释放多种酶，溶解卵子外围的放射冠和透明带，使精子尽快穿过周围细胞组织与卵细胞结合，这一反应称为顶体反应。精子与卵细胞接触后，卵细胞表面会产生变化，使其他精子再难以进入。因此，到达受精部位的精子虽然有数十个，但一般只有一个精子能与卵子结合。

进入卵细胞的精子，尾部退化细胞核膨大形成雄性原核，与雌性原核融合后形成受精卵。

（四）着床

受精卵从输卵管向子宫腔移动，一面移动，一面继续进行细胞分裂，大约在第4天抵达子宫，此时，受精卵已形成胚泡。进入宫腔后，开始时胚泡处于游离状态，大约在排卵后第 8 天，胚泡吸附在子宫内膜上，并逐渐进入子宫内膜，排卵后的 10 ～ 13 d，胚泡完全被埋入子宫内膜中。

异位妊娠

胚泡与子宫内膜的同步发育与相互配合是着床成功的关键，胚泡过早或过迟到达子宫腔，都将使着床成功的概率降低，甚至不能着床。

着床是新个体发育的重要转折，使胚泡与母体连接而结束"漂泊"生活，并开始胚胎发育。

二、妊娠的维持和胎盘激素

胚泡着床后，其最外层的一部分细胞发育成为滋养层，其他大部分细胞则发育成为胎儿。滋养层细胞发育形成绒毛膜，与此同时子宫内膜也增生成为蜕膜，属于母体的蜕膜和属于子体的绒毛膜相结合而称为胎盘。

对于胎儿来说，胎盘既可以吸收营养物质、吸收氧气并排出二氧化碳、还可以调节体液量和排出代谢废物。同时，胎盘还是一个重要的分泌腺体，可以产生多种维持妊娠所必需的激素。主要有人绒毛膜促性腺激素（HCG）、雌激素、孕激素和人绒毛膜生长素（HCS）等。

（一）人绒毛膜促性腺激素（HCG）

HCG 是由胎盘合体滋养层细胞分泌的一种糖蛋白，其生理作用主要有：①在妊娠早期，刺激母体的月经黄体转变为妊娠黄体，并使其分泌大量雌激素和孕激素，以维持妊娠过程的顺利进行。②抑制淋巴细胞的活力，防止母体产生对胎儿的排斥反应，具有"安胎"的效果。

HCG 在受精后第 8 ～ 10 d 就出现在母体血中，随后其浓度迅速升高，至妊娠第

2 个月左右达到高峰，然后轻度下降，并维持高水平浓度直至分娩前。由于人绒毛膜促性腺激素在妊娠早期即出现在母体血中，并由尿排出，因此，测定血或尿中的 HCG 浓度，可作为诊断早期妊娠的可靠指标。

（二）雌激素和孕激素

胎盘和卵巢的黄体一样，也可以分泌雌激素和孕激素。在妊娠 2 个月左右时，妊娠黄体逐渐萎缩退化，此时，胎盘分泌的雌激素和孕激素逐渐增加，并接替妊娠黄体的功能，直至分娩。

在整个妊娠期内，孕妇血液中雌激素和孕激素都保持在高水平，对下丘脑－腺垂体系统起着负反馈作用，因此，卵巢内没有卵泡发育、成熟和排卵，故妊娠期不来月经也不会再孕。

（三）人绒毛膜生长素（HCS）

从第 4 周开始，胎盘合体滋养层分泌 HCS，在整个妊娠期间持续增加，与妊娠 34 周达高峰，并维持至分娩。其主要作用是调节母体与胎儿的糖、脂肪、蛋白质等物质的代谢过程，促进胎儿生长。

三、分娩与授乳

（一）分娩

分娩是成熟胎儿及其附属物从母体子宫娩出体外的全过程。妊娠末期，子宫平滑肌的兴奋性逐渐提高，最后引起强烈而有节律的收缩，驱使胎儿离开母体。

分娩第二产程

分娩的全过程共分为 3 期，也称 3 个产程。第一产程长达数小时，频繁发生宫缩，由子宫底部向子宫颈部收缩，推动胎儿头部紧抵子宫颈，称为宫口扩张期。第二产程持续 1～2 h，胎儿由子宫腔排出，经子宫颈和阴道到达母体外，即胎儿娩出期。第三产程约 10 min，胎盘与子宫分离并排出体外。为胎盘娩出期。随后，子宫肌强烈收缩压迫血管，防止子宫过量失血。

（二）授乳

妊娠后，催乳素、雌激素、孕激素的大量分泌，使乳腺导管进一步增生，并促进腺泡增生发育，但因此时血中雌激素、孕激素浓度过高，抑制催乳素的泌乳作用，故尚不泌乳。分娩后，由于胎盘娩出，雌激素和孕激素的浓度大大降低，对催乳素的抑制作用解除，乳腺开始泌乳。

母乳中共含有上百种营养物质，有增强婴儿免疫力的球蛋白，促进生长发育的蛋白激素和生长因子等。在哺乳过程中，婴儿吸吮奶头，可引起排乳反射，促进乳汁排出。哺乳时产生的高浓度催乳素，可抑制促性腺激素的分泌，因此，在哺乳期间，会出现月经暂停的现象，一般为 4～6 个月。但也有部分妇女，虽然不出现月经，但卵泡仍开始发育并排卵，因此仍有受孕的可能。

【案例分析】

1. 叙述妊娠的概念。

妊娠是指在母体内胚胎形成及胎儿生长发育的过程。包括受精、着床、妊娠的维持、胎儿的生长发育及分娩。

2. 简述 HCG 的主要生理作用。

HCG 是由胎盘合体滋养层细胞分泌的一种糖蛋白，其生理作用主要有以下两个方面：（1）在妊娠早期，刺激母体的月经黄体转变为妊娠黄体，并使其分泌大量雌激素和孕激素，以维持妊娠过程的顺利进行。（2）抑制淋巴细胞的活力，防止母体产生对胎儿的排斥反应，具有"安胎"的效果。

任务四　衰老

案例导入

　　刘某，女，65岁，一天前在家中上厕所跌倒，就诊检查发现左踝骨骨折。

思　考

1. 老年人为什么更易跌倒骨折？

2. 什么是衰老？

衰老是指随着年龄的增长，机体表现出组织器官生理功能下降，机能衰退，适应性和抵抗力减退等一系列生理功能和心理行为的退行性变化。衰老是生命发展的自然规律，是不可逆的生命过程。

一、衰老的表现

（一）衰老的外在表现

随着年龄的增长，体形和外形会出现以下变化：皮肤弹性降低、出现皱纹、出现老年斑，头发变得灰白、稀疏，牙齿松动脱落，听力和视力减退，身体变矮，驼背，脂肪增多，反应迟钝，活动减缓等现象。

（二）器官、系统的衰老表现

1. 神经系统的变化　老年人脑动脉逐渐硬化，血流量减少，脑组织萎缩，表现为健忘、感知觉减退、注意力不集中、易疲劳、记忆力下降等。

2. 心血管系统功能的衰退　出现动脉硬化，心肌纤维逐渐萎缩，心肌细胞内老年色素（脂褐质）沉积，心瓣膜变得肥厚硬化、弹性降低等。

3. 呼吸系统老化　表现为肺容量降低，肺活量减小，呼吸功能明显减退。

4. 消化系统的变化　主要表现为消化道平滑肌萎缩，胃肠运动功能减弱；以及牙齿脱落、味觉减退、消化腺分泌消化液减少，易发生营养不良。

5. 泌尿系统变化　表现为肾萎缩，肾对尿的浓缩能力减少，易发生多尿。膀胱萎缩，尿道纤维硬化，易出现尿频、尿急、尿失禁等现象。

6. 肌肉骨骼运动系统变化　骨骼肌萎缩，肌腱僵硬，弹性降低；骨质疏松易变形，钙盐过度沉积，使骨骼脆性增加易骨折。关节囊硬化，关节灵活性降低。

二、衰老的原因

影响衰老的因素有很多，遗传因素、自然环境、心理、社会、生活方式等都会对人的衰老产生一定的影响。关于人体衰老的原因至今也没有十分清楚的认识，下面介绍几种比较流行的学说。

（一）端粒体理论

端粒体位于真核染色体的末端，细胞内 DNA 每复制 1 次，端粒 DNA 就会丢失 1 段，当端粒酶缩短到一定程度，就会引发细胞分裂极限，细胞不再分裂，因此认为，人的染色体端粒长度与细胞衰老之间有一定的联系。

（二）生物钟学说

有些学者认为，人一出生，其细胞的新陈代谢、生长、繁殖和衰老都已经按照固定的程序，像时钟一样安排好了。生物钟位于下丘脑中，下丘脑的老化在躯体稳态机制失衡中起着非常重要的作用。

（三）错误理论

此学说认为，衰老是因为细胞内 DNA 分子结构受损，导致基因突变，但没有得到及时修复，从而使体内一些相关蛋白质的制造出现错误，加速老化过程。也有学者认为，是机体在修复的过程中为自身的再造提供了错误的材料，使机体修复出现偏差，从而使机体细胞的功能下降，加快了老化。

（四）自由基学说

自由基是未配对电子的化合物或化合分子，往往是一些分子片段，具有高度的反应活性和破坏性。自由基在生物体内普遍存在，正常情况下机体可以清除，不会对机体产生不良影响。自由基可与细胞中的蛋白质、核酸等物质发生反应，使蛋白质变性，从而导致细胞衰老。人类衰老过程中，体内自由基水平随年龄增加而增高，对自由基的防御功能逐渐下降，当自由基引起的损伤积累超过机体修复能力，就导致细胞分化状态的改变或丧失，从而导致或加速衰老。

（五）免疫系统理论

大量证据表明，免疫力的下降与衰老有关，老年人胸腺萎缩，脾的免疫功能降低，各种特异性受体减少，自身免疫现象却大为增强，从而导致老年人免疫功能低下，各种免疫性疾病逐渐增加，促使衰老的发生。

【案例分析】

1. 老年人为什么更易跌倒骨折?

由于老年人骨骼肌萎缩，肌腱僵硬，弹性降低；关节囊硬化，关节灵活性降低。同时平衡受损，认知能力降低。因此更容易跌倒。同时由于老年人骨质疏松易变形，钙盐过度沉积，使骨骼脆性增加易骨折。

2. 什么是衰老?

衰老是指随着年龄的增长，机体表现出组织器官生理功能下降，机能衰退，适应性和抵抗力减退等一系列生理功能和心理行为的退行性变化。衰老是生命发展的自然规律，是不可逆的生命过程。

学习检测

1. 简述雄激素的主要生理作用。
2. 简述月经周期可分为哪几个期。

参考文献

[1] 肖明贵，陈新祥，胡剑峰. 人体机能学 [M]. 武汉：湖北科学技术出版社，2015.

[2] 范少光，汤浩. 人体生理学 [M].3 版. 北京：北京大学医学出版社，2005.

[3] 何旭辉，吕士杰. 生物化学 [M].7 版. 北京：人民卫生出版社，2014.

[4] 查锡良. 生物化学 [M].3 版. 北京：人民卫生出版社，2008.

[5] 潘文干. 生物化学 [M].6 版. 北京：人民卫生出版社，2009.

[6] 张惠中. 临床生物化学 [M]. 北京：人民卫生出版社，2009.

[7] 周爱儒. 生物化学 [M].6 版. 北京：人民卫生出版社，2004.

[8] 何旭辉，李豫青. 生物化学学习指导与习题集 [M]. 北京：北京大学医学出版社，2011.

[9] 徐世明，黄川锋. 生物化学 [M]. 西安：西安交通大学出版社，2012.

[10] 姚泰，吴博威. 生理学 [M].6 版. 北京：人民卫生出版社，2003.

[11] 韩济生. 神经科学原理 [M]. 北京：北京医科大学出版社，1993.

[12] 彭裕文. 解剖学 [M].6 版. 北京：人民卫生出版社，2004.

[13] 赵凤臣. 人体结构与功能 [M].2 版. 上海：同济大学出版社，2012.

[14] 高明灿. 正常人体机能 [M]. 北京：高等教育出版社，2004.

[15] 李国彰. 神经生理学 [M]. 北京：人民卫生出版社，2007.